中国现代医院史话

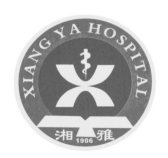

中南大学湘雅医院

主编　肖平　孙虹

人民卫生出版社

图书在版编目（CIP）数据

中国现代医院史话.中南大学湘雅医院/肖平，孙
虹主编.—北京：人民卫生出版社，2017
ISBN 978-7-117-25313-0

Ⅰ.①中⋯　Ⅱ.①肖⋯②孙⋯　Ⅲ.①医院－历史－
长沙　Ⅳ.①R199.2

中国版本图书馆 CIP 数据核字（2017）第 258993 号

人卫智网　www.ipmph.com　医学教育、学术、考试、健康，购书智慧智能综合服务平台
人卫官网　www.pmph.com　人卫官方资讯发布平台

中国现代医院史话
中南大学湘雅医院

主　　　编　肖 平　孙 虹
出版发行　人民卫生出版社（中继线 010-59780011）
地　　　址　北京市朝阳区潘家园南里 19 号
邮　　　编　100021
E - mail　pmph @ pmph.com
购书热线　010-59787592　010-59787584　010-65264830

印　　　刷　北京顶佳世纪印刷有限公司
经　　　销　新华书店
开　　　本　787×1092　1/16　印张：27
字　　　数　472 千字
版　　　次　2019 年 9 月第 1 版　2019 年 9 月第 1 版第 1 次印刷
标准书号　ISBN 978-7-117-25313-0
定　　　价　189.00 元

打击盗版举报电话：010-59787491　　E-mail：WQ @ pmph.com
（凡属印装质量问题请与本社市场营销中心联系退换）

《中国现代医院史话——
中南大学湘雅医院》编委会

主　　编　肖　平　孙　虹

执行主编　唐　艳　夏　青

编　　委　王　栋　黄素娟　舒　媛　梁　昱　佘丽莎　宋　爽　曹璇绚
　　　　　刘卓乾　吴　珂

顾　　问　黄珊琦　刘笑春

供　　图　黄珊琦　刘笑春　罗　闻　武海亮　汪泉佺　王　洁　朱敏文
　　　　　夏良伟　陈亚南

策　　划　中南大学湘雅医院党委办公室

出版说明

在中国，医术又被称为仁术，医者又被称为仁者。古有神农尝百草，近有呦呦青蒿素，一代代中国医药人薪火相传、不懈努力，为全世界、全人类的健康发展做出了卓越贡献。

长期以来，我国广大医务人员响应党的号召，弘扬敬佑生命、救死扶伤、甘于奉献、大爱无疆的精神，全心全意为人民健康服务，赢得了全社会高度赞誉。中国坚持中西医并重，推动中医药和西医药相互补充、协调发展，努力实现中医药健康养生文化的创造性转化、创新性发展。

"落其实者思其树，饮其流者怀其源"。今天我们建设新时代的医院文化，离不开对医院历史的追溯、先贤的缅怀、精神的传承。在国家卫生健康委的指导下，人民卫生出版社、中国人口出版社、中国医院协会、中国医药卫生文化协会共同开展了《中国现代医院史话》丛书出版项目。丛书在新中国成立70周年之际出版，将有助于引导全系统以习近平新时代中国特色社会主义思想为指导，不忘初心、牢记使命，更好地为人民健康服务；有助于带领广大读者了解中国现代医院的发源和演变，感受一代代医务工作者的精湛医术和高尚医德。

本套丛书是一部系统的、连续的出版工程。首批入选的14家医院分别为：中国医科大学附属第一医院、空军军医大学西京医院、北京大学第一医院、中国医学科学院肿瘤医院、南通大学附属医院、北京协和医院、中南大学湘雅医院、四川大学华西医院、浙江大学医学院附属第二医院、中国医学科学院阜外医院、广东省中医院、华中科技大学同济医学院附属协和医院、浙江大学医学院附属邵逸夫医院、重庆医科大学附属第一医院。这些医院反映了百余年来中国医院的不同源流：既有西学东渐潮流中西方人建立的西医医院，也有坚守传承中国传统医学的中医医院；既有发达地区医学同仁和实业家创建的现代医院，也有中国共产党和人民军队从根据地开创并发展壮大的草根医院。史话既是各个医院的家史，也可以从中寻找到中国医疗卫生事业在漫长曲折的历史中如何生根发芽、成长壮大，可以看到医疗卫生工作者如何在波澜壮阔的史诗中坚守仁心、救死扶伤。

丛书通过讲故事的方式，将医院发展与文化建设的历史与现代、传统与创新、医疗与服务、科学与人文充分展现出来。利用现代网络技术优势，通过扫描书中的平面二维码，读者还将看到展现医院历史文化、风情风貌、医院特色文化建设与医教研建设亮点的珍贵视频、音频和图片。

为组织好编写工作，各家医院集全院之力广泛收集资料，组建专门队伍进行创作，穿越历史，跨越多地，有很多资料是首次呈现，极具历史价值和收藏意义。

序 一

湘雅，1906年成立以来，历经了晚清、中华民国和中华人民共和国，110多年历史，弹指一挥间。

由胡美、颜福庆、张孝骞……到今天的左晓霞、舒畅、薛敏……湘雅的医护工作者用自己毕生的心血和智慧，救死扶伤，悬壶济世，怀抱一片仁者之心，以患者之需为需，以患者之疼为疼。因为有你们，多少人得以解除疾病和痛苦；因为有你们，多少人又恢复了健康和幸福！你们是患者生命和精神的守护神！在被你们救治的患者中，不仅有无数的普通百姓，还有孙中山、毛泽东等引领中国发展、在历史长河中星光闪烁的伟人们。对待病人，你们不分职务高低、富贵贫穷，眼里有的只是其作为"病人"的单纯存在。你们高尚的美德、精湛的医术、高洁的医品，铸就了今天的湘雅，赢得了人们的爱戴……

湘雅走过的路，也是中华民族百年之路的一个缩影。从耶鲁大学和湖南开始医疗和医学教育合作，到20世纪三四十年代的抗日战争，湘雅的医护人员为救护伤者，反击日寇的细菌战，以及后来迫不得已的西迁……

湘雅，饱受了积弱贫穷的摧残，也在战火硝烟中完成了涅槃！今日的湘雅医疗集团，已拥有三家大型三甲医院、一家口腔专科医院、三家非直属附属医院，另外，还有一家股份制大型三甲医院在建设中。每年，湘雅培养8年制学生100余名，其中50%以上要送去美国最好的医学院学习两年；另外，还招收和培养近500名5年制的临床专业学生和540余名医学相关专业学生，为国家培养着大批医学人才。

2016年召开的全国卫生与健康大会，为湘雅和中国医疗卫生事业的发展指明了方向。作

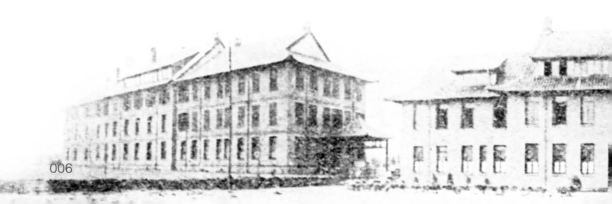

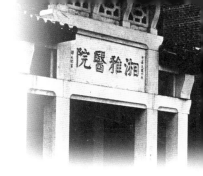

为首批参加医改的试点医院，湘雅在全国卫生与健康大会精神的指导下，正焕发出新的活力——内部医疗体质改革正在启动和进行中。主任医师团队负责制将成为此轮内部体制改革的热点，围绕着责、权、利的下放；床位、进人用人、绩效、学科建设等一系列资源配置将围绕医生团队进行；医教研的融合任务也将由主任医生团队承担。

湘雅大数据系统的建设将进一步加强。中南大学将在投入1个多亿的基础上，进一步打造包含整个湘雅体系的大数据系统。我们会更广泛地采集数据、更快速精准地分析定位数据，并用数据为各类人群提供更好的服务。

我们还要大力推进各种疾病诊治标准和程序的建设工作。这些工作将会成为分级诊疗必不可少的关键基础。

另外，我们还将进一步加强国际交流和合作，我们的8年制学生、年轻医师都将被送去国外最好的医学院学习……

我们所处的时代，是一个移动互联网、大数据的时代。我们的工作和思考也将更多地采用平面化、碎片化和移动化的新方式。过去的湘雅已经成为历史，明天的湘雅更让人充满了期盼！

雄关漫道真如铁，而今迈步从头越。

2016年10月2日

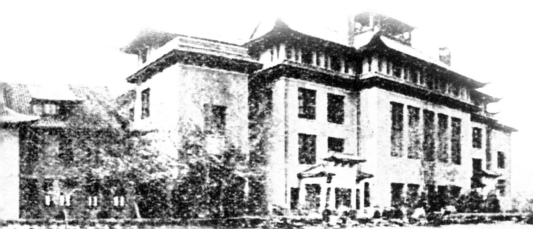

1937 年湘雅医院建筑群。从左至右：1919 年建的医学院，1926 年建的门诊处，1917 年竣工的医院

序 二

中南大学湘雅医院自1906年成立以来，历经岁月沧桑，立德立功，造福一方，以"公勇勤慎，诚爱谦廉"的精神闻名于世。

一座楼，一段历史。湘雅红楼应当是湘雅百年史最好的"物证"。1917年，由美国建筑师墨菲设计的湘雅红楼在长沙城北上麻园岭竣工，成为当时中国最漂亮的医院建筑群之一；1938年，该楼经历惨绝人寰的文夕大火但有幸得以保全；1942年，日军败退，湘雅红楼惨遭焚毁；1946年及新中国成立后被修复，风采依然。百年湘雅目睹了中华民族的百年沧桑，从晚清民国时期的饱受列强欺凌，到抗日战争时期的反击日寇，再到新中国成立及改革开放后的浴火涅槃、繁荣兴盛。湘雅在时代的浪潮中屹立不衰，并始终践行"生命所系、性命相托"的承诺，积极服务人类健康事业，将历史的责任和使命扛在肩上。

湘雅的另一个辉煌成就，是它在医学史上的建树。1901年雅礼协会的成立，成为中国现代医学的发端之一。湘雅医学教育具有深厚的历史文化底蕴，见证了中国早期西医学的发展历程。胡美、颜福庆、汤飞凡、张孝骞、谢少文、李振翩，都是从湘雅走出来的杰出科学家，他们一生都在践行湘雅精神，是我们学习的楷模和榜样，激励一代代湘雅人不忘初心、砥砺前行。

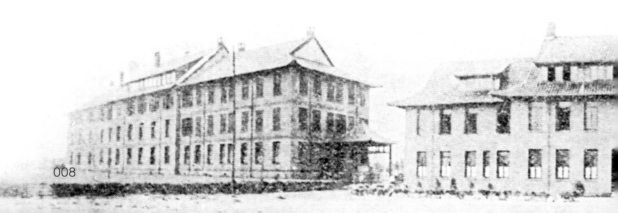

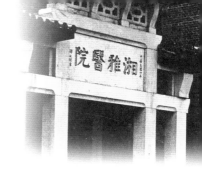

　　进入新时期，湘雅医学得到快速发展，是教育部批准第一批试办八年制医学教育的院校，是国家实施"卓越医师教育培养计划项目"首批高校，已经成为高等医学教育和科学研究的重要阵地。近年来，中南大学不断深化医教协同，加快医学教育改革与发展，推行了"湘雅名医"、"湘雅医学大数据系统建设"、八年制医学教育改革、"领军人才培养创新驱动计划"等诸多富有成效的工作，湘雅国家医疗队、应急医疗队参与多起国内外重大救援并广受好评，湘雅医学发展站到了新的历史起点上。

　　党的十九大对"双一流"建设、高等教育、健康中国战略实施等做出重大部署，湘雅医学发展的机遇前所未有。我们要坚持以党的十九大精神为指引，深入贯彻落实习近平新时代中国特色社会主义思想，进一步弘扬和传承老一辈湘雅医学教育家和科学家留给我们的精神财富，紧密围绕国家创新驱动发展战略和"双一流"建设，以百年湘雅医学教育积淀为基础，构建医学教育研究大平台，打造高水平医学教育团队，合力推进医教协同，主动对接健康中国需求，在国家医学教育改革发展中发挥更大作用，再创新的辉煌！

田红旗

2018年1月

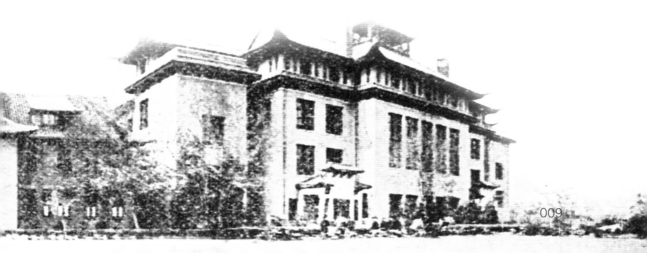

前 言

2016年，是湘雅医院建院110周年。湘雅的历史很长，也很曲折。这几年，湘雅文化丛书——《道一风同》《老湘雅故事》《湘雅人的抗战》《湘雅医魂》等陆续出版，这些书籍从特定的视角，将湘雅在时代变迁中的沉浮往事、将湘雅人在岁月沧桑中的坚守与奋进进行了撷英式的呈现，不仅获得社会好评，也让更多人了解到湘雅的发展历程与精神内涵。此次中南大学湘雅医院举全院之力编写《中国现代医院史话——中南大学湘雅医院》，实是希望对湘雅的历史进行全景式回顾，同时也对湘雅未来的发展蓝图作鸟瞰式的展望。不过，历史总归是一场宏大的叙事，加之在动荡的年代中，诸多人事都鲜有文字、图像留存下来，要剖开岁月的截面，挖掘令人动容的历史细节实属不易，唯有尽心竭力而已。

说起湘雅，便不得不提湘人，因为"湘雅"之"湘"字便取意于此。

何谓湘人？长于湘水之滨，或是被湖湘文化所浸染者，人们都称之为湘人。就像胡美，1905年初到湖南，唯一能听懂的中国话是"长沙"。1906年，他在长沙西牌楼挂起"雅礼医院"的牌匾，将现代医学的标尺竖在了湖湘大地。彼时，胡美已经可以用长沙方言与患者交谈，走在街上，他也会谦恭地对人拱手："鄙姓胡。"

湖南虽地处内陆，但是古往今来，潇湘之地从不乏革故鼎新之人物，也从不负"惟楚有才"的赞誉。1903年，雅礼协会的德士敦就看到了湘人思想格局的开阔——具有强烈的变革意识，只要为其打开一扇窗，便可放眼世界。湘人魏源能成为放眼看世界第一人，绝不仅仅是历史的巧合。因此，德士敦在给雅礼协会的信中这样写道：湖南人最为倔强，敢为人先，而且非常有独立主见，这些特性吸引我选择此地。

湘雅百年的历史，有太多的人和事都可以证明德士敦当初选择的明智。此处仅举一例：1912年，湖南督军谭延闿患病，久治不愈。颜福庆先生手到病除，让本来排斥西医的他转变观念，积极促成湖南政府与雅礼协会携手兴医办学的计划。但契约被北洋政府以"地方政府与外国私人团体缔约案无先例"为由打回。没有先例，那就让自己成为先例，湘人向来敢想敢做。于是，由湖南民间社团育群学会出面与雅礼协会签订契约，中国历史上第一所中外合资，集医院、医学院、护士学校于一体的医疗机构，在长沙创立。可以说，没有湖南人的韧性和智慧，就没有百年湘雅。

然而，历史长河浩浩汤汤，淹没的总是比留存的多。一家医院若要不朽，它做过什么，远比它成立多久更为重要。湘雅医院在现代医学史上的贡献与地位可从两个方面就足以说明：一是立德树人；二是立功为民。

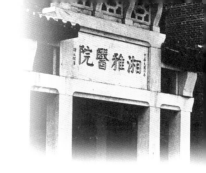

　　1921年，首届湘雅医学院毕业典礼上，只有张孝骞、汤飞凡等10位学生取得了毕业资格，淘汰率在70%以上。1925年毕业的第五届毕业生，入学时有26人，却仅有李振翩等5人获得毕业证，淘汰率达80%。严谨，是湘雅信奉生命至上的必然选择，也是湘雅刻在历史扉页上不可磨灭的标尺。

　　这种近乎严苛的规范教育，使得湘雅的医学教育蜚声中外，也使它成功地为世界输送了一批又一批医学精英：世界著名微生物学家、衣原体之父汤飞凡；著名教育家、内科全才张孝骞；在国际上首次成功用鸡胚培养斑疹伤寒立克次氏体的微生物学家、免疫学家谢少文；誉满全球的细菌学家和病毒学家李振翩；中国心电图之父王肇勋……这份名单绵延百年，排列起来会很长，很长。

　　济世之道，莫大于医。湘雅自建院起就将公益立院、行医为民作为首要的价值追求，这也成为湘雅文化的核心。1917年，颜福庆到江西萍乡矿山防治钩虫病。他深入矿区，多次下到150米深的矿井，冒着被感染的危险，排查矿工粪便，调查感染源。通过长达两年的努力，颜福庆将当地钩虫感染率从81.6%降低到39.5%。

　　抗日战争时期，湘雅在战火中坚持救死扶伤、育人成才，与民族共患难。1940年，时任湘雅医学院院长的张孝骞亲自择定湘雅院训：公勇勤慎，诚爱谦廉。公字当头，医之大者。在艰苦卓绝的年月里，公众利益仍然是湘雅不弃的追求。

　　20世纪50年代，湘雅医疗队下乡到洞庭湖区防治血吸虫病。他们深入湖区宣讲防病常识，组织农民捕杀钉螺、管理粪便。他们背着箩筐，跋涉在芦蒿遍地、钉螺横行的湖滩上。渴了，就从满是钉螺的沟渠里舀一瓢水，撒上一把漂白粉，煮开了喝。经过五年多的集中治理，防治成效显著。

　　公者千古，私者一时。湘雅能长存百年而不衰，自然与其为公为民、大爱无疆的文化内涵息息相关，而后来者也必将代代传承。一本湘雅史话，几十万洋洋洒洒的文字，依然说不尽百年来所有湘雅人的满腹衷情。那么，我姑且就将它概括为一个关于开创者与传承者的故事吧。

　　在一个多世纪的中国现代医学发展史中，湘雅，应该是较有特色的一册。来自大洋彼岸，蓬勃于潇湘大地。读懂了湘雅的历史，也就能够憧憬湘雅的未来。

肖平

2017年10月18日

目 录

第 6 章　回顾与展望

第 7 章　附录

后　记

视频目录

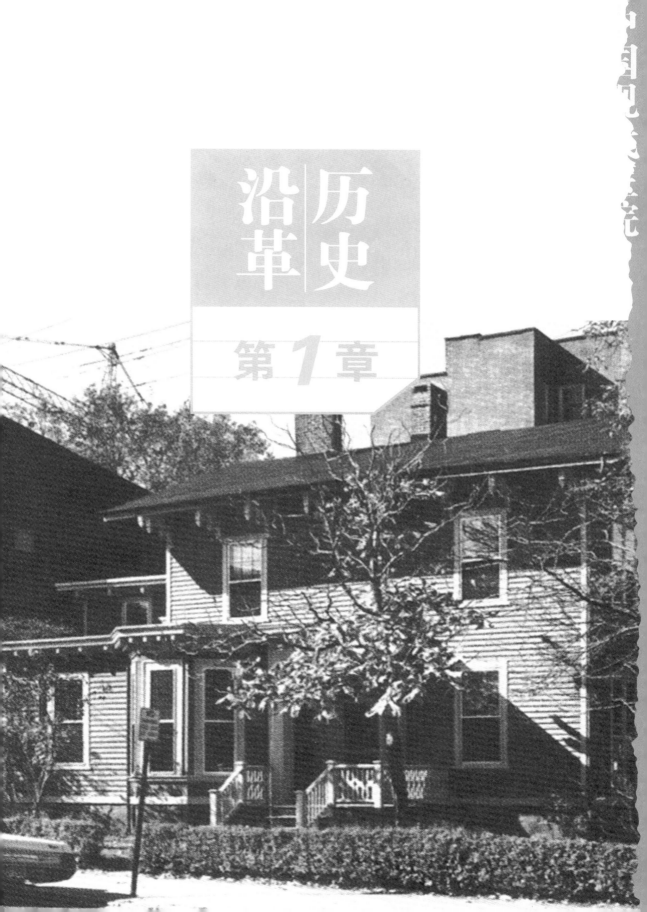

历史沿革

第 1 章

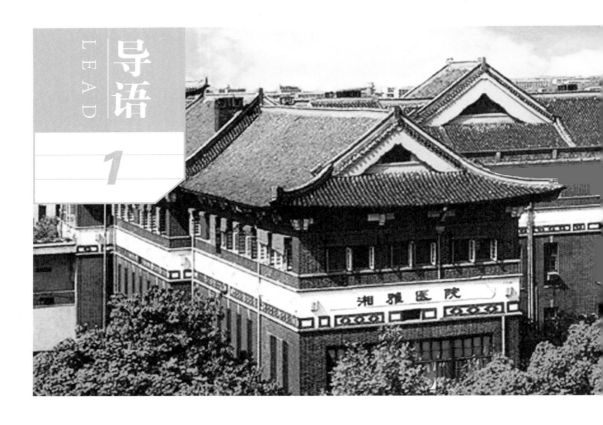

视频1

视频 1　时间无法带走的

时间无法带走的

百年情缘湘雅红

　　"我"是一幢楼，通身深红的楼，人们说，这叫湘雅红。

　　当年，"我"是长沙最显眼的建筑。船家由北沿湘江而上，远远地看到这团深红，就会喊一声：到长沙了！长沙是湖南的首府，这里有绵延两千年的文脉，有"若道中华国果亡，除非湖南人尽死"的湖湘血性。因此，长沙绝对配得上这气派的红色。

　　湖南人倔，但懂得变通。自湘军崛起，越来越多的湘籍军政要员投身洋务，恰恰是这些放眼长远的先驱者，包容了雅礼协会的代表德士敦、胡美，养育了中国现代医学的

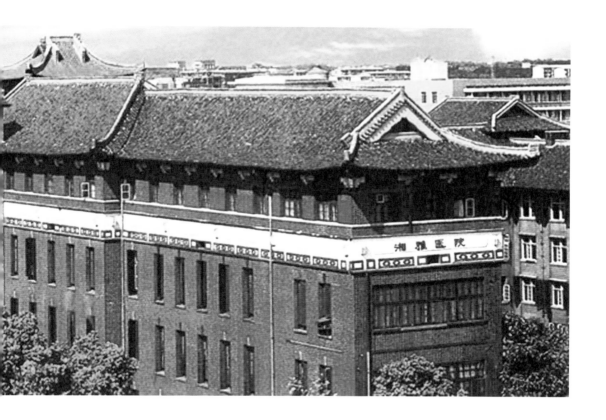

幼苗，建立起当时中国最好的医学中心。

　　1901年，耶鲁大学职工俱乐部的壁炉会议后，1898级毕业生劳伦斯·德士敦、查理士·维克与院方负责人安森·斯托克斯一起从《论语》"子所雅言，诗书执礼"中，挑选出"雅礼"二字，作为Yale-in-China（雅礼协会）的中文名字。

　　1906年，胡美先生在长沙西牌楼的一幢旧房里，开设了雅礼医院。"我"不知道，居陋巷的胡美院长，还有1910年加盟的颜福庆博士是否憧憬过"我"的样子，但"我"知道，他们始终在为"我"奔走筹款、寻机购地，无奈，"路漫漫其修远兮"。

　　转机出现在1912年，那年，一位大人物病了。

　　湖南都督谭延闿得了大叶性肺炎，遍请城内外名老中医，却始终高烧不退。谭都督及其家族本来笃信中医中药，排斥现代医学，但这次不得不"病急乱投医"，找到雅礼医生颜福庆来医治。谭延闿转危为安之后，不仅成了胡美、颜福庆的挚友，同时也消除了对西医西药的成见。这位权势显赫的北洋大员，产生了引进西方医学技术，培养本国医学人才的想法。

　　1914年春，北洋政府35名湘籍官员与社会贤达发起成立"湖南育群学会"，作为湖南省政府与雅礼协会之间的沟通桥梁，与雅礼协会签订共同兴医办学的契约，并取湘水之湘、雅礼之雅为新医疗机构的正式名称——湘雅。

1915年，美国建筑设计师亨利·墨菲结合西方理念与中国风格，设计出"我"的草图，从那一刻开始，"我"宏伟的构架，便在湘雅人、也在湖南人的心里，逐渐清晰起来。

1917年，"我"诞生了，长沙人奔走相告：在城北上麻园岭那一大片布满臭水沟和野草的荒地上，竟然矗立起城内最美的红楼，红楼里有300多间房屋，可容纳180张病床。红楼里的湘雅，是当时中国最好的医院之一。

就这样，在动荡的年代，"我"庄严地出生，也做好了浴火涅槃的准备。

1938年，国民党为抵御日寇，实行焦土政策，长沙发生惨绝人寰的文夕大火。那个月黑风高的夜晚，负责城北片区的放火队却因醉酒，阴差阳错地保全了"我"。此后，这座长沙最美建筑，就成为抗战时期广大市民的避难所。这种状况，一直持续到太平洋战争爆发，美国对日宣战。

1942年，日军败退，出城前，气急败坏的侵略者纵火烧毁了"我"。胡美、颜福庆、张孝骞等湘雅精英耗费几十年心血创下的基业被瞬间焚毁。所幸设计之初，"我"就具备防火功能，建筑主体并未受到损坏。1946年，抗战胜利一年后，"我"不仅被修复，而且由三层加高为四层。

转眼又是几十度寒暑，时间为"我"镀上一层完美的华彩。

2011年4月3日，"我"光荣地入选湖南省第九批文物保护单位，入选理由是：很好地结合了西方先进技术与中国传统装饰手法，代表了中国与西方建筑的完美融合。

2016年，随着最后一根脚手架被拆除，湘雅完成了对"我"历时4年的修复保护工程。"我"仍是古老的，因为身上的每一块红砖，都是1915年的原砖，每一条砖缝，都是101年前的原缝，连屋顶的琉璃瓦都是原瓦经过打磨再进行铺设的，特殊的加固工艺，让"我"修旧如旧，风韵依然。

"我"已年过百岁。然而，"我"却感觉到了从未有过的青春蓬勃，这身夺目的湘雅红，比任何时候，都更绚丽火热。

一幢红楼一座岛

100年前，"我"鹤立长沙，俯瞰全城。100年后，越来越多的摩天大楼拔地而起，长沙早已今非昔比，而"我"仍然是时间长河里的一座岛，潮水淹来，在岿然不动中沉淀精神；潮水退去，向世人显露我百年不变的济世初心。

在长达一个世纪的时光穿梭中，"我"所经历的最激荡的岁月，便是1936年到1945年，那是中华民族的危难时刻。

1937年，被称为"协和泰斗""湘雅轩辕"的张孝骞辗转返回母校，并出任湘雅医学院院长。1938年，因战事吃紧，医院一部分医务人员留守长沙参加抗战救援，另一部分散落湘西各地，保存实力；学院则在张孝骞院长的带领下，战略性西迁，先是到了贵阳，后又迁往重庆。艰苦卓绝的跋涉，只为中国医学教育弦歌不绝，薪火不灭！

1940年，湘雅医学院由私立改为国立，但教学条件依旧艰苦。为了在困苦的境遇中鼓舞士气，坚定全校师生抗战必胜的信心，张孝骞院长亲自选定"公勇勤慎、诚爱谦廉"为湘雅院训，并于1941年推出湘雅院歌。湘雅文化与核心理念，第一次以凝练的方式呈现在世人面前，并在此后漫长的岁月里，成为湘雅最宝贵的精神财富。

1946年，经过民族抗战洗礼的湘雅各路人员重聚长沙，百废待兴的湘雅，蓄势而发，走向新生！

1949年至1951年，新中国政府完成了对湘雅医院、医学院和护士学校的全面接管。湘雅，再一次站在新的历史转折点。

自二十世纪50年代初期开始，为响应政府"将医疗卫生工作的重点放到农村去"的号召，湘雅医疗队始终活跃在最贫困最偏远的山乡、村庄。即使在"文革"十年的非常时期，湘雅人仍然秉持初心，顺势而行，编写《农村医疗手册》，并深入民间搜集、整理传统方剂，最大限度地促进了中医中药与现代西医的科学性结合，为中国医疗事业做出了不懈的探索，并取得了不俗的成就。

逝者如斯，而湘雅始终不忘初心！

求变图新湘雅行

一辆自行车，要想不倒，只有跑起来。在"我"的百年视野中，湘雅一直在加速、始终在飞驰。自1914年，开始搭建医院、医学院、护士学校和中学体系架构，湘雅，就成为一个系统化的大概念。

1958年8月，以湘雅医院为人才依托，湘雅附二医院应运而生。1978年，湘雅人又提出创建三医院的构想，并于1989年破土动工，最终于1992年正式开业接诊。至此，大湘雅如同一个恢弘的星系，在中国医疗卫生发展历程的星空中，交相辉映。2000年，湘雅医科大学融入中南大学，开启了新湘雅的世纪之约！

量的积蓄，必将引发质的提升。

1990年起，湘雅医院开启了创三甲活动。经过两年紧张而有序的准备，医院以优异成绩通过分级管理评审，一次性验收达标，被授予三级甲等医院称号。

2002年，湘雅人又投身于一次艰苦卓绝的医疗新区建设工程。为了在新区建成后，维持医院强劲的发展动力，湘雅人节衣缩食8年。2010年，新医疗区大楼全面投入使用，医院的医疗设备、医疗管理也全面进入现代化。

焕然一新的湘雅并没有停步，一场改革大潮，正全方位地悄然兴起。

首先进行的是专科化改革，新增临床亚专科、MDT多学科合作项目，创新了专科管理委员会制度。通过数年努力，一个在国内外具有较大影响力的湘雅学科群，脱颖而出。

2013年，据中国医学科学院医学信息研究所调查数据显示：湘雅医院有7个科室位于全国领先地位，20个科室稳居全国第一梯队。国家临床重点专科建设项目达25个，总数居湖南省医院之首，居全国医院第4位。

2014年，湘雅医院与美国匹兹堡大学医学中心携手共建湘雅国际医疗部，开始了与国际接轨的新尝试。通过合作，引进国际先进的管理体系和技术标准，提升湘雅的国际影响力与国际声誉。

2015年7月21日，湘雅国际医疗部正式开业。在这里，骨干团队成员90%以上在匹兹堡大学接受过培训；在这里，以患者为中心成为服务的金科玉律，更多的患者体验到更有温度的医疗服务，更有尊严的就诊流程；在这里，湘雅人用优质服务，打造了一个私人定制的医疗头等舱。

这一切仿佛都在昭示着：百年前，带着一片蔚蓝驶入中国的湘雅医院，始终不曾忘记潮来的方向。

今天，站在中国顶级医疗和医学教育的序列中，湘雅人的眼光已经穿越下一个100年。在新百年即将迎来的第二个十年的终点，湘雅人眺望未来，再次启航，向着一片广袤的蓝海，向着世界医学舞台中心，全速行驶。

百年回眸听与说

又是一度秋风起，2017年的初秋，银杏叶尚未金黄，而"我"已全新。全新的"我"，心中自有百年虹霓。

其实，每一幢建筑都有记忆，而"我"，却格外幸运，在"我"的眼前，起伏的总是那些纵横捭阖的历史波澜。因此，"我"的记忆也是无比壮阔的，从出生那一刻起，每天迎接和目送的，都是足以进入历史的人和事。百年来，这些波澜始终在心中激荡，蓬勃欲出，渐渐地，"我"不再满足于作为一名记录者和倾听者。

秋风中，俯视身边络绎不绝的人潮，他们经过这里，会不由自主地仰头对"我"凝视，每当这个时候，我就想告诉他们一些什么。

于是，"我"走进这本中国现代医院史话。在这里，"我"第一次成为讲述者，在百年光影中，与一代代湘雅人一起，用湘雅故事，向世界展现湘雅的百年文化、百年精神。在这里，我仍然是一幢楼，身披热烈的湘雅红，百年来坐看风云起落，在川流不息的时间里，见证中国医疗事业的沧桑巨变，也见证湘雅人前赴后继的百年执着。

因此，"我"想作为一名讲述者，将这一切，说给你听！

缘定潇湘：
雅礼协会扎根长沙之始

19世纪末，实验医学的发展，促进了现代医学的兴起与传播；而晚清时期更是有大量的西方传教士来华，并对中国社会造成了重要而复杂的影响。在此背景下，1901年2月10日，美国耶鲁大学部分毕业校友在退休校长狄摩非的召集下，聚会康州，成立了面向中国的雅礼协会（Yale-in-China），旨在赴中国兴医办学。

在耶鲁毕业生最初的海外发展计划中，印度和非洲都曾是他们的首选地。但鉴于耶鲁与中华文化长期的历史联系，中国最终成为了他们远大事业的必然选择。协会的支持者哈里安·比奇(Harlan Beach)一直坚信中国会创造伟大的成就，他曾写道："一个如此强大的国家已经存在了5000年之久，这个历史事实就是她将来仍会继续存在的证明。我们可以肯定，上帝高瞻远瞩，一定会为这个世界保留这个国家。"雅礼协会成立后的几个月，通过募捐，获得了热心校友数千美元的捐助，于是协会开始派遣一个小组前往中国选址。这一任务落在28岁的劳伦斯·德士敦（Lawrence Thurston）肩上。

1902年秋，德士敦携妻抵北平。在学习中文和了解了一些中国的情况后，德士敦认为雅礼协会中国项目的重点应该是建立一个以医学为主的教育机构。他在给比奇的信中写道："从事医学工作，最终要培养当地的医生。" 他建议雅礼协会招募美国医生，着重研究东方的特殊疾病。

作为协会执行委员会的委员，比奇发现，德士敦的观点很值得考虑，尤其是对这个国家教育和文化持尊重的观点。比奇形成了一个更为成熟的方案，包括建立一个由中国学者领导的预备部、一个师资培训部、一个正规的大学部和一个医学部。德士敦被雅礼协会的雄心壮志所鼓舞，他热情地回信道："我这一生和我儿子一生都完成不了这个计划，但是

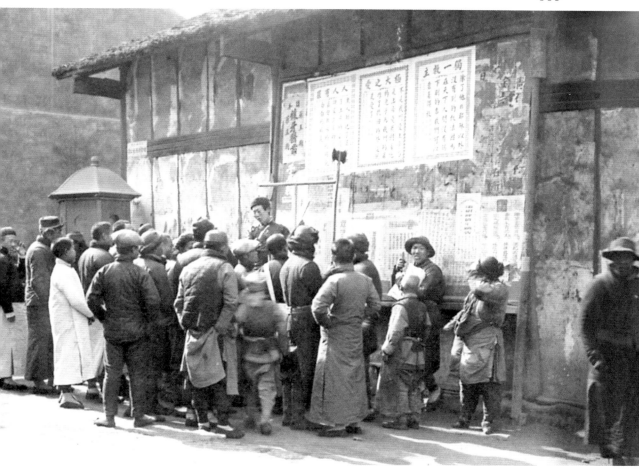

1905 年，长沙街头
传教士的布道与围观
的群众（原载雅礼协
会百年史）

这没有关系。"

1903 年春，德士敦骑着毛驴在山西省进行了 6 周的艰苦调查，沿
途受到当地官员和普通百姓的接待。虽然如此，但最后他还是决定另
寻他处。德士敦给纽黑文雅礼协会总部的报告写道："我相信还有比
在山西能发挥更大作用的地方，山西还不是一个战略要地，我们的责
任是进入一个更有战略意义的地域。"

确认山西不是落实耶鲁学子崇高理想最具价值的地点后，他继
续进行探索。在调查其他几个地点之后，湖南脱颖而出。湖南虽属内
地，却南邻广东，北靠湖北，可从汉口进入长江，其南通北达的地
理位置和 2100 万人口的规模，使其成为雅礼协会立足发展的理想之
地。尽管当地反洋情绪强烈，德士敦仍为湖南人的名声所吸引。他写

道："我对长沙虽一无所知，但罗伯特·哈特（Robert Hart）说，据上海的一些人介绍，湖南人最为倔强，敢为人先，而且有独立主见，这些特性就吸引我选择此地。"

不幸的是，在等待来自纽黑文总部的指示期间，德士敦被诊断患有肺结核，不得不在确定地址之前返回美国。在回途中，德士敦情绪低落，"离开中国折断了我的每一根心弦，返回中国是我们的决心……我在祈祷回国能激励一些耶鲁学子勇挑此重担，而不是使他们灰心丧气。" 德士敦到达加里福尼亚州后不久就病故，年仅29岁。但雅礼协会建立一所学校的积极性没有受阻，干劲越来越足。

1904年春，协会成员哈里安·比奇奔赴湖南，意在对最后选址作出定夺。他发现湖南省总督打算引进西方知识以改革当地教育，有一些当地精英对西式教育也颇感兴趣，支持外国人在长沙工作，这增强了比奇的信心。只是当时的报纸不依不饶，不断地重申"湖南是湖南人的湖

1965年雅礼协会在耶鲁大学校园的办公楼（442 Temple Street, New Haven）。该会1901年成立时，部分教师相商到中国兴医办学的宏远计划

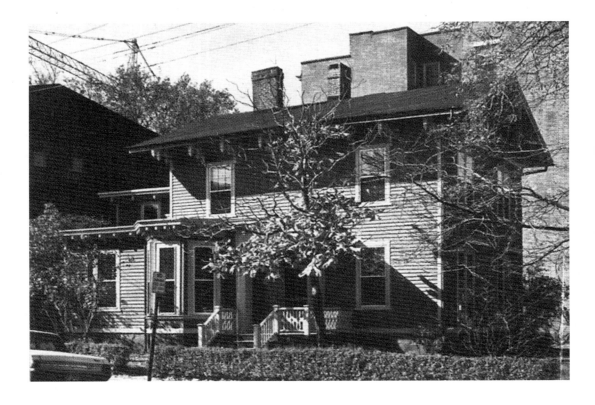

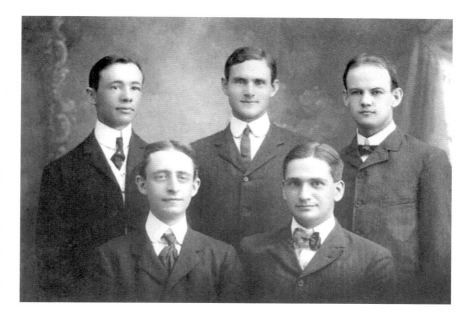

雅礼协会建立时部分成员合影。前排左为布朗尼·盖吉（Brownell Gage），右为阿瑟·威廉姆斯（Arthur Williams），后排右一是劳伦斯·德士敦（Lawrence Thurston.）（原载雅礼协会百年史）

南"。他们赞成学习西方，同时拒绝在教育工作上让外国做代理人。

在城墙围着的长沙城内寻找建校的土地很困难。中国其他地区对外开放已经几十年了，但是长沙依然坚定抵制任何渗入的企图。长沙人的敌视情绪强烈，居民尤其不愿出租或出卖地产给外国人。难上加难的是长沙城里已经拥挤不堪，土地严重匮乏，雅礼协会在中国寻找永久性家的计划只得暂时推迟。经过一年多的寻找，比奇和他的同事决定考虑租房或购置已有建筑，直到1906年，在当时长沙最繁华的中心——西牌楼街上，雅礼医院和雅礼大学堂正式开办。是年秋，湘雅医院的故事开始了。

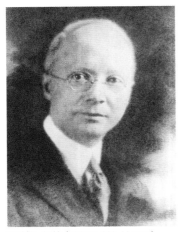

爱德华·胡美（Edward H·Hume）

寻梦长沙：
胡美创业西牌楼

雅礼协会的哈里安·比奇(Harlan Beach)定址长沙城后，再次从中国致信正在印度孟买行医的爱德华·胡美（Edward H·Hume）："请速来中国，这里比印度更需要你……你在孟买所能获得的机会绝不能和长沙等待着你的机会相比拟……他们一定会欢迎一位熟练的西方医生来创办一所近代化的医院，不要多久，你就能够开办起一所医科大学。这里才是你应该工作的地方，盼速来无误。"

当时的胡美已经与印度有着非常深厚的渊源：胡美的父亲和祖父在印度工作多年，他出生在亚美德纳加城，在孟买长大；他从霍普金斯大学毕业后，被美国公共卫生事业局派到印度参与腺鼠疫防治；他也是孟买唯一的美国籍开业医生……胡美已将印度视为第二故乡。

不过，他读了比奇的来信后，为"创办一所医科大学"的远景所动。胡美在回忆录《道一风同》中曾写道："'你就能够开办起一所医科大学'，那是多么扣人心弦的字句啊！这是我一生奋斗的目标。"

带着一生追求的理想，胡美于1905年夏携夫人贾乐德（Lotta Carswell Hume）、小儿子塔德（Teddy）漂洋过海，来到长沙。当他所乘船只进入湘江，胡美沉醉于美景中，难掩兴奋，但与同船的一位来自湖南的绅士的交谈又让他心生顾虑。这位绅士为他介绍了义和团和中国近代政治状况，解释了湖南人排斥外国人的缘由，他指着岸上的石拱门说："你看耸立在本省进口处的那个门，完全用石头、砖块和石灰堵死了。这样看来，一切往来都得绕路通过乡村。湖南士绅堵死这个门，表示他们不希望外国人进入本省。"同船朋友的话令胡美猛吃一惊，但这并未妨碍他的行医办学的计划："现在没有别的办法可想，只有亲自前去看一看。我决不能就此回去。"

为实现宏大理想，胡美开始了他的一步步计划。

第一步，过语言关和了解中国习俗。胡美来长沙后，即拜请杨熙少老先生为汉语教员，在江西庐山牯岭苦学汉语。1906年夏，他的汉语口语能力已经达到能够自由交谈的水平。期间，按照杨先生的要求以及入乡随俗的做法，师生两人翻遍了《百家姓》，依照Edward H·Hume英文姓名的谐音，取汉语名叫胡美。在后来的交流中，胡美能流利地自我介绍道："敝姓胡，叫胡美，你称我胡先生或胡医师都可以。"

第二步是按照纽黑文雅礼协会执委会的指示，去买或者租用一处房子。经过艰苦寻找，他们在市中心觅得一处半西式的房子，位于西牌楼街道的北面，被当地人称为中央旅馆，主人是一位姓罗的长沙人。西牌楼这条街，紧邻市内的南门正街，成东西走向，东起三兴街与三泰街，西止太平街，是横贯城中心的一条商业街，可谓黄金地段。胡美为了避

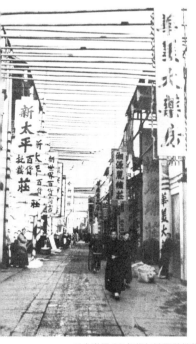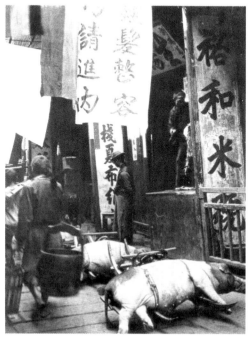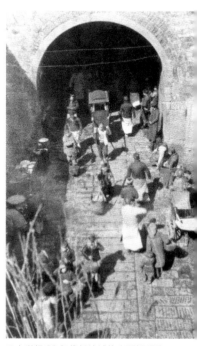

二十世纪 20 年代长沙西牌楼街景（原载雅礼协会百年史）　　　二十世纪 20 年代长沙城的小西门码头
（原载雅礼协会百年史）

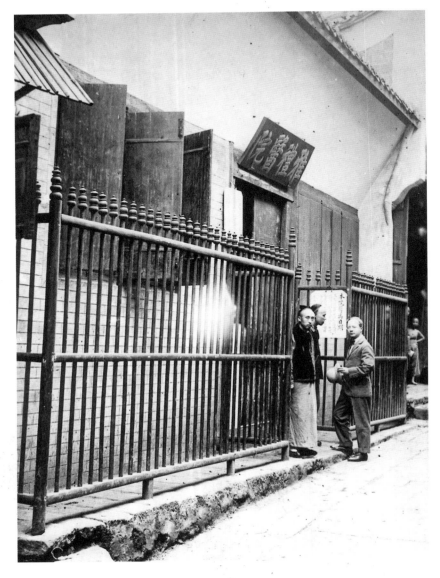

1906 年创办在长沙市西牌楼的雅礼医院外景。图中是首任院长胡美（右）和他的中国同事

免带来不必要的麻烦，借自己的秘书刘先生的名义买下了它。因为刚进入长沙时，他就在小西门的城墙上看到了巡抚迫于湖南士绅的强烈要求而签发的布告：凡在长沙城内出售给外国人的任何房产，其契约政府一概不予承认，此类交易绝对禁止。

第三步是修缮中央旅馆，办医院，为创办医科大学打基础。经过一系列的准备，湖南省城内第一家西医医院于光绪三十二年八月初二，即1906年9月19日正式挂牌成立了，称为雅礼医院。"今天新医院开张了！霍普金斯大学的创办人1889年在巴尔的摩开办的那所大型医院也不能与它相比，我17年后在长沙开办的这所简陋的雅礼医院更让人得意。"这句话反映了医院开业时胡美激动和欣慰的心情。

初建的雅礼医院，人员只有3位。胡美既是医师，也是院长，此外还有院内负责勤杂的陶师傅，以及负责保卫兼挂号的周师傅。医院功能用房上安排了候诊室、接待室、药房、诊疗室以及小型检验室，暂时没安排手术室。因为有中国朋友善意地提醒他，湖南省过去还没有做过大外科手术，千万别急于开展大手术："你只可以做最简单的外科手术，在门诊部满屋子人众目睽睽之下，你只能做你能够把握的手术，不能冒险。比较复杂的手术要等到人们比较了解你们之后，也许一两年后才可以做，不能早！"

开业当天上午的情景颇有意思，医院门口聚集了不少看热闹的人，人们好奇谁会首先进去看病。第一位就诊的病人还与周师傅讨价还价，要求将五十文挂号费打个折扣，降为四十文……但不管怎样，胡美和雅礼医院正力图使每个进来的人都感到自己是受欢迎的，希望每一位挂了号看病的人在离开时都感到自己的钱确实没有白花。他知道，只有这样，才能使医学在长沙城成为一道友谊的桥梁，才能一步步实现自己的梦想。

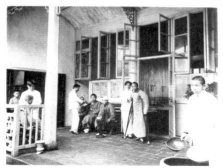
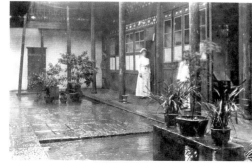

1906 年创办在长沙市西牌楼的雅礼医院病房（原载雅礼协会百年史）

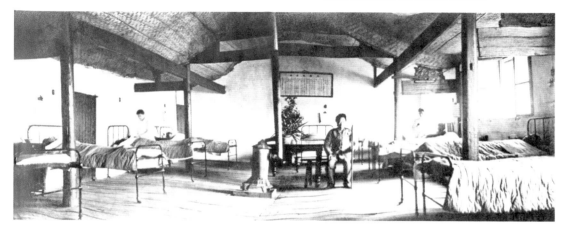

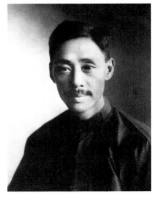

福庆加盟：
中美合作得机缘

颜福庆（1910-1926 年在湘雅工作）

1910年，胡美已在湖南生活了近5年。雅礼医院也增加了医、护、工三类工作人员各1名，变成了6人。但除侯医师之外，雅礼医院再没有一位受过现代医学系统教育的人可以与胡美商量医务上的事情，因业务人员缺乏，他深感压力。1910年2月，雅礼医院迎来了一位重要人物——颜福庆。这是一位对湘雅发展至关重要，也对中国现代医学影响深远的人物。

颜福庆，字克卿，祖籍厦门，1882年7月28日出生于上海江湾。他幼年丧父，母亲多病，少年时代便立志学医，悬壶济世。7岁时，他被寄养于原任上海圣约翰大学校长的伯父颜永京的家里。在伯父的资助下，颜福庆先后就读于上海圣约翰中学和圣约翰大学的医学院。毕业后，他应征赴南非多本金矿当翻译员兼矿医，为华工治病服务一年有余，深受矿工们的尊敬。1905年回国时，矿工们集体赠送给他一枚金质纪念章。1906年，颜福庆通过插班考试进入美国耶鲁大学医学院深造，并于1909年成为第一位在耶鲁大学获得医学博士学位的亚洲人。同年，他又到英国利物浦大学医学院攻读热带病学，并在短期内获得了热带病学学位证书。

留美期间，颜福庆加入了雅礼协会。1909年3月，协会为进一步发展在华事业，决定聘请颜福庆为教员，并委派其前往雅礼医院工作。胡美的回忆录《道一风同》记录了他初见颜福庆的场景：

1910年，我在汉口参加两年一次的中华医学大会，我到码头去迎接颜医生，他是一位年轻的中国医生，曾在耶鲁大学受过训练，现在要来和我一道工作。对于我来说，马上能够减轻一半的负担，真像是一个奇迹。

在汉口会议期间，两人商定，由胡美主持内科，颜福庆主持外科。两天后，颜福庆随胡美一道，经水路从小西门码头来到长沙，加盟雅礼医院，开始了他在中国的医疗实践活动。这一切，正如胡美所述：

我感到这天长沙开始了一个现代医学的新时代。从此以后，我们有了两个人，一个中国医生和一个美国医生一道工作。中国古代一位哲学家曾说过："二人同心，其利断金。"

1913年长沙雅礼医院全体职员合影。前排中为胡美，其右手边第一位是内科住院医生侯公孝，第二位是盖仪贞。其左手边第一位是颜福庆，第二位是医院的福音传教士Dr.L.Chen

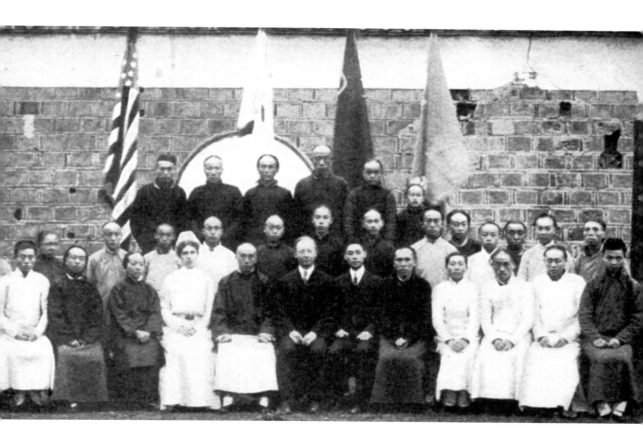

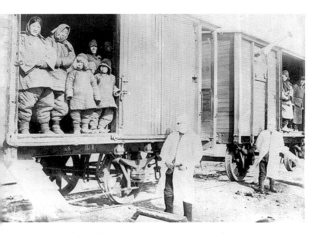

东北鼠疫时，铁岭交通阻断后被隔离的群众（原载网易历史）

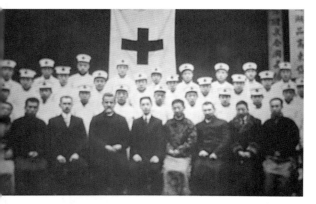

参加京汉铁路鼠疫防治人员合影，前排左五为颜福庆
（原件藏耶鲁大学图书馆）

颜福庆的加盟，为雅礼医院赢得了荣誉，也为后来中美合办的湘雅医学教育带来了重要机缘。

其一是颜福庆指导京汉铁路沿线鼠疫防治。1911年，东北鼠疫沿京汉铁路向南蔓延，华中危急。湖北省向雅礼医院紧急请求，望颜福庆到鄂指导防疫。这是华中地区第一场公共卫生战役，也是一次开展公共卫生和流行病学教育的好时机。在现实的巨大灾难面前，官方和民间的公共卫生意识都觉醒了。甫一上任，颜福庆就意识到疫情的严峻状况，他当机立断，在京汉铁路成立卫生服务部；从北京到汉口沿途各车站设立监视员，黄河以北各主要公路沿途城镇，以及黄河以南的手推车道和人力车道都设立稽查员；在民间大张旗鼓地捕杀老鼠，成绩优良者给予奖励，社会各界全部组织起来参与防疫。作为这场大战的总指挥，颜福庆临危不惧，出色协调，圆满完成了防疫任务。湖北防疫公所赠给颜福庆一枚奖牌，这为雅礼医院，也为湖南省赢得了荣誉。

其二是颜福庆治愈湖南都督谭延闿的大叶性肺炎。谭延闿一家是坚信中医中药治病的湖南望族。1912年，谭延闿本人患上了来势凶猛的疾病，持续高烧不退。病后，其家人一直延请城内各大名老中医诊治，但高热总是降不下来。直到高热后期，受朋友指点，请当时在雅礼医院供职的颜福庆上门治疗。颜福庆在问清病史，了解病程后，诊断为大叶性肺炎，随即

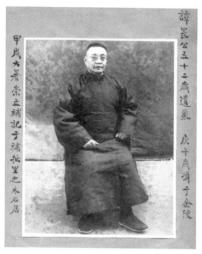

湖南都督谭延闿 (1880—1930)

对症治疗，高烧就退了。谭延闿在再三感谢颜医生之余，也对现代医学表现出浓厚的兴趣。谭、颜二人这一次因病结缘，对雅礼协会后期的发展影响至深。

当时，谭延闿为湖南都督，是地方政府的决策人物。这一次治疗诱发了他引进现代西方医学技术、培养自己的西医西药医生的想法。这一点与雅礼协会在长沙的未来理想——购地建医院、设立医科专校的计划不谋而合。

可以这样认为，如果颜福庆为谭延闿治病这一事件没有发生，胡美作为雅礼协会的代表，要想接触到决策人物并与之进行交往可能还需要一段时间的努力。即使双方都有开展医科教育的想法，也不可能及时得到交流与沟通，更谈不上尽快合作了。因此，这一事情的意义还在于加速了湖南省政府与雅礼协会合作兴医办学的步伐，其影响是深远的。

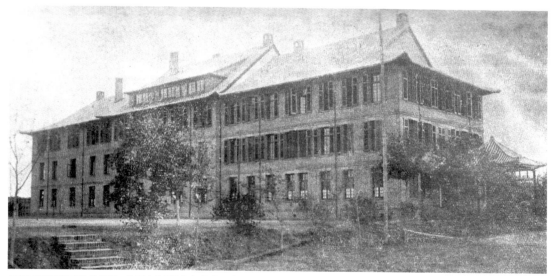

1919 年湘雅修建的教学楼，为纪念首任校长颜福庆后命名为福庆楼

签约波折：
"湘雅" 之由来

　　湖南都督谭延闿因颜福庆为其治好肺病而对现代医学产生兴趣，于1912年委派专人与雅礼协会起草了合作兴医办学的契约，开始了双方的合作。这一合作事业被称为"湘雅"（Hunan Yale）。对此，《道一风同》一书原文是这样记载的：

　　1913年夏季，由长沙雅礼会和新建立的湖南育群学会各10人组成一个联合董事会。我们

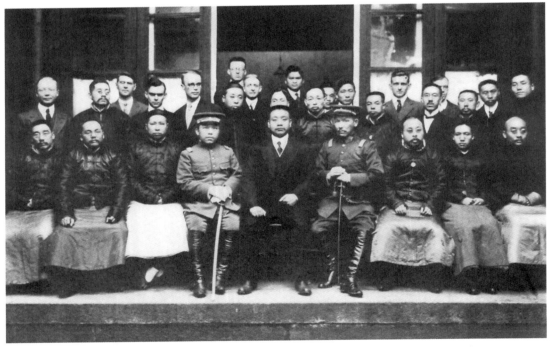

1913年，雅礼协会成员与湖南省政府官员合影（前排居中者为谭延闿，左起第三为曹典球；二排左起第一是胡美）

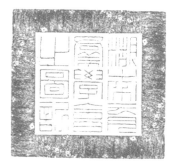

1914 年湖南育群学会之图记

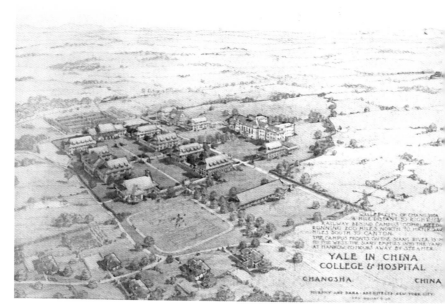

1916 年 1 月长沙麻园岭湘雅医院、湘雅医学院、湘雅护病学校"两校一院"规划图

正在为难，不知道给这个新事业究竟定什么名字好。我的老朋友聂先生[1]提议说，"正名是一件非常重要的事，我们筹划的是湖南人与雅礼会合作的事业，湖南省简称'湘'，而雅礼会的第一字是'雅'，我们就称这个联合团体为湘雅医学教育会。无论谁一听到这名字，就知道它是代表湖南-雅礼。"

从此以后，医院、医学院和护士学校都采用了"湘雅"这一名称。

1913年7月，湖南省政府与雅礼协会正式签订合作办医办学的契约，决定在长沙创办"湘雅医学专门学校"。按照契约规定，湖南政府提供学校校舍建筑费15.6万银元、价值5万银元的3000方土地和维持学校与医院运营的经费每年5万银元。雅礼协会承担医院设备费15万美元和15名教师、医生、护士等职工的薪金。为建筑校舍，双方在长沙市北门外麻园岭雅礼协会所在地附近购入了价值8万银元的土地，其中湖南政府出了5万银元，雅礼协会承担了2万银元，卖主捐赠1万银元。此宗地就面积论，湖南省有3000方（约合54.9市亩），雅礼协会有与校区西部毗邻的1400方（约合23.3市亩），为建筑湘雅医院所用。1914年1月

---

[1] 即聂其琨，聂缉椝之五子，湘雅医学专门学校成立时，任湘雅学会董事、湖南育群学会书记。

22日，医学预科班租今浏正街民房暂时办学，男女两个护士学校仍在西牌楼雅礼医院开学。

但此计划的实施却受到了意外的阻力。合作契约上呈到北洋政府国务院后，遭到了湖南留日派人士黄孟辉、田丘明、肖登等人的强烈反对，声言只有他们才可代表湖南医学界。当时西医分为英美与德日两大流派，德日派把持了卫生行政大权。北洋政府听信此言，以"地方政府与外国私人团体缔约案无先例"为由，电令湖南省政府取消合约，使双方的合作办学计划流产。尽管湖南省政府派人赴京力争，并动员在京的湘籍政要，作为湘雅的"院外活动团"四处游说。但北洋政府成命已出，遽然收回，颜面无存。

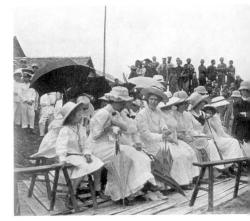

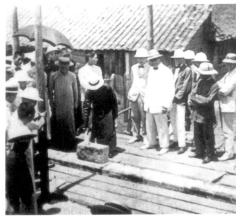

1915年，湘雅医院病栋楼奠基仪式

湘雅筹办人员不甘就此放弃合作办学计划，经过湖南省新来的督军汤芗铭的协调动员，颜福庆借用其堂兄，时任政府外交次长颜惠庆（时任驻德国全权公使，兼任驻瑞典、丹麦公使）的人脉，于1914年春，联络在北洋政府任职的30名湘籍官员和社会知名人士，发起成立"湖南育群学会"这一民间团体，推举时任总统府顾问的章遹骏中将为会长，颜福庆为副会长，聂其琨为书记。采取民间团体与外国私人团体对等交往的方式，让湖南育群学会作为湖南省政府与雅礼协会打交道的技术桥梁，1914年7月21日，按照双方以前签订的兴医办学计划草约，正式签订了中美双方合作创办医学教育的"第一次契约"（草案）。

该协议共有14条，有效期10年。其中第一至第四条的主要内容如下：

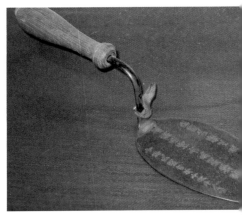

抹灰铲

第一条：双方同意进行下述合作：1. 在长沙办一所治疗疾病的医院及一个或几个专门为门诊病人服务的药房；2. 开办一所医科学校，其课程安排将在仔细研讨教育部的规章后决定，并要求教育部指派督察人来检查所采用的标准；3. 办一所护士学校，教护理技术，并与之相联系地办一个助产科；4. 维持开设一个实验室以研究疾病。

第二条：育群学会承担下列责任：1. 建筑医学院房屋及护士学校房子各一栋，总值约156 000墨币[1]，其半数用于前者，即约78 000元，其中30 000墨币于今年付款，其余48 000元在两年内付款，总额的另一半四年内全部付清。如能专门购置一栋适用的公家建筑物为这些学校之用，则可以不建新的学校用房；2. 总数为200名学生的两学校的每年开支经费，按一年的预算由湖南育群学会提供，但总值每年不得超过50 000墨币；在西方大学毕业的教工薪资，不包括在此款之内。3. 与开办医学院及护校有关的费用。

第三条：雅礼会承担下列责任：1. 建筑一所医院，总值约180 000墨币；2. 提供在西方国家大学毕业的教师、医生、护士的工资和费用，但总值不超过15人；3. 与开办医院有关的费用。

第四条：与事业上合作有关的前两条所述医学院及医院的建筑物是为两个团体所公用。但建筑物质装备、图片、书籍、科学器材以及这一类物资及其使用，将属于原来的物主，不得无区别的混用。

1914年12月8日，湘雅医学专门学校在古城长沙潮宗街正式开办。此时，湘雅双方的合作有了更牢固的基础，既经中央政府批准，又有湖南省方谭延闿、汤芗铭等先后三名督军的承认，更得到了西医方面英美与德日两大不同流派的支持，所以这次合作显得更坚强、更实际。尽管湖南省方的经费短绌，以各种方式来减少教育和其他用途的支出，然而他们扶持湘雅医学专门学校的愿望却是诚恳的：为保证学校和医院的建设进展，首次付了1万银元，作为即将建筑一栋耗资5万银元大厦的保证。当年，医学预科班已有19名学员，雅礼男女护士学校共有学生39人，包括仍在西牌楼原址的雅礼医院，全在中美合组的湘雅医学董事会指导下运行。

1915年2月，雅礼医院、雅礼男女护士学校女生部迁入潮宗街湘雅医学专门学校，男生

---

[1] 墨币即墨西哥银元，又叫"墨银"或"鹰洋"（币面为墨西哥国徽，一只鹰嘴中叼着一条蛇站在仙人掌上），是墨西哥独立为共和国以后于1823-1824年铸造。墨西哥鹰洋由于成色和重量都铸造得很好，所以在流通领域战胜了清朝时期的银锭和其他外国银币，成为主要的货币。

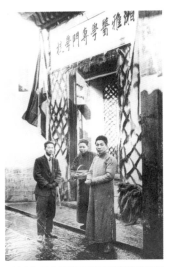

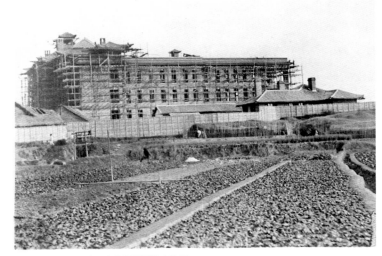

1920 年前位于潮宗街的湘雅医学专门
学校

1915-1917 年，建设中的湘雅医院病栋楼

部迁入湖南红十字会医院，正式改名为湘雅医院、湘雅男女护士学校。三家单位集中后，潮宗街的校舍200余间不敷日用。1915年10月18日，位于麻园岭的新医院开工兴建，由美国约翰·霍普金斯大学的韦尔奇（Willian Welch）教授主持，美国洛氏医学社社长韦其、社员西门·佛道格斯纳等一行参加了大楼的奠基典礼。之后，大楼建筑有序进行，1917年底竣工，1918年元月投入使用。就这样，湖南育群学会代表湖南省政府，与雅礼协会履行前约，颜福庆成为湘雅医学专门学校的首任校长，而胡美任湘雅医院院长兼学校教务长。胡美和雅礼协会的理想，在他到达长沙8年之后，成为现实。

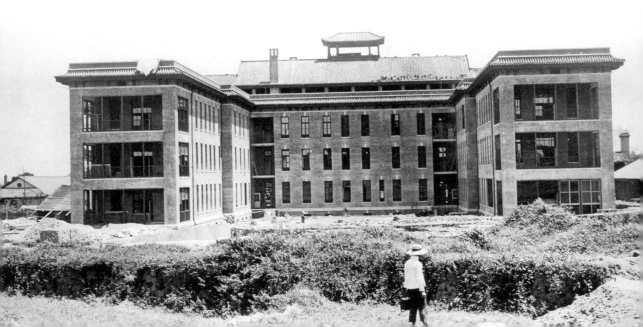

合创兴医：
湘雅的十年成就与续约

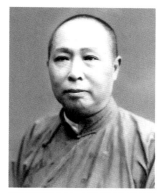

湘雅医学会会长、干事部部长曹典球

湖南育群学会与雅礼协会首次签订的合作兴办湘雅的十年协议，有效期是1914年7月到1924年7月。期满前夕，合作双方拟续约的报告于1924年5月8日获民国政府国务院核准；7月，中华博医会医学程度标准委员会审查湘雅程度合格，准予注册存案，为全国注册的7所医校之一。湖南育群学会与雅礼协会双方代表签订湘雅续约十年。续约与首约不同之点有三：校董会完全由湖南育群学会产生；院董会双方合组；医校更名为湘雅医科大学。湖南育群学会选举曹典球为湘雅医学董事会会长、干事部部长。湖南育群学会和雅礼协会共同推选龙绂瑞为湘雅医院董事会董事长。从此，中美合办的湘雅翻开了新的一页。

在中美合办湘雅的这10年中，其发展成就有目共睹。例如在科研方面，1925年6月版的《湘雅》杂志第二期，刊有署名为刘经邦的《湘雅对于医学界的贡献》一文，该文提到的湘雅人白良知医士"月经与身体全部之关系"的研究、"子宫悬吊法"、"脓胸新治疗法"；艾德华医士关于"呼吸器官病症之传染与滴染之关系"、"蒸气杀菌器实效之验明"；李启盘医士"国人之血分类考"；何彰德医士译著的体格检查之论文；马德仁医士的"血之输移法"；奚百里医

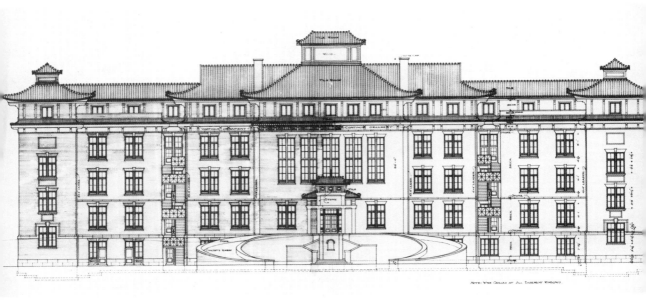

1916年，湘雅医院病栋大楼北向立面图，美国设计师墨菲设计

士的"一种新的诊断肺内实变或渗液性胸膜炎听诊方法"，张孝骞医士的"腹内盐水注射方法"；李振翮医士的"红血球蛋白的自家凝集的高深研究"等，是基于临床与基础研究方面的成果，是对当时医界的贡献。

文章还列数了湘雅这10年来，除颜福庆、胡美之外其他师生发表的医学论文27篇，其中在中华医学杂志上发有8篇，在博医会杂志上发有10篇，其余9篇分别发表在美国科学、内科、外科、眼科、妇科及小儿科等原版杂志上。刘经邦先生的总结反映了湘雅兴医办学的成就与贡献。

此外，中外合办医学事业的经验也誉满世界。1915年2月，在上海举行的中华博医会上，校长颜福庆应邀作了题为《与中国人合作医学教育一例》的报告。报告中，他基于雅礼协会的角度，介绍了湖南育群学会与雅礼协会的合作经验。他特别指出了中外合作的优点：

1. 取得中国人的赞助：合作之后，可使反对的力量变为促进力量。2. 捐弃疑虑：合作可以接近中国人，使他们对在中国教会的真实意图有确切的理解。在教育事业中，改变他们对外国侵略的恐惧，结果必然增加他们对外国的信任和合作动机的了解。3. 为了适应中国需

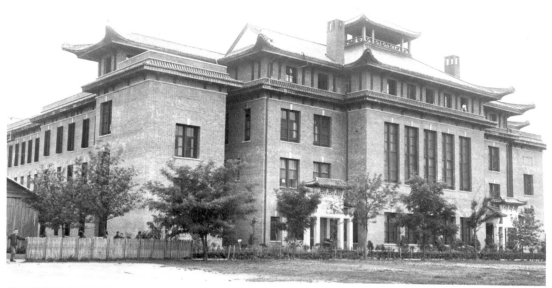

1917年底竣工的湘雅医院病栋大楼

要，在这种教育机构，中国人员的指导和参加实际工作是必不可少的，只有中国人才能完全知道中国的观念。4. 与中国人合作，可使工作得到长期的维持。医学教育与其他的事业一样，外国人不过是奠定基础，而建成必须靠中国人自己。只有合作，才能使事业保存永久。5. 通过合作，中国人可学会管理学校的方法，而外国教育家可指导经费的正当用途。6. 通过政府的承认，中国人认为这种事业就有了支持。

　　这次中华博医会参会者为世界各国在华教会团体的医生，因而，中美合作办湘雅的影响，通过颜福庆的报告，从湖南走向了世界。

　　1917年底竣工的湘雅医院病栋大楼更是长沙标志性建筑。

　　《湘雅》杂志第一期"湘雅之沿革"中记载：

　　1917年即民国六年，建造医士住屋数宅于北门外新医院侧，其建筑费概归雅礼会担任。是年冬，新医院工竣，计分五层，共有三百余间。地下室为门诊处、锅炉房、厨房、药室、储藏室等。第一层中为事务室，左为男病特别室，右为女病特别室。第二层中为割症手术

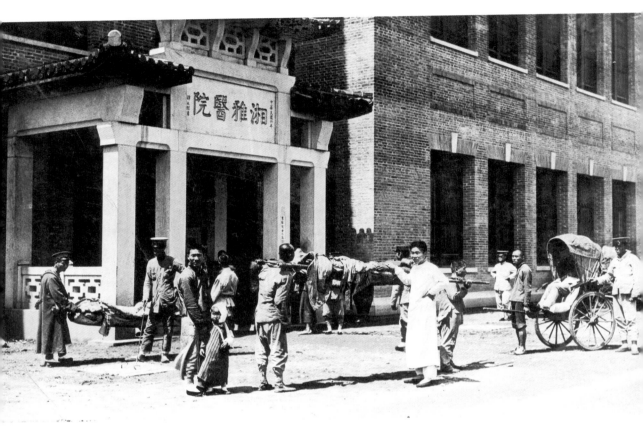

湘雅医院病栋大楼在迎接各种救护工具送来的病人

室。左为男外科普通室，右为女外科普通室及产科室。第三层中为试验室，左为男内科普通室，右为女内科普通室。第四层为屋顶花园及X线室、驻院医士寝室，最高处有瞭望台，足以登临远眺。全院用红砖水泥建筑，并设冷热自来水及汽水管。共费三十八万五千元，系美国雅礼会会员隐名氏独捐之款，而为吾国中南各省区唯一之建筑物。

直到20世纪70年代，人们在经水路逆湘江而上时，站在船头朝南，仍以看到湘雅医院的红楼作为到达长沙的标志。

1921年秋冬时节开始，美国教育视察团对中国境内的现代医学教育机构进行了详细考察。时近岁尾，他们在考察了协和等医学院校后，顾不上劳累，南下长沙，要看看与美国老牌私立名校耶鲁大学毕业校友有较深渊源的湘雅医学专门学校的办学情况。1922年初，

　　湘雅迎来了这批远来的客人，他们受到了胡美等湘雅人的热情接待。在近10天的实地调查中，首先吸引他们眼球的是，同处一隅且挺拔巍峨的医院病栋大楼和学校教学楼。

　　他们对湘雅系统的校园环境、师资力量、办学规模、专业和课程设置、基础教学、实验室的设立与实验教学、临床教学医院的规模、医疗医技水平、临床教学方法与效果进行了系统的考察，通过比较后认为：

　　湘雅为全国医学校院程度最高之一，应居北京·洛氏善捐部所办协和医学院之次。中外合办，尤为难能可贵。惟地点稍僻，财力不雄，宜联合中南各省区各教会通力合作，扩充光大。至交通不便，则宜迁地为良云。

　　此后，便有了"北协和，南湘雅"的说法。

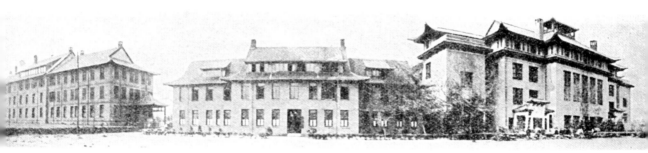

1937 年时的湘雅医学建筑群。从左至右：1919 年建的医学院，1926 年建的门诊处，1917 年竣工的医院

动荡前行：
湘雅停办与复办

　　1925年6月3-4日，为声援上海发生的"五卅惨案"，湘雅学生罢课两天，参与上街宣传演讲，高呼打倒英帝国主义的口号。在革命高潮时，有人把斗争矛头直指帝国主义和封建军阀，也有人将锋芒对准了胡美等外籍人士。

　　《道一风同》的"你在明晨即将枪决"章节中记录有这样一幕。一天晚上，雅礼大学四年级一位着装入时的女学生匆匆报告胡美说，湖南学生联合会组织全城学生大游行，在湖南省教育厅前面的操场举行集会，通过决议——所有在长沙的外国人在明晨黎明时都要被带到法场上执行枪决，名单上的第一位就是胡美。对这一"荣誉"，胡美既觉得不安，又觉得好笑。女学生刚离开，他立即找来颜福庆，召集大学各系主任紧急会议，制定了行动计划。最后，在湖南都督赵恒惕派军保护以及学生家长的责说之下，暴乱事件最终没有发生，但教育主权本土化的呼声日趋强烈。

　　1926年夏，年届五十的胡美，认为他在中国创办一流医科大学的理想已全部实现，便辞去了在湖南的所有职务，准备回美国定居。当时长沙的报纸对此的评论是："长沙教育

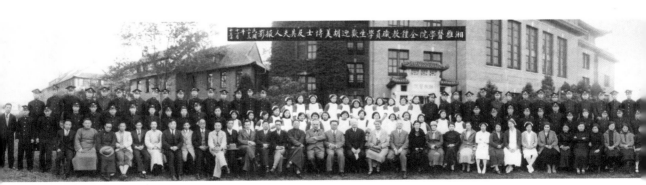

1934年，胡美携夫人回湘雅

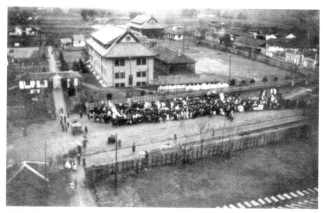 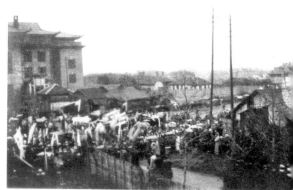

在湘雅医院的楼顶上看到 1926 年大革命时学生在湘雅医院前游行

人士遵从胡美医师之望，允其辞职，其工作将交中国人士继续管理。"胡美来长沙最初也是想以这种方式隐退。事实上，湘雅教职员中的美国人都与胡美一样，认为他们的工作是暂时的，一等到中国的同事们准备就绪，就把一切权力交给中方。

1926年11月，北伐军进抵长沙，湘雅的学生又迅起响应，纷纷走上街头演讲宣传，一时湘雅的工潮、学潮迭起，这就是史称的大革命时期。在声势浩大的排外浪潮中，外籍教授纷纷离湘。12月15日，颜福庆离开湘雅，委朱恒璧医师代理校长、白良知医师代理医院院长。他在武汉作短暂停留之后，前往北平，到协和医学院担任副院长。是月18日，湘雅护病学校校长盖仪贞辞职，湘雅校董会董事长曹典球兼任护校校长。

1927年1月1日，湘雅医院宣布停办。期间，部分湘雅学生从军。教师的离去，学生的从军，加上社会环境的动荡，2月6日，湘雅医科大学宣布春季不能开学，高年级学生多转入或借读上海圣约翰、北平协和、山东齐鲁等医科院校。

对于湘雅停办，此次学潮的参与者、后任过湘雅医学院院长的凌敏猷在其自传中写到：

1926年冬季，在湘雅医科大学专门成立了国民党长沙市第十四区党部，党部里面有个共产党小组，由李明俊、张毅、我和两个护士同志组成。不久湘雅的反帝运动起来了，当时学校的负责人为颜福庆，而经济大权操于美国人手里，有几个高级职员是助纣为虐的。教授中，美国人和中国人各为一半。学生中分成两派，湖南和四川的学生同情革命，称"川湘派"；江浙学生（多数为买办阶级的子弟）则反对革命，叫做"江浙派"。运动的矛头对着几个主要美国人，要求他们交出财政权并退出医校和护校，同时医护两校学生宣布罢课。当时全校师生，对于革命的认识是不一致的，许多人感到彷徨失措，我们没有做好宣传组织工

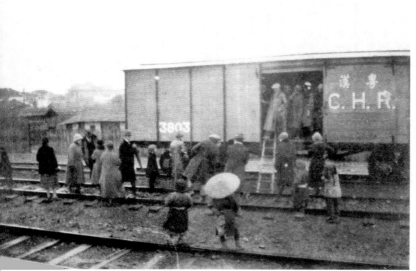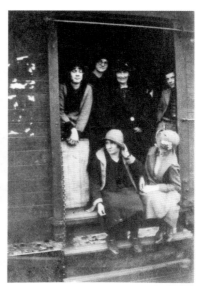

1926 年底湘雅外籍教职工撤离长沙

作，更不知如何做统战工作，本来可以争取过来的人而没有努力去争取，其结果是把所有中外教授都吓跑了，许多学生也离开学校了，湘雅医科大学停办了。

　　虽然时局动荡，但湘雅医院停诊的时间并不长。1927年2月2日，长沙的湘雅校、院董事曹典球、陈润霖、曾约农、顾仁和省政府官员及各界公团士绅召开联席会议，议组湘雅维持会，举仁术医院王子玕医师任会长，定于2月7日开始日常诊务。经过不懈努力，湘雅医院于5月23日恢复开诊。复诊前的1927年5月21日晚，武汉政府辖军、驻守长沙的国民党反动军官许克祥率叛军捣毁了"湖南总工会""农民协会""农民讲习所"等中共控制的革命机关、团体，解除工人纠察队和农民自卫军武装，释放所有在押的土豪劣绅。共产党员、国民党左派及工农群众百余人被杀害。事变后，许克祥与国民党右派组织了"中国国民党湖南省救党委员会"，继续疯狂屠杀共产党人和革命群众，因21日的电报代日韵目是"马"字，故称这次事变为"马日事变"，又叫大革命失败。事变发生后，国民党右派控制的政府认为，湖南境内的所有高中学校、大学是大革命活动的策源地与集散地，为巩固统治计停办湖南高中以上的教育，湘雅的本科和护理教育都在停办之列。政府下令停办湖南高中以上的教育，在海内外造成了很坏的影响。在各方舆论的谴责下，1928年，停办之事开始松动。

然而，湘雅本科教育的复办过程更为曲折。1927年10月2日，湘雅维持委员会举王子玕代理湘雅医院院长。1928年3月，湖南省政府为培育本省的助产人才，举王子玕为校长，借湘雅的校舍开办湘雅产科学校，这是湖南和中国助产教育的开始。期间，王院长拟就《创办实验医学专科学校，以培植医务人才案》一册，欲将待复办的湘雅医科大学改为只招初中毕业生的实验医学专科学校。消息传出，湘雅医科大学学生自治会认为议案不妥，于是致函王子玕院长。学生自治会提出了三点理由：1. 由于学制截然不同，实验医校可单独成立，但不可代替医科大学；2. 湘雅医科大学成绩卓越，蜚声中外，校名不可变更；3. 若办实验医校，雅礼协会将不授予博士学位，这将影响学生毕业后的执业。王子玕同意了学生的提议，最后湘雅医科大学的规格不变。

1929年1月27日，颜福庆奉命来湘召集湖南育群学会特别会议，议决重组湘雅医校、院董事会，推定校董25人。举陈润霖先生为校董会董事长，曾约农先生为院董会董事长，胡元倓先生为育群学会会长，王子玕为大学校长，继续开办湘雅医科大学。5月14日，经校、院董事会联席会议议决，取消预科名称，规定医校修业期限为7年。头两年教高等理化生物各科，第三、四年教医学基础科学，后三年教临床医学各科和毕业实习。9月14日，47名新生正式入校上课。

在王子玕的经营下，湘雅医学教育步入相对稳定的发展时期：

1931年，湘雅提出"湖南全省卫生实验之计划"，提出拟设基础医学、临床医学及公共卫生三部；

"九一八事变"后的12月初，湘雅将学生的体育课改授军事医学和战伤救护，以适应战争需要；

1933年8月，湘雅协助雅礼、福湘、益湘、成智四校的健康教育，湘雅公共卫生与预防医学首次走进中学；

1934年1月16日，湘雅协助湖南教育厅成立健康教育委员会，办理省会各校卫生事宜；

1935年春，湘雅协助湖南卫生实验处办长沙县卫生院、湖南产院及传染病院三家机构，这是湘雅人首次参与地方卫生机构的建设；

1936年，湘雅独立创办北郊卫生事务所，解决了学生公共卫生实践场所，也让湘雅医术更贴近百姓。

抗战使命：
战火中的湘雅新生

1937年，七七事变发生后，长沙上空战火阴霾密布，引发了湘雅师生对是否迁址的讨论。当时一种人认为必须迁离，代表人物有生物化学科唐宁康教授等。另一种人认为，战争环境下，外伤病员增多，是外科学习的绝好机会，不主张迁离。持这种观点的代表人物一是药理学科、学校图书馆主任蒋鹍教授等，二是雅礼协会在长沙的代表顾仁。迁还是不迁，师生们议论纷纷。为此，张孝骞主持召开了校、院董事会，就迁址进行讨论表决。结果决定大部分人员迁离，并组成工作委员会，湘雅医院院长顾仁则带领全部外科医师坚守长沙。之后的抗日战争期间，湘雅至少分支并辗转在四处办医：一是坚守长沙的湘雅医院；二是在沅陵的湘雅医学院沅陵医院（1945年7月1日更名为沅陵湘雅医院）；三是在耒阳的湘雅医学院耒阳医院；四是在安化的湘雅医院安化东坪诊所。

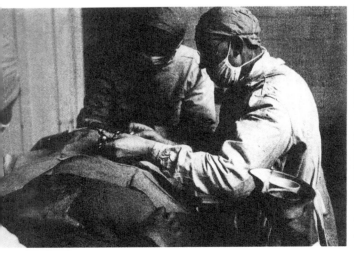

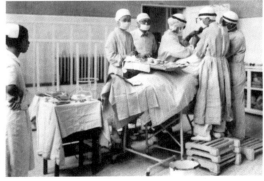

↑ 战乱时期湘雅医护人员在进行手术的场景

← 抗战时期 Dr.Phil Greene 和 John Runnalls 在湘雅医院手术室。John Runnalls 是长沙文夕大火后派来紧急援助的医师

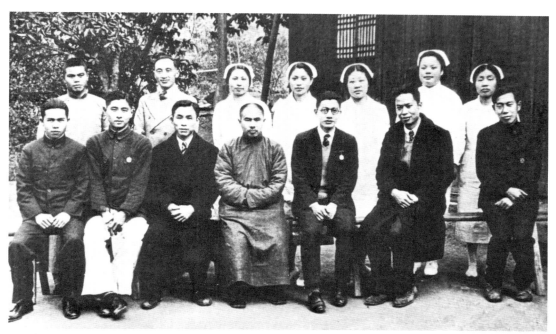

1939 年，湘雅医学院沅陵医院教职员合影。前排左三彭勇炎医师、左四刘泽民院长，后排左二吕静轩医师

1938年11月，日寇侵略抵达汨罗，逼近长沙，时局危急。长沙文夕大火后，湖南省政府担心日军占领粤汉铁路，将湖南分成东西两部，并决定让湘雅办两家医院，以适应湖南省政府一分为二迁到沅陵与耒阳的需要。因此，于1938年12月在沅陵东树湾增设了沅陵医院，最初由湘雅医院护理部主任陈焱如、实验诊断学讲师吕静轩等11人在沅陵的交通要道——驿码头汽车站开设门诊。之后，省政府行署，省直属机关如教育厅、财政厅、省银行以及雅礼等私立学校也陆续迁来，沅陵的人口由两万一跃增至二十余万。一个简单的门诊已远远满足不了当时的医疗需要，因此又在凤凰山下买了一栋木房子，开始筹建湘雅医学院沅陵分院，同时恢复湘

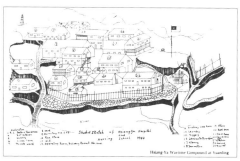

抗战时期湘雅在沅陵的示意图

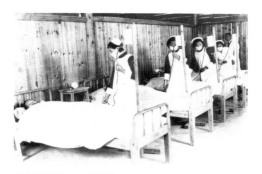

湘雅沅陵医院正在救治霍乱病人

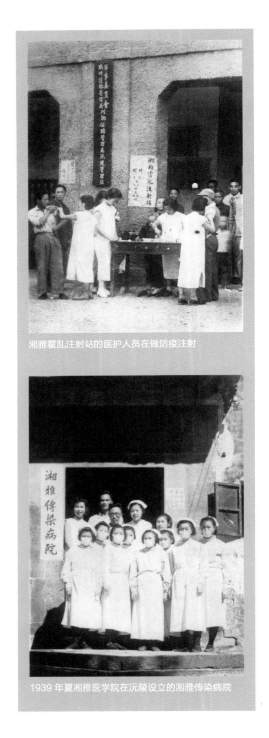

湘雅霍乱注射站的医护人员在做防疫注射

1939 年夏湘雅医学院在沅陵设立的湘雅传染病医院

雅护校。随后，张孝骞和萧元定两院长亲自到沅陵指导工作，决定由内科医师刘泽民出任院长。

沅陵医院成立后，先后从长沙运去了部分设备，并获得了一些救济物资，增派了一批医生、护士。当时，沅陵医院在业务上主要分设内、外两大科，下分主治、住院、助理住院医师及实习医员等。内科包括所有非手术治疗的疾病，如一般内科、皮肤花柳病（现称皮肤性病科）、小儿科、神经精神科及流行性传染科等。外科包括一切需手术治疗的疾病，如一般外科、眼、耳鼻咽喉科、妇产科、泌尿科等。住院医师24小时负责制与在长沙时一样，头一年的助理住院医师及实习医员都须书写各自的完全病历，主治医师每日早晚查病房各1次，督促检查各级医师工作，主任每周大查房1~3次。沅陵医院每年都承担来自贵阳的实习医员的培养任务，曾在沅陵实习过的湘雅医学生，在战时锻炼了救死扶伤的能力，绝大多数人后来都成为了各大医院的骨干、专家、教授。

1939年春夏，由于地处川湘公路要冲，战时人口流动频繁，沅陵霍乱暴发了。于是，沅陵医院在县城东郊的"三吾古寺"内增设湘雅传染病医院，以应对当时霍乱的流行，医护人员全力以赴，日以继夜地抢救霍乱病人。无床时，竹板、木板当病床；输液瓶不够，以灌肠筒代替。就这样，上呕下

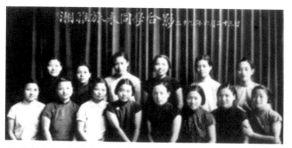
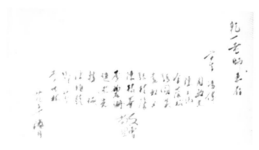

1940 年 6 月，湘雅旅耒同学合影

泻，失水严重、骷髅般的病人被抬着进来，一针见效，奇迹般的康复回去。当时国外文献记录，霍乱的病死率是20%，而这次在沅陵的大流行只有3.7%。这是沅陵医院的奇迹。因此，国际联盟霍乱委员会特别重视和赞赏沅陵医院。此外，沅陵医院还先后扑灭了流行性脑膜炎、痢疾等传染病。

湘雅医学院耒阳医院则是在1939年7月于耒阳寿佛殿设立，内科负责人是湘雅的第七届校友李明俊（1927年毕业），主管外科的是周云翼医师，湘雅护校学生也在此实习和就业。1942年12月，该院与湖南省卫生处合并，改称为湖南省立第一中正医院。

1945年8月，日寇投降，沅陵医院历经7年艰苦奋斗，完成了历史使命，于当年10月全部迁回长沙原址。在战火连天的时代，每个人都可谓命若草芥，但湘雅人位卑未敢忘国忧，颠沛流离之余仍然不忘悬壶济世，救死扶伤，从没摒弃过医者的仁爱仁心，崇高道义。

统筹新局：
学院国立与湘雅医事中心

　　湘雅医学院自1914年创立，到西迁贵阳后的1940年7月，一直是私立院校。最高管理机构是中美合组的湘雅医学董事会，属于董事制管理。为取得中央财政的支持，拓宽办学经费，延续湘雅星星之火，湘雅医学院在民族危难之际由私立改成了国立。

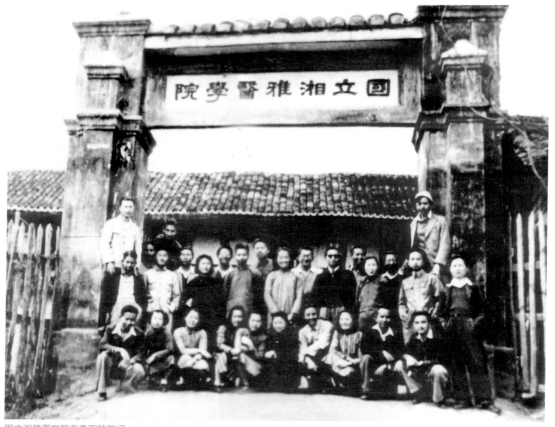

国立湘雅医学院在贵阳的院门

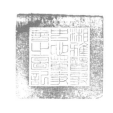

董事会图章

湘雅医事中心董事会组织成员示意图

湘雅医事中心董事会				
董事长	陈润霖（1941-1947） 曾约农（1947-1950）		秘书	张孝骞（1941-1948） 俞道存（1947-1950） 凌敏猷（1948-1950）
董　事				
1941-1947 何　键　肖元定　王子玕　李大桨 俞道存　颜福庆　曹典球　谭世鑫 何　廉　胡　美　黄世衡　雷铸环 周诒春　张开连　潘实龄　顾　仁 张孝骞　曾约农　陈润霖		1947-1950 俞道存　赵恒惕　彭国钧　周　翰 凌敏猷　邓一韪　肖元定　李启盘 曾宝荪　曹典球　侯厚培　张孝骞 李大桨　牛　孟　傅乐教　顾　克		
护校教育小组委员会	医院事业小组委员会			国立湘雅医学院
主席：曾宝荪 委员：张孝骞 　　　李启盘 　　　夏淑彭 　　　刘泽民 　　　肖元定 　　　王泰元	主席：曾约农 委员：曹典球 　　　俞道存 　　　张孝骞 　　　凌敏猷 　　　邓一韪 　　　王篆勋 　　　陈琇如			

湘雅医学院西迁前，一直由湖南省政府财政与雅礼协会时断时续支持，因战事持久，雅礼协会的援助不能保证，湖南省政府支持办学的经费也越来越少，使学校的办学经费捉襟见肘。西迁后的1938年10月至1940年6月，共用去364 152.43元；学校无任何基金，主要靠湖南省政府津贴和教育部少数辅助费，平均每年不足80 000元。当时估算至1941年底，学校将形成110 000元的赤字。

学院之所以能够搬迁和在贵阳复院，是由于接受了不同来源的捐赠，特别是中华基金会、美国雅礼协会和洛氏基金会（今美国中华医学基金会）的资助。但这些捐赠多为临时性质，远不敷用。因此，学院举了沉重的债务。迅速解决经费来源，是维持办学生存的关键。为此，身为院长的张孝骞教授，迫不得已，发起了争取湘雅医学院由私立改国立的运动。

1939年12月9日，张院长赴重庆向教育部提交湘雅医学院国立案申请，教育部部长陈立夫原则上同意接受。经张院长的不断努力，加上时任中华民国政府卫生署署长颜福庆（湘雅首任校长）、教育部部长陈立夫等人的支持，1940年6月11日，中华民国政府国务院第469次会议通过湘雅医学院国立案。8月13日，中华民国政府教育部颁发高字第26401号训令，公布私立湘雅医学院改为国立的办法，使湘雅医学院由私立变成了国立，每年得到中华民国政府教育部拨给的教育经费20万元，从而缓解了经济困难，维持了办学的运转。

学院虽然由私立变成了国立，但湘雅旗帜下的湘雅医院、湘雅高级护士职业学校直至

1951年12月8日前，仍为私立体制。因此，派生出"私立湘雅医事中心董事会"，其主要作用是通过这一中心董事会继续保持与雅礼协会、中华医学基金会的联系以及国际学术交流渠道的畅通，处理湘雅各单位的财产，协调国立与私立各单位之间的关系。

私立湘雅医事中心董事会，存在于1941年春至1950年。经院长张孝骞提议，该中心由原私立湘雅医学董事会和雅礼协会合组，并签订了组织纲要协议。按协议内容和双方的要求，1945年7月1日，在临近抗战的全面胜利时，将湘雅医学院沅陵分院正名为沅陵湘雅医院，实际是改名，归雅礼协会管理。之所以这样处理，是因为长沙的湘雅医院大楼被日军在1942年1月4日溃退时烧毁，医院业务只能借长沙天主教堂进行；1944年4月后，坚守长沙湘雅医院的120余员工及家属又逃难至益阳安化的东坪镇开诊，实际上长沙的湘雅医院已不存在，雅礼协会下面没有医学实体，故而将学院名下的沅陵医院改名为沅陵湘雅医院。

该中心有董事19人，首任董事长为原私立湘雅医学董事会董事长陈润霖先生；设秘书1人，由秘书主持一切工作，首任秘书是张孝骞。医事中心成立董事会后，仅在1947年冬召开过一次全体董事会，讨论了董事会改选方案，湘雅土地登记，医事中心实验室、门诊及社交楼三建筑应如何计划等议题。改选时增设了1名秘书，是雅礼协会驻华代表俞道存。1948年4月，凌敏猷任湘雅医学院院长后接替张孝骞担任秘书。同时增设了医院事业小组委员会，主席是曾约农，委员有曹典球、俞道存、张孝骞、凌敏猷、邓一韪、王肇勋、陈琰如，领导湘雅医院；护校教育小组委员会，主席是曾宝荪，委员有张孝骞、李启盘、夏淑影、刘泽民、萧元定、王泰元，领导湘雅护校。

成立医事中心董事会的另一个必要性是妥善处理湘雅各单位的财产。学院迁筑时，几乎把湘雅医学院、医院、护校三个单位有价值的资产都带走了，仅留下少量器材设备供医院使用，主要是怕敌人侵犯时，器材设备因无法运走而损失。抗战结束后，这些资产可以通过医事中心重新分配。此外，医学院如需继续接受国外捐款，办理外汇存款，续订和添置外文专业杂志、图书、药品、试剂、器械等物资时，不必上报教育部请批，通过该董事会，就可自由处理。

学院的国立与湘雅医事中心的成立是抗战时期湘雅人救国图存的必然选择，张孝骞院长不畏时代洪流，毅然决然带领湘雅体制的变革和创新，他所做出的艰苦努力完美适应了当时的环境和历史趋势，保住了湘雅昂扬的气势，至今仍值得后人瞻仰、借鉴。

湘雅旋律：
院训与院歌的诞生

视频2

视频 2　院歌的诞生

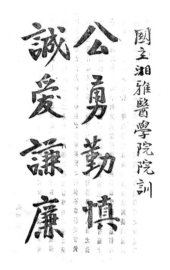

1940 年张孝骞院长亲自择定的国立湘雅医学院院训

1940年，湘雅医学院由私立改成了国立，增加了办学经费来源，学校的生存状况有所改观。但是，坚守在贵阳湘雅村的湘雅医学院，办学条件仍然十分艰苦。抗战还没有胜利，学校复员不知何时，很多湘雅员工深感彷徨苦闷。在这种境况下，寻找一种鼓励人心的力量，提炼出湘雅文化和理念的核心，以凝聚湘雅人心，可谓迫在眉睫。为此，院长张孝骞教授经广泛发动，多方征集，最后亲自择定的国立湘雅医学院院训为"公勇勤慎、诚爱谦廉"。院训的推出，为湘雅师生的团结，共克时艰，起到了旗帜性的作用。

据可考的档案资料记载，1941年6月1日出版的《国立湘雅医学院院刊》第一卷第二号的第1~3页，推出了具有湘雅办学特色的《湘雅院歌》及国立湘雅医学院院歌歌词说明。院歌，曲为简谱，系唐学咏所制，G调，速度为2/4节拍，演唱感情注明为"肃雍宏伟"。词及歌词说明为龙伯坚（毓莹）先生所作。他是湘雅医学专门学校1919年学生自治会刊物《新湖南》的首任主编，第三届校友，1923年毕业，1931年赴美国哈佛大学公共卫生学院进修。回国后，于1934年创办了湖南省卫生实验处。他曾任湖南省卫生实验处处长、卫生署简任技正、卫生专员。1949年前为中华民国湖南省政府卫生处（相当于现在的省卫生厅）的处长。

他写的全篇歌词为：

长沙张仲景，医学溯先贤，泱泱乎流风千载，湘雅树中坚。椎轮始业，自谭胡颜，历尽

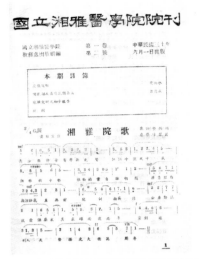

1941年《国立湘雅医学院院刊》刊出的首版院歌　　湘雅院歌

艰难颠沛，壮气直无前。院训指薪传，公勇勤慎，诚爱谦廉，求真求确，必邃必专。宏创造，利人天。发扬光大，亿万斯年。

后面附有作者对歌词的说明：

湘雅自去秋改为国立，一切规模初具，惟院歌一阕，作者无闻，乃辱张慎斋（即张孝骞）院长。白施恩主任及同学群相督查，不揣谫昧，草拟一歌，附其说明，以谂就正。

他在说明"椎轮始业，自谭胡颜"一句时说：

"湘雅创始于民国三年，由胡美、颜福庆两先生，商承湖南都督谭组庵先生（延闿）办理，最初原议由（民国）湖南省政府与美国雅礼会合办。嗣以中国政府与外国教会合办事业，尚无先例，遂改由湖南省政府拨款，另由湘绅组织湖南育群学会，作为一地方团体代表湖南省政府与雅礼会合办。此为最初创办之情形也。湘雅初创办时，湘中豪右，颇有尽力反对，极摧残之能事。经胡颜两先生勉力支持，卒能渡过难关。迄今湘雅巍然屹立，斐声国际，而当时所谓豪右者，则销声匿迹，淹没无闻久矣。民国十六年长沙事变，终至停办。赖王子玕院长之努力，排除万难，始得继续开办，以有今日。及抗战军兴，复赖张慎斋院长困苦支持，转徙异地，卒能改为国立。自成立迄今三十年中，始则艰难险阻，继则颠沛流离，而壮气终不少挫，此则于历年师友及各界之扶助提携者，不可不深志纪念也。"

"公勇勤慎，诚爱谦廉八字，为湘雅院训。系张慎斋院长所选择规定者……求真求确，为科学之精神，邃示其深，专示其窄。即以科学之精神，为窄而深之研究，一切科学之成功，无不赖乎此也……吾国现在所最需要者为创造力。必须有此力量，方兴于国际学术之林。湘雅以培养创造力为最大目的。将来发扬光大，溥利人天，其前途正未可限。大愿所存，后生可畏，期与师友共勉之。"

1942年8月，学校又出版了《国立湘雅医学院要览》（以下简称《要览》），汇集了湘雅的院训、院歌、沿革、组织系统表；前校董会历任董事、现任职教员名录；章则（组织大纲、学则、院务、教务、训导、总务等会议规则，贷金、研究等委员会组织规则）；职教员到职注意事项；学生申请保留学额办法、课程纲要；历届毕业生、在校毕业生名录）等重要材料。时任院长的张孝骞教授，为《要览》出版写了绪言：

本学院章程，自民国二十七年秋季第十四次发刊以后，因学院播迁，经费艰窘，人力缺乏，迄未续纂，外界函索者甚众，无以应也。迁黔之第二年，院改国立，已二易寒暑，内部组织较前略趋完备，为供远地函询者之便，及就业学生之参考，要览之辑，似不容缓，爰督促同人，分工进行，诸凡沿革、组织、章则、员生名录均择要列入，而尤注重入学手续、课程纲要、施教程序、成绩标准及其他与教学有关之各事项。着编以来，迁延半载，方克付梓。惟是犹于环境限，于篇幅挂一漏万之处必多，加之战时印刷维艰，重要插图无法刻制，其他简陋舛误更所不免。所望阅者多加指正，留备将来续辑时之改进，则编者之微意也。

绪言之后，刊载的是竖排国立湘雅医学院院训——公勇勤慎，诚爱谦廉，接着是《国立湘雅医学院院歌》及歌词说明。

《要览》再版的院歌、歌词说明与头年院刊所载不同之处是：一是将原名《湘雅院歌》更名为《国立湘雅医学院院歌》；二是在词未改的情况下，将全曲的简谱变成了便于国内外交流的五线谱；三是改正了繁体"院训指薪传"中误排为"傅"的"傳"字。

1944年12月7日，因日本的侵略之火烧到了贵州的六寨、下司等地，学校被迫向重庆迁徙。次日，是湘雅医学院建立三十周年纪念，跋涉在黔川崇山峻岭的广大师生，在瑟瑟寒风中，高唱着湘雅院歌。虽经战火离乱，但弦歌不绝。湘雅的院训与院歌，响彻硝烟四起的祖国大地。湘雅人"求真求确，必邃必专"的精神唱响了海内外的医教界！

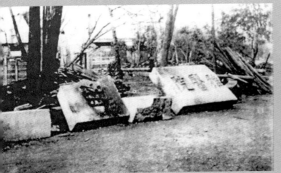
1942年1月4日

被日军破坏的湘雅医院花岗岩门匾

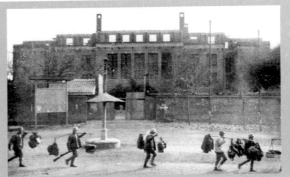
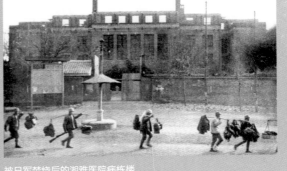

被日军焚烧后的湘雅医院病栋楼

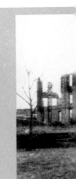

复员长沙：
抗战后湘雅的重建

　　1945年8月15日，日本政府宣布无条件投降。中华民族浴血奋战14年之久，终于击退了民族的敌人。湘雅师生员工纷纷走上街头，欢庆来之不易的伟大胜利，并期望着早日复员长沙。

　　在抗日战争中，长沙沦陷多年，经历一次大火和三次会战之灾，其破坏程度之重，令人惨不忍睹，湘雅也未能幸免。尤其是在1942年1月4日，日本侵略军纵火焚烧医院、校舍，致使湘雅校园仅剩断壁残垣，湘雅医院仅剩的一栋房子也是徒有四壁，凡能移动的木质门窗、桌椅板凳、病床、金属配件等都荡然无存，屋内不是粪便就是砖瓦碎片，尤以原来的手术间最为污浊，房间的油漆墙面上残留有四五处因生火造饭而熏黑的烟渍痕迹。复员重建成为湘雅首要任务。

　　复员重建的先头部队是沅陵湘雅医院的刘泽民、盛泽斌和雅礼协会的傅乐敦等人，

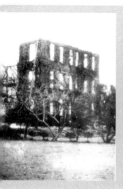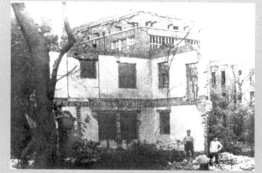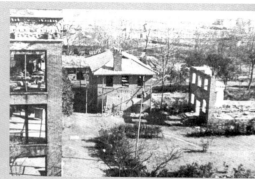

被日军焚烧后的湘雅医学院科学馆　被日军焚烧后的湘雅医学院教学楼　　　　　　被日军焚烧后的湘雅医学院仅剩一栋房子

他们于1945年9月7日自沅陵舟车东进，从常德开始步行，经过几天的跋涉，终于抵达湘江西岸。他们过江后与正在指挥受降日军用废砖、瓦砾建造临时围墙的裴文坦会合。裴文坦将美军医院资助的医药设备运送给湘雅医院，并且连物带车一并留下，他先后五次往返芷江，就让湘雅医院免费获得两辆救护车、三辆十轮大卡车和五车药械，为恢复湘雅创造了一定的物质条件。此后，安化东坪的湘雅医院医务人员，重庆的四、五年级学生，沅陵湘雅医院和湘雅护校的师生也陆续返回长沙。湖南省档案馆中留有一份萧元定的手稿，他记录道："东平组的头头林医生于9月26号到达，该处其他人员于10月4号带着他们原来从长沙撤出时的少量药品、器材和设备回来了，而医院的负责人则带着一批医生和实习医员从医学院临时驻地重庆于10月30号回来了。"湘雅师生陆续回到长沙。

　　1946年2月16日，萧元定、刘泽民、黄友歧等在长沙召开首次会议，商议迎接重庆师生返校的有关食宿和教学场地等问题。国民湖南省政府决定把原四路军的仓库拨给湘雅作临时宿舍。6月中旬，湘雅系统各路师生员工全部重聚长沙。相比人员安置，湘雅面临的最大困难还是重建医院和校舍。幸得湖南省政府的资助及中外团体捐款、捐物的支持，使重建工作进展迅速。1946年10月30日至1948年6月30日，先后落成了14栋永久性建筑。学院原三层的教学楼被加盖为四层，命名为"福庆楼"。依次动工的有6栋两层的教工宿舍，两层楼的图书馆、解剖楼、学生食堂、住院病栋楼、总办公楼，两层楼的女生宿舍，三层楼的女单身宿舍、工友宿舍，以及浴室、大小动物室、车库等。四栋标志性建筑，比邻湘雅路，

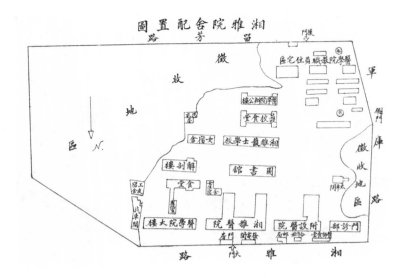

1948年湘雅院舍
配置图

自东向西，一线排列，均为红砖青瓦永久性建筑。水电、卫生设施及各类家具全部安装完毕后，共耗资82.6亿元法币。至1950年前夕，全湘雅系统共营造校舍20多栋，合计占地面积77 472平方米，建筑面积35 510平方米。其中，湘雅医学院为11 941平方米，湘雅医院为20 509平方米，湘雅护校3060平方米。

1948年，对湘雅人而言，是不平凡的一年。复员重建的工作正酣，张孝骞坚辞学院院长之职，凌敏猷继任院长。时年12月，上任不到一年的院长凌敏猷，深感责任重大，有必要总结复员以来的各项业绩，于是在12月8日举行了简朴而隆重的建校34周年庆典，印制了《国立湘雅医学院三十四周年纪念院庆特刊》，时任湘雅医院院长的邓一韪在院刊上发表了《湘雅医院——本院合作实习医院之一》，介绍了复员三年来湘雅医院的概况，记载了当时医院的人员规模："所有医学院的临床教员，兼管诊务，还有一位自费的美国朋友，参加内科主治工作的，连实习医师共有六十五位医师，各级护士四十七人，实习护生九十四人，检验药剂员生卅人，事务会计人员三十八人，这些个职业人员，维持着并服务于经常住院的二百个病人，及每日门诊三百五十人的一个机构。"此外，也提及了医院的经费情况："在今日经济局势动荡中，本院经费不能自给。因为（一）本院无基金；（二）设备日愈扩展，尽量合乎教学实习原则，以致开支浩大，无法把注；（三）每月住院免费的占住院总日数的卅四以上，门诊药价免费的每日占卅左右；（四）本院仅受省政府每年津贴法币贰万元。因此医师护士及其他人员的待遇比不上官员的官俸和有实物配给的政府职员，更追不上教会或其他团体的医师的报酬，其所以能如此维系者，唯在科学研究的兴趣与'人和'而已，此亦为湘雅的一贯精神。"

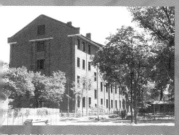

员后修复的湘雅医学院办公楼（福庆楼）

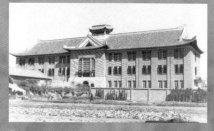

复员后新建的湘雅医学院办公楼

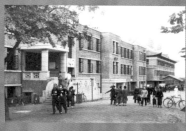

复员后新建的湘雅医学院附属医院及门诊处

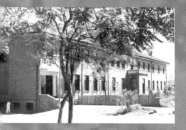

员后新建的解剖楼

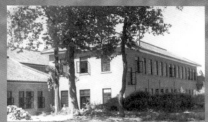

复员后新建的细菌学馆

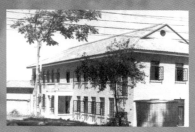

复员后新建的病理学馆

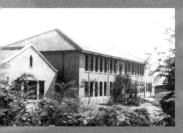

员后新建的生理药理馆

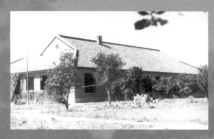

复员后新建的生化馆

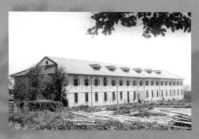

复员后新建的男生宿舍

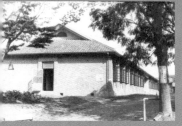

员后新建的女生宿舍

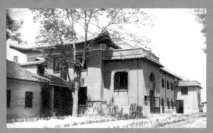

复员后新建的学生食堂

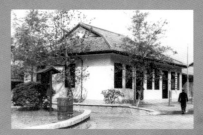

复员后新建的保健科

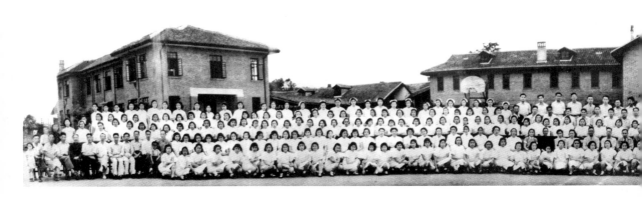

攝影紀念三十八年五月廿日云芳攝

1949 年湘雅系统三单位全体人员合影

湘雅医院病床分配表

三十七十一月制

病床总数：250			实际占用病床数：236					
内科	外科	妇产科	小儿科	眼科	耳鼻喉科	精神系	婴儿床	合计
67	66	32	27	18	7	4	15	236
病床等级分配数及每日住院费（以金元计算）								
单人床病室		双人床病室	普通床病室		免费床具	婴儿病具	合　计	
28		48	121		24	15	236	
Gy30		Gy15	Gy5					
每日病床平均占用最高数：216								
每日病床平均占用数：190								
病人住院平均日数：15—18								

湘雅医院新建门诊处收入支出表

收　　入		支　　出	
中国救济团补助费	金圆 15000.00	杨泽记营造厂工程费	89897.94
硬币兑换	9222.13	工程司设计费	944.96
银行借款	30000.00		
医学院借款	8000.00		
医院垫付	28620.77		
合计	90842.90		90842.90

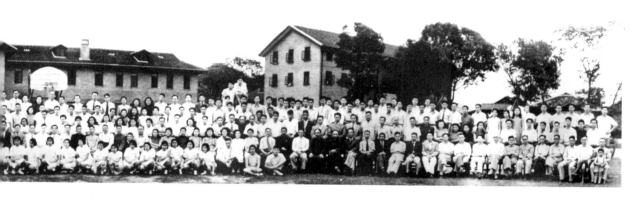

湘雅護士學　湘雅醫院　湘雅醫學院

湘雅医院三十七年一至九月份经费用度

收　入		支　出	
门诊收入	金圆 4827.00	薪金补助费	金圆 35546.17
住院收入	8103.42	福利费	11654.61
医疗收入	16221.53	行政费	4652.30
药品收入	17079.43	购置费	8315.98
免费收入	7562.00	病人膳食费	9116.04
其他收入	23850.00	修缮费	1820.01
津补收入	31022.41	实习医员及技术生伙食	1722.20
暂存款	9359.82	津贴	
		免费支出	7562.00
		护校津贴	488.76
		特别支出	1461.35
		门诊处建筑工程费支出	24417.46
		暂存款	11268.93
合计	118025.61		118025.61

湘雅医院工作概况

民国三十七年十一月造

工作项目	三十六年			三十七年（一至八月份）		
1. 门诊部分	初诊	复诊	免费百分比	初诊	复诊	免费百分比
内　科	12895	12351		8853	7953	
外　科	8149	26840		4294	13154	
小儿科	3270	4679		2664	3709	
眼　科	4166	16146		2881	10959	
耳鼻喉科	1465	2782	本年八月份始	983	1973	
牙　科	312	469		631	914	
体格检查	1025	162		510	15	
妇　科	1559	2699		971	1525	
产　科	857	2104		584	1207	
合　计	39212	68232	36.6%	23077	41389	27.7%
2. 住院部分	住院人数或工作次数	免费百分比		住院人数或工作次数		免费百分比
内　科	1302			1121		
外　科	857			652		
眼　科	185			147		
妇　科	137			118		
产　科	359			316		
耳鼻喉科	137			133		
合计	2977	34.4%		2487		34.0%
3. 检验工作	15963			18452		
4. X 光部工作						
照片	1677			519		
透视	3642			2012		
钡餐透视				68		
5. 手术						
外　科	1650			1315		
妇　科	97			76		
耳鼻喉科	138			86		
眼　科	818			681		
产　科	311			44		
输　血				5445 公撮		

政府接管：
湘雅医院的角色转变

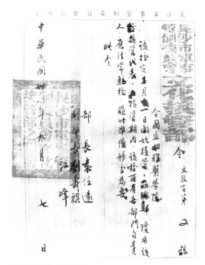

1949 年 9 月，中国人民解放军长沙市军事管制委员会文化接管部签发的接管湘雅医学院的命令

1949年8月5日，湖南和平解放。9月7日，中国人民解放军长沙市军事管制委员会文化接管部发布第2号命令：定于9月11日开始接管国立湘雅医学院。

当时，湘雅医学院院长凌敏猷发布了第648号布告：

奉长沙市军事管制委员会文化接管部民国三十八年九月七日文教字第2号令："该校定于本月十一日开始接管，兹派郑琼为该校接管代表，在接管期内，该校所有各部门负责人应经常驻校，随时准备移交为要"等因，奉此合行布告周知。

政府接管整个湘雅系统是分两步进行，首先是军代表接管湘雅医学院，然后是湘雅医学院代表政府接管湘雅医院和湘雅护士学校。主要原因是湘雅医学院于1940年由私立改为了国立，而湘雅医院和湘雅护士学校仍是私立体制。

为了做好接管工作，学院很快成立了军管会领导下的接管委员会，下辖21个工作组，接管工作自12日开始至19日全部结束，21日复课，学院暂属湖南省临时政府教育厅领导；1950年元月，学校改隶中央人民政府卫生部管辖，由中南军政委员会卫生部直接领导。

在学院被接管的同时，为了促成医院、护校早日为政府接管，师生员工进行了积极努力。1949年11月29日，湖南临时省政府副主席袁任远、教育厅副厅长刘寿祺，联合向院长凌敏猷发出第4194号指示："根据湘雅三单位的要求，鉴于湘雅医学院与私立湘雅医院、湘雅护士学校三单位在人事、经济、物资管理上关系密切，不可分割，应组织联合统一之领导机构，加强管理，以利事业之发展。拟由你们三单位负责人及湘雅医事中心董事会董事长，及军管会派驻医学院接管代表等五人，组成联合管理委员会，为湘雅事业之联合统一领导机构。"为此，1949年12月3日下午，在医学院会议室，召开了首次湘雅联合管理委员会会议。会议主席凌敏猷陈述了成立联合管理委员会的理由之后，到会人员奉袁任远、刘寿祺的指示，就联合管理委员会的组织大纲进行了商讨（根据湖南临时省政府之指示产生的湘雅联合管理委员会，及主任委员、秘书等具体人员名单，并对该会的职权、职责等方面进行了明确规定，其组织大纲报政府备案后施行）。

联合管理委员会的成立，使湘雅各单

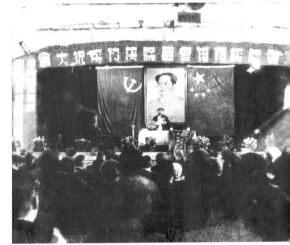

1951年12月8日，湘雅医学院院庆及接管湘雅医院、湘雅护校庆祝大会

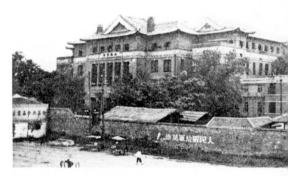

Hsiang-Ya Hospital as restored, 1950

抗战胜利复员后重新修建的湘雅医院

位能在统一领导之下，为湘雅事业的进一步发展奠定基础。它取代了原私立湘雅医事中心董事会的领导作用，是整个湘雅系统走向新时代的标志，也加速了政府接管医院的步伐。1950年1月15日制定了《国立湘雅医学院教职员名册》，在联合管理委员会下，湘雅系统共有285人，其中教授28人，副教授12人，讲师26人，助教54人，护士助产士82人，技术人员20人，药剂人员4人，职员59人。这是一份有别于以往历史的名单，因为自合办湘雅以来，不论湘雅医学院是私立或是国立，行政级别上医学院、医院、护校三家都是平行机构，其指挥或协调机构在1940年8月以前是湘雅医学董事会，1941年以后则是私立湘雅医事中心董事会。学院与护校有各自的教职员名单；医院仅有纯护士和工友的名单，医院所有的临床医生，不论级别高低，都列入学院的教职员名单。联合管理委员会制定的这份名单，打破了三单位的传统界限。1950年12月29日，政务院发出《关于处理接受美国津贴的文化教育救济机关及宗教团体的方针的决议》，这为湘雅系统由人民政府接管提供了政策支持。

1951年1月12日，医学院的凌敏猷、殷传昭，医院的邓一题，护校的王泰元，分别代表各自单位联合呈函中南军政委员会，要求政府接管湘雅医院及湘雅护校，并由湘雅医学院直接领导。随后，湘雅医院又于4月17日以483号文、湘雅护士学校于4月19日以湘字42号文分别上呈医学院，并请转呈上级，再次要求政府接管医院、护校。4月24日，湘雅医学院院长致函（湘雅普二七字第7714号）中南军政委员卫生部，并转呈湘雅医院、湘雅护士学校请求政府全面接管的事由。1951年6月29日，中南军政委员会卫生部批复（卫医字第2429号文）："关于中南区接受美国津贴医院处理问题，业经本部呈奉中央核准，你院附属医院及护士学校由本部接办一节，自应依照通案办理，希由你院正式接管领导。"

11月1日，学院通知湘雅医院及护校，奉命接管，并于12月8日校庆日举行接管大会，自此正式确立了湘雅医学院领导湘雅医院、湘雅护校的管理体制。至此，在学院由军代表接管两年多之后，湘雅医院真正归入人民政府管理的范围，这也标志着湘雅医院角色的正式转变。

党的领导：
从薪火相传到运筹帷幄

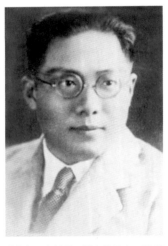

龙伯坚，名毓莹，湖南攸县人。1916年入湘雅医学专门学校，1923年毕业。1931年赴美国哈佛大学进修，获公共卫生硕士学位。1933年回国，任湖南省卫生处处长等职

1948年后全国解放战争形势迅猛发展，经过辽沈、淮海、平津三大战役，国民党政权已处于全面崩溃之中。然而国民党并不甘心失败的命运，继续在国统区镇压共产党，企图苟延残喘，伺机反扑。

在此之前，为规避国民政府教育部颁发的"学生自治会组织法"的约束，湘雅学生实际上已在中共地下党策划下成立了班代表联席会，并建立地下党组织。当时班代表联席会主席由24班学生兰丕铸（改名兰维廉）担任，他同时也是地下党支部的支部书记。在兰维廉的组织下，班联会以为同学谋福利之名，办生活壁报，传递解放战争中人民军队节节胜利的消息，这成为了湘雅全面知晓国内形势的重要窗口。此后，1948年10月，又成立了湘雅学生中第一个由中共党组织直接领导的进步社团——生活团契。社团在党的领导下，参照团契模式，积极开展团结、保护学生的各种进步活动，以铁牛剧团、民歌社、工人夜校等方式发展了一批有共产主义觉悟的骨干分子。当时，长沙地下党组织在中共湖南省工作委员会书记周礼的领导下，根据上级党组织的指示，为迎接湖南的解放，展开了英勇机智的斗争，而湘雅人也是这场斗争的积极推动者。

说到掩护中共地下党员开展斗争，不得不提湘雅毕业生龙伯坚的故事。1949年湖南和平解放前夕，湖南省卫

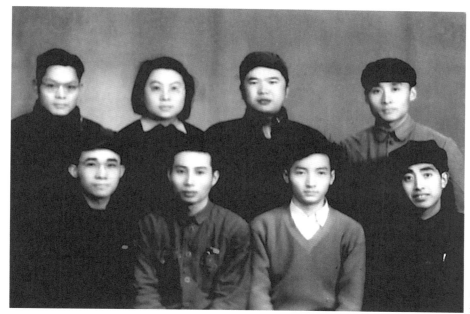

中共湘雅支部公
开前成员合影

生处主任秘书曹治阳在麻园岭和卫生处处长龙伯坚闲谈。谈兴正浓时，曹治阳突然问龙伯坚：现在有位与黄兴一样的人物——自己的好朋友唐光前，需要寻一处掩护，是否愿意为其提供住所。提及黄兴，龙伯坚自然印象深刻。1904年10月，在长沙领导华兴会开展反清革命活动的黄兴被清朝官吏派军警稽查时，龙伯坚父亲龙绂瑞便把黄兴藏于家中，使其得以脱险。面对同样的抉择，龙伯坚当然也十分愿意。

就这样，翌日下午，龙伯坚家里迎来了这位唐先生。龙伯坚知道，唐先生是共产党员，但并不知晓其真实身份是中共湖南省工作委员会书记周礼。随后，龙伯坚通过任命其为卫生处视察员，给了"唐光前"一个合法身份。为及时给省工委提供情报，曹治阳又通过龙伯坚组织了一个时事学习小组，并邀请湘雅医学院院长兼精神病学科主任凌敏猷、内科主任王肇勋和结核科单传烈一起参加。这三位教授曾参加过"八一"南昌起义，后虽选择从医道路，但仍支持革命。他们每周在龙的寓所学习毛泽东的《新民主主义论》、解放军入城政策等。事实上，这个小组是省工委的外围组织，主要是交换情报，为省工委提供决策依据。1949年5月，民国政府湖南省主席程潜受到白崇禧的监视，心绪不安，要求见地下党负责人。"唐光前"遂指示策反、统战组长余志宏代表地下党见程潜："你虽不是地下党负责人，却是地下党派来的代表。要他有话尽可能和你讲，你可以向党中央直至毛主席转达，不会泄密，不会暴露。"程潜最终相信了这个年轻人，接受了共产党提出的条件，表明走和平道路的态度，并签署了起义备忘录。在麻园岭住宅的"唐光前"看到备忘

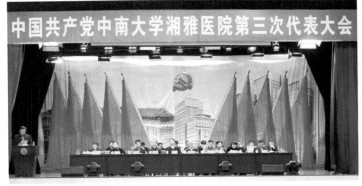
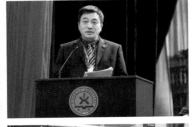
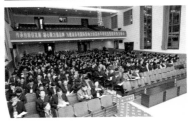

2014年11月27-28日，中南大学湘雅医院第三次党员代表大会上，肖平书记作题为《传承创新促发展凝心聚力强品牌，为建设具有国际影响力的高水平研究型医院而努力奋斗》的工作报告

录极为高兴，他用保密药水写了一份报告，概述了省工委的活动和策动程潜、陈明仁起义的大体情况，将报告和备忘录装入特制的双层葨笭筐，然后派共产党员装扮成商人送往汉口，再转党中央和毛主席。在这次活动中，龙伯坚和湘雅的教授们都在不完全知情的情况下起到了积极作用。当然，有谁又能想到，领导这次和平解放的地下党负责人，竟住在国民党卫生处处长的家里呢？

解放前夕，党的领导核心作用通过地下党在湘雅慢慢加强，当时医院的电话员艾芳是发展的地下党员之一。1950年12月，中南军政委员会派了中国人民解放军代表孟献国任湘雅医院副院长。至此，湘雅医院的党组织开始发展壮大：

1951年3月4日成立中共湘雅支部，孟献国为党支部书记，党员14人。

1951年9月4日中共湘雅支部扩大为党总支，孟献国为总支书记；下设学院党支部和医院党支部，蔡孝明任湘雅医院党支部书记，党员7人。

1955年2月湘雅医院党支部扩大为党总支，宋少荣任总支书记，党员15人。

1962年成立医院第一届党委会，蒲润任书记；下设6个党支部，党员120人。

1971年4月26日医院召开第二次党员大会，选举第二届党委会，张安庆任书记；下设7个党支部，党员138人。

1982年4月9-10日，医院召开第三次党员代表大会，选举第三届党委会，李俊儒任书记；下设党支部与第二届相同，党员319人。

1986年10月18-20日，医院召开第四次党员代表大会，选举第四届党委会，周凯书任书记；下设15个党支部，党员438人。

1989年11月27－28日，医院召开第五次党员代表大会，选举第五届党委会，闫华任书记；下设17个党支部，党员533人。

1995年9月1－3日，医院召开第六次党员代表大会，选举第六届党委会，唐友云任书记；下设16个党支部，党员533人。

2006年4月27－29日，医院合并入中南大学后召开第一次党员代表大会，选举中南大学湘雅医院第一届党委会，唐友云任书记；下设13个党支部，党员1215人。

2010年11月5－6日，中南大学湘雅医院召开第二次党员代表大会，选举第二届党委会，肖平任书记；下设党支部与第一届相同，党员1497人。

2014年11月27－28日，中南大学湘雅医院召开第三次党员代表大会，选举第三届党委会，肖平任书记；下设14个党支部，党员2447人。

循着湘雅医院党组织发展的历史足迹，从星火相传到运筹帷幄，从最初的7名中共党员发展至今天的2826名（截至2016年11月），党的领导核心作用、党支部的战斗堡垒作用、党员的先锋模范作用在湘雅医院这65年风雨中充分体现。如今，中共党员在中南大学湘雅医院职工中占了近一半人数，在中央从严治党的大背景下，习近平总书记告诫全党同志要"不忘初心、继续前进"，而湘雅的党员同志定会牢记党的宗旨和使命，遵循初心，一往无前。

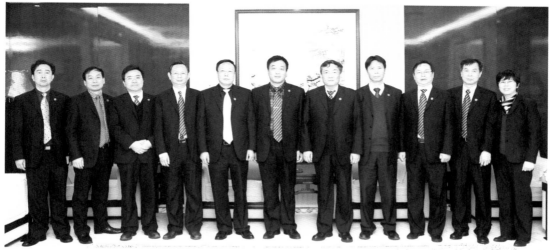

中国共产党中南大学湘雅医院第三次代表大会选举产生新一届党委委员（从左至右：邱元正、刘昭前、雷光华、范学工、陈子华、肖平、孙虹、唐北沙、胡建中、龚志成、左晓霞）

开枝散叶：
实施学科分支计划

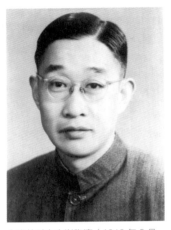

心胸外科专家谢陶瀛（1910年8月－
1981年10月）

　　1950年，在谢陶瀛教授的主持下，湘雅医院最早在国内进行大外科学科分支，先后分支出泌尿外科、骨科、胸腔外科、神经外科、烧伤整形外科和麻醉科等。这对湘雅医院而言是一次重大变革。

　　早在1948年，在国立湘雅医学院院庆三十四周年特刊上，谢陶瀛就发有《一年以来之外科工作》专文，文中指出："惟普通外科范围广泛，欲求精通，殊非个人精力所可及，同人等近已走向逐渐分系途径。虽限于人员缺乏，不如海外有医学中心分系之详尽，然已向此目标推进。甚望将来能得更多机会，选送人员赴海外学习，从此分系计划渐臻完备。"这一高屋建瓴的构想，成为日后我国外科学各专业的开创局面，深入发展的最初顶层设计。

　　如果说1945-1948年的湘雅医院大外科，是患者分类管理、专业分科雏形的话，这一雏形推演成构想，直至完全变为现实则是一个逐步完善和不断努力的过程。如泌尿外科在1949年由专人进行钻研，于1950年开设专科病床和专科门诊。胸外科到1952年才单独设有10张床位的专科病室。1954年，神经外科的工作正式开展。1956年，在上海学麻醉的徐启明医师学成回湘正式成立麻醉科，在此之前，临床手术的麻醉都是外科医师兼做。

　　湘雅医院在分专科的过程中，每一步举措都做好了详

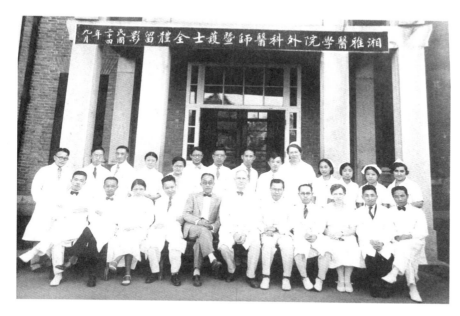

1935 年 9 月，湘雅医学院外科医师暨全体护士留影。前排中为顾仁，左起五是肖元定，左起七为学院院长王子玕，左起八为袁道

尽的规划和充分的准备。尽管分科时的阻力和反对声很大，谢陶瀛仍顶着压力，担当着巨大的责任将分科计划有条不紊地进行了下去。医院为专科的医生联系学习进修的单位，鼓励各专科的医师做特定专科的手术，并在学术上形成自己的特点，最后形成专科。如余尧平完成了《泌尿生殖系统常用手术图解》一书的编写；曹美鸿领军神经外科；柳培津、柳用墨领军骨科；林光亨、鲁恩赐、王鹏程、金庆达领军普通外科；徐启明领军麻醉科；谢陶瀛教授自己带领詹樾建立心胸外科。

湘雅医院在不断地开拓创新，用实实在在的成绩证明了专科细化计划是正确的。1954年，湘雅医院创建了全国第一个外科实验室，在极简陋的条件下成功开展了动物低温麻醉实验。1956年4月30日，湘雅医院在国内首次临床应用人工低温麻醉，使降温剂复苏顺利。此外，还开展了心包、胃迷走神经切断，脾肾静脉吻合，乳腺癌、直肠癌根治，前列腺切除等各种手术。20世纪60年代，中国现代医学外科鼻祖沈克非教授在全国会议和多次的来往书信中赞扬谢陶瀛主持的湘雅外科的分科，称此为全国率先之举，是中国外科发展的重要标志。

对于专科人才的培养，湘雅老一辈医学工作者所坚持的医学专业分科的科学含义需要我们正确理解：专科医生不是"专而不全的人才"，而是"专而又全，一专多能"，追求的是精细化管理和医术的不断精进。

整旅厉卒：
开展整院运动

1951年1月，我国宣布与美国政府断绝一切外交关系。湘雅医院在请求政府接管的过程中，遵照中央人民政府1951年4月关于整顿全国医院的指示精神，从思想、技术、制度入手，开展了整顿教学医院、改善医疗制度、整顿医疗思想与作风的整院运动。在当时反对和控诉美国的背景下，湘雅这次整院的一个主题是批判各种崇美亲美思想，但更重要的，是在医院发生两起典型的医疗事故后，开展的一场主题为消灭医疗差错的运动。

1951年6月29日，一位名叫巢庆元的患者到医院就诊。妇产科确诊为卵巢囊肿，于是做了左侧输卵管暖巢摘除术及右侧卵巢切开及赘缔切除。术后病人一度发烧和哮喘，下腹部有压痛。7月12日晚，巢庆元腹痛难忍。外科医师会诊后，认为是第十一或十二肋间神经痛，并为其做了第十一肋间神经阻滞术，疼痛立止。于是，巢庆元于14日选择出院。但出院后，她仍时而感觉右下腹疼痛，曾多次来医院就诊，均未查明原因。10月15日，妇产科胡起雯医师仔细检查后，怀疑患者腹内有不明异物，于是决定切开腹壁做进一步的确诊和治疗。原来，异物是三个多月前手术时不慎遗留在患者的盆腔内的，这让患者饱受了身体与精神上的折磨。好在异物取出后，患者恢复情况良好。

另一起医疗事故的患者张元瑞则没有这么幸运，医生为其探取食道异物（误吞假牙）时，本应细心谨慎，请上级主任医师处理，但当事医生却在技术不精熟的情况下擅自处理，食道镜检查竟达两小时以上，其自认为是延长了治疗时间，最后病人因食道壁穿破，引起纵隔炎而死亡。

这两起事故后，医院仔细追责，追根究底到每一步的操作和负责的医师、助手、护士及麻醉师，探求事故发生的直接原因，给予了相关人员严厉的处分。院领导向全体工作人员做了动员报告，召集各种会议进行检讨，并将事件真实情况向社会公开，举行了医疗事故座谈会，虚心征求社会上及人民监察署、市人民法院、人民代表会协商委员会的意见，

湘雅整院委员会宣教部出版的《整院通讯》

听取病人家属对医院的意见。

在这场不断深入的消灭医疗差错的运动中，医学院成立了整顿医院委员会，创办了《整院通讯》周刊，用以指导整院运动。

医院深刻地汲取了教训，并以此为契机改革了旧的工作制度。如，在实际工作中废除了用英文书写病历和手术通知单的做法，采用中文书写病历，工作中改用汉语会话；实行分科挂号看病，简化取药缴款手续，为病人提供了方便；废除了病房按等级收费的制度，而改为按病情需要安排床位；将原有的病室五级医师负责制改为三级医师负责制，即病室主任、主治医师和住院医师负责制；取消了病室小药房，避免了药品的积压浪费；财务记账收费使用四联单，以便稽查；同时还取消了病室小库房，扩大了供应室。

在这一时期的医疗工作中，湘雅医院除了完成门诊和住院医疗任务外，还承担了抗美援朝、国防建设的医疗任务。为此，医院在思想、作风、临床科研、医疗技术和制度上进行了革新，帮助医院职工明确了服务方向，从思想上认识到"为新中国建设"的工作宗旨，树立起"全心全意为人民服务"的意识。

抗美援朝：
湘雅人穿越火线救伤员

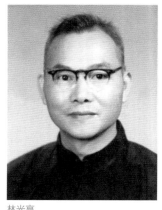

林光亨

"雄赳赳，气昂昂，跨过鸭绿江……"中朝界河鸭绿江，因为一场战争举世闻名。回首抗美援朝战争，不仅要铭记18.3万牺牲在战斗一线的烈士，还要铭记那些不顾自身安危、冒着飞机不停轰炸的危险、穿梭在枪林弹雨下默默奉献的医疗救护人员。

1950年志愿军赴朝参战之后，全国医务人员的爱国热情和积极性被广泛地调动起来，各地赴朝服务的医护人员约有6000人。湘雅也积极响应，动员组建了抗美援朝医疗手术队，踊跃报名者达281人。经过酝酿，詹樾、李萼、曹本润

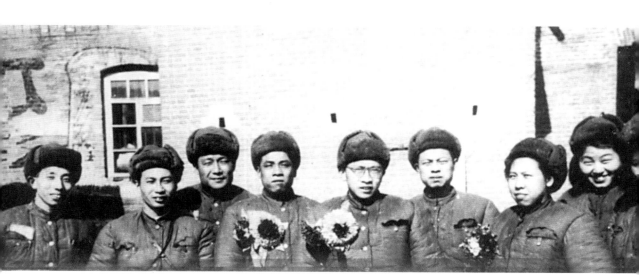

抗美援朝中，魏树华医师领队的湘雅首批志愿手术队

等14人获准参加首批志愿医疗手术队。1951年1月5日，手术队在魏树华医生的带领下开赴沈阳参加医疗救护工作。

当时各地医疗手术队并未赴朝鲜前线，多数在边境救治伤员。但随着战况深入，战争的残酷开始凸显，志愿军未带寒衣，仓促过江作战，在冰天雪地里冻伤、战斗中被火药烧伤者众多。在大批伤病员转移到后方救治的同时，战地前线的救护也开始加强。1952年5月，时任湘雅医院副院长的林光亨医师志愿参加抗美援朝的战地救护工作，在著名的上甘岭战役中成为首位深入火线救护的教授。

林光亨1912年生于小学教员家庭，1934年，福州协和大学在闽代湘雅医学院招生时被录取；1940年毕业后留校任教助医，在湘雅医院做外科医生；1946年赴美国波士顿哈佛大学医学院、纽约长岛医学院进修外科学两年。

1953年11月12日《健康报》（第307期）报道了林光亨在上甘岭战役中于前沿坑道救治伤员的事迹。

"在举世闻名的上甘岭战役中，林教授就是此次战役中英勇的医务战士。当战斗开始后，由于敌人炮火的封锁，伤员不易搬离阵地，因此必须到前沿坑道参加手术工作。在这样紧张的情况下，他主动要求到前沿坑道

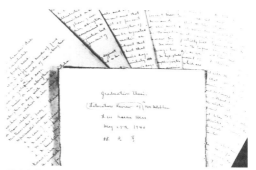

林光亨毕业英文论文

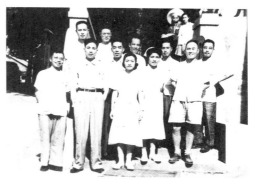

中国人民志愿军归国代表柴川若同志（左二）应邀赴医学院作朝鲜战争形势报告，与凌敏猷（左一）等湘雅代表合影

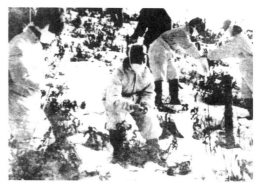

湘雅防疫队在衡山勘查细菌弹

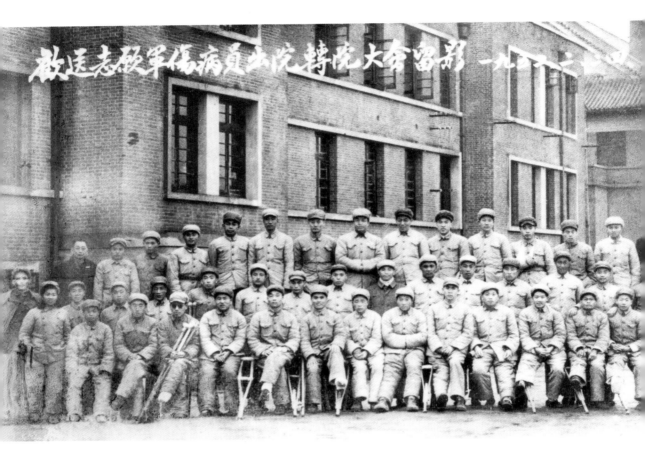

欢送志愿军伤病员出院转院大会留影 一九五二·二·四

在湘治疗和修养的部分志愿军战士于湘雅红楼前合影

参加手术抢救工作。经上级批准后，即和部队同志一道，穿过敌人炮火密集的数道封锁线，尽管弹片随时从身边穿过，然而他的意志始终坚定如一。"

　　林光亨在上甘岭前线兵站救护所手术抢救伤员20余天，有时还不顾生死，冒着枪林弹雨深入战壕抢救。赴上甘岭前，林光亨母亲谢世的家信已到战地，由于战斗的惨烈与特殊性，直到上甘岭战斗结束，他从前线兵站撤下来才看到。噩耗传来，他手捧家书，哭成了泪人，但身为医生，眼见许多年轻志愿军战士的伤痛和死亡，留在前线，救治更多战士的生命，成了他当时唯一的心愿。他毅然决定隐瞒母亲逝世的消息，留在前线，继续工作直至朝鲜停战。1953年，中国人民志愿军后勤司令部授予林光亨二等功。同年，湘雅医生高铭文、王鹏程、李本庆也获准参加国际医防服务队，赴朝鲜为志愿军伤病员服务。

除了林光亨等湘雅医师不畏生死于一线救护外，湘雅医院在后方的救治、防疫以及"捐献飞机大炮运动"中同样不遗余力。

1951年6月湘雅人热烈响应抗美援朝总会的号召，迅速成立了爱国增产捐献委员会，并组织师生参加长沙市医务工作者捐献"白求恩"号飞机的活动，捐献总额达184 000元。7月25日，中国人民志愿军归国代表柴川若同志应邀赴医学院作朝鲜战争形势报告时特别指出："湘雅人参加的捐飞机、大炮活动的伟大意义在于坚定了前线战士胜利的信心"。

此后，湘雅的医疗援助更为频繁。1951年6月至1952年4月，湘雅医院陆续接收了200名志愿军伤员的治疗和修养。为了更好地开展治疗工作，医院在1952年正式建成骨科，由柳培津教授担任负责人。

在保证在院医疗服务和官兵救治工作的同时，医院还加大了外派支援力度，不断有医务人员被派出，开展各种抗美援朝的医疗活动：

1951年6月，刘泽民、柳培津、沈泽霖等18人组成抗美援朝专科队，赴湖北洪湖县新堤休养院和湖北黄冈休养院支援后方救治；

1951年9月，包兰娴、周丽芳参加第三批抗美援朝手术队；

1951年9月21日，龙沛芝、曾小元赴江西为志愿军医疗队服务；

1951年10月6日，伍汉文、陈秉谦、朱世铎获准参加国防建设；

1952年5月18日，邓一瞾、刘秉阳带队调查美国飞机在衡山空投毒物事件，并组建46人的"湘雅防疫队"在衡阳第10区参加防疫工作；

……

1953年7月27日，《朝鲜停战协定》在板门店签订。在这场战争中，中国人民志愿军谱写了气吞山河的英雄之歌，在极为艰难的条件下，一把炒面一把雪，经受住了生命极限的考验，成为最可爱的人。湘雅医院和湘雅人也受到一次爱国情怀的洗礼，继抗日战争后再次与民族共患难、同生死。

历史缩影：
湘雅人的"上山下乡"

1958年，为了响应国家"支钢支农"的号召，湘雅2761名教职工和学生组成14支支钢医疗队、75支支农医疗队到湖南省各地展开工作。

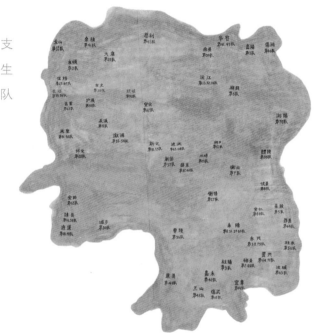

凌敏猷与慈利农村医疗队

1958年秋末的一天，湘雅医学院的全体师生在南院的大操坪里集合，党委宣布决定：全体师生总共组成75个医疗小分队，分头到湖南全省的50多个县，在那里开展防病治病工作，从中进行教学实践。徐有恒担任第46小分队的队长，定点在慈利县。

全队有教授、讲师、学生共36人，而最引人瞩目的就是全院"最大的右派分子"凌敏猷教授。当时，凌敏猷已经56岁，是全队唯一的教授。患肺心病多年，加上长期精神压抑，凌敏猷在下乡的路上就已经体力不支。

在进入慈利县城之前，必须徒步翻过一座叫垭门关的山岭。当地的老百姓称：慈利有座垭门关，相传离天三尺三。如果对着垭门关长叹一句"难于上青天"，想必也不为

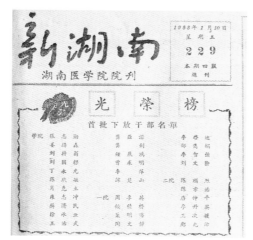
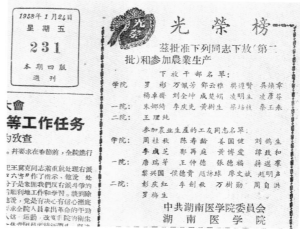

1958 年湖南医学院院刊《新湖南》

过。况且，每个队员还都背着一个铺盖卷，里面有一条棉被和一些换洗衣物。徐有恒走在凌敏猷教授的旁边，才走了一小段山路，就见他气喘嘘嘘。那时候，人人都害怕与"右派份子"打交道，所以队员们见状都不敢施以援手。徐有恒是队长，也是后辈，他就把自己的行李交给学生，扛起了凌敏猷的铺盖卷，直到安全抵达慈利。因为这件事，1959年党内"反右倾"运动的时候，徐有恒还受到了批判。

12月14日到达慈利后，所有队员都铺稻草，打地铺，十几个人睡一间房，就这样开始了山城的生活。医疗队到慈利的消息很快传开了，听说队里有大教授。当地群众纷纷赶来看病。因此，年近花甲的凌敏猷，每天至少要做半天的门诊接待。

冬天，医疗队住在县城的中医院。开春后，就要到乡下去。他们去过的地方有庄场、国太桥、东岳观、南坪、苗市、杉木桥、另化等。白天，队员们必须开展除害灭病、人员培训等活动，还要和农民一起参加生产劳动，如平土冬种、备耕春耕、下田插秧等。当凌敏猷挽起裤腿下田插秧时，当地的农民本还怀疑：城里来的医生还会插秧？而令他们惊讶的是，这位戴着近视眼镜的老教授插秧的架势可不比别人差。殊不知，凌敏猷年少时也当过农民，干过农活。

晚上，离不开眼镜的凌敏猷，经常走十几二十里的山路，出诊为患者看病。后来，凌敏猷回忆起那段日子说：

"对于出诊本身，我并没有意见。我自己就是农家人出身，我知道农民生活的艰辛。可是，我已经多年未做体力劳动了。在白天背负繁重体力劳动的情况下，晚上还要翻山越岭走夜路去为农家人看病，就太不容易了。在慈利期间，我为许多农民兄弟治好了病，1959年6月临走时，他们还舍不得我离开呢！"

徐有恒后来也有专文回忆到：

"在当时农业歉收的艰苦情况下，凌老仍抖擞精神，不顾自己身体有病，总是有求必应，热情相助，屡次翻山越岭步行几十里上门去诊治病人，毫不叫苦叫累。周围百余里的农民都称他是为人民服务的好医生。我从内心敬佩他这种全心全意为人民服务和艰苦朴素的作风。"

1965年6月26日，毛泽东针对农村医疗卫生长期落后的状况，指示卫生部"把医疗卫生工作的重点放到农村去"，为广大农民服务。由此，卫生部逐步将人力、物力和财力的

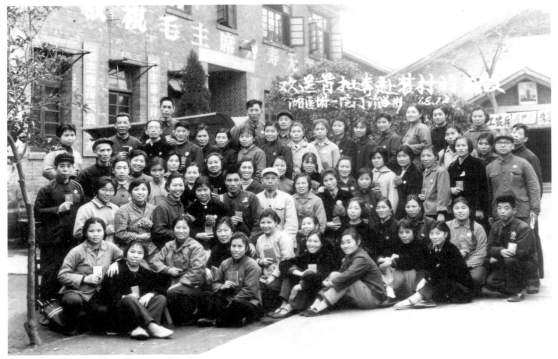

湘雅医院首批赴农村的医疗队合影

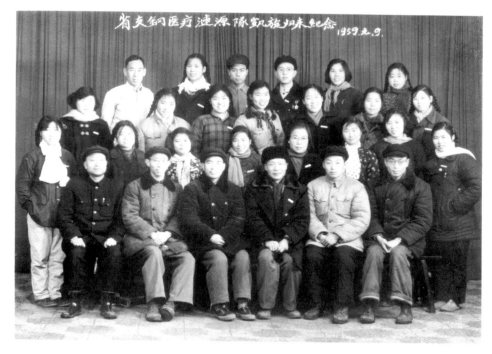

省支钢医疗涟
源队凯旋归来

重点转移到农村，并且鼓励广大医务工作者投身到农村建设中去。

1979年，中共湖南医学院委员会与中共湖南省委先后撤销了对凌敏猷的右派决定，为其平反。至此，凌敏猷的名誉得以恢复，他艰苦朴素与为人民服务的精神也得到了广大人民群众的肯定。

内科医生的外科手术

1968年年底，神经内科医生王洪林接到通知，去湘西靖县。他被分配到生产队，和其他社员一起出工砍树、作枕木。那时候农村里劳动按照工分来计算，全劳力每天10分。王洪林有哮喘病，出不得大力，每天就只有5分。这就意味着，他的粮食和物资都会减半，他连生存都很艰难。

王洪林是下放人员，没有安家费，社里也没有安排房子。他就住在远处小山脚下几间破烂房子里。门吱吱作响，房顶的灰尘扑簌簌的往下掉，晚上躺在破旧的床上，还可以看到天上的星星。后来，他听隔壁的小孩说，他住的地方原来是鬼屋，死过人的，晚上村子里没人敢去，只用来堆杂物。王洪林是医生，他不怕这些。

王洪林就这样一边努力劳作维持生存，一边行医，在劳动繁重、物资匮乏的艰难环境下，他依然坚持着自己的老本行。他在坚守中迎来了命运的新的转机。当时湖南的水电八局在沅江酉水上游修建大型的凤滩水电站。当时搞基建，几千个工人在工地上日夜奋战，常常出工伤事故。于是，省里批示从下放到湘西的医务人员中借调30个人，组成工地医院。王洪林就被调到了凤滩水电站工地。

有一回，为修大坝施工方便，工人们要在两岸间修一座大桥，在浇灌水泥龙骨拱肋即将合龙的时候，突然发生塌方，20多人死亡，两三百人受伤，其中还有几个特别重的颅脑外伤。工地只有3个外科医生，并且都不是脑外科的，根本没有急性颅脑外伤血肿清除的经验，遇到这个情况都慌了。有一个病人，外伤导致颅内血肿，一侧瞳孔都扩大了，需要赶紧开颅。其他几个医生不敢上台，说要等省里的医生来。结果，省里的医生还没来，伤员已经死了。有了这个教训，王洪林鼓起勇气，自告奋勇向指导员要求上手术台，

湖南医学院
农村医疗队
第65队队员
在郴县合影

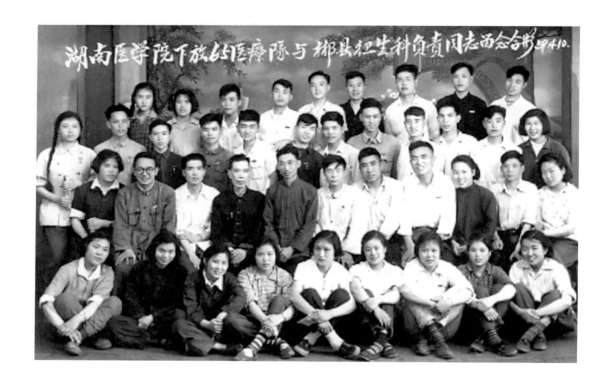

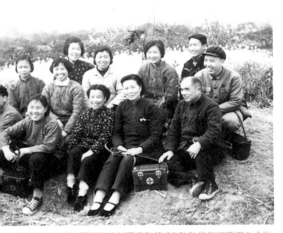

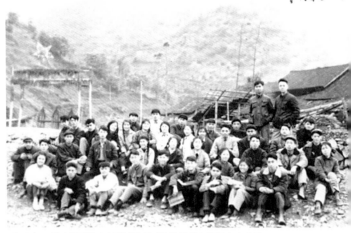

1959 年，湖南医学院农村医疗队第 28 队队员在湘西田头合影　1959 年，湖南医学院农村医疗队第 38 队队员在湘西古丈合影

和三个外科医生配合，共同开展开颅清除血肿的手术。在领导的支持鼓励下，王洪林成功抢救了几个颅脑受伤的工人。

其实，王洪林并不是外科医生。但以前在湘雅，神经内科与神经外科是一个科室，医生们在一起工作。有时人手不够，王医生也会上台当助手，基本学会了手术操作。这一次情况紧急，如果不尽快开刀，伤员就没救了，其他几个外科医生又不敢做开颅。于是，这个神经内科医生就这样被"逼"上了手术台，几天之内做了四五台手术。

这次急救取得成功，附近沅陵、辰溪、泸溪县人民医院的外科听说王洪林的外科手术做得不错，纷纷向工地指挥领导申请派他去行急性颅脑外伤性颅内血肿清除急诊手术。王洪林的名气越来越大，不断有医院请他去出诊，做手术。那时候，医生出诊是不收一分钱的，但老百姓也懂得感激，不收钱，他们就送锦旗，送奖状。

本来，王洪林1977年就可以调回湘雅，但水电八局一直不肯同意，说："你走了，工地没有脑外科医生，有颅脑外伤怎么得了。"就这样，直到12年后，凤滩水电站第4台机组建成，全部发电，他们转到东江修水电站，王洪林才调回湘雅。

在艰苦的岁月里，凌敏猷、王洪林坚守医者本分，用责任和信念织就一段传奇人生。他们并不是个例，而是所有湘雅人"上山下乡"的缩影。当年，湘雅人的足迹踏遍了三湘四水，他们精湛的医术和高尚的医德也深深铭刻在湖南人民心中。

手足与共：
一家变三家的湘雅医院

　　《道德经》中说："道生一，一生二，二生三，三生万物。"湘雅系统的建立与发展契合了这一说法。1949年新中国成立之后，人们生活质量逐渐改善，科学文化及医学教育事业也稳步向前。随着国家建设对医学人才需求的增加以及高等医学教育事业的发展，湘雅医学院的招生规模也逐步扩大。但当时医学院的临床教学基地只有湖南医学院附属医院一家，加之其病床有限，根本无法满足临床教学的迫切需求。为此，医学院多次向上

湖南医学院第二
附属医院"八一"
开院合影

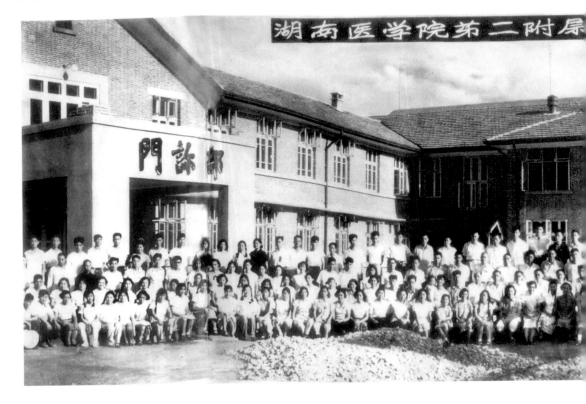

级申请增建第二附属医院。

1956年10月，经卫生部和湖南省政府批准，由卫生部拨款360万元，学院在长沙市东区文艺路地段的黄泥坑、南元宫、古潭坪一带征购了97.44亩土地，筹建第二附属医院，当时规划病床500张。

为了尽快完成附二院人才队伍的组建，学校从附属医院各科室抽调了将近一半谙练医疗、教学、科研工作及医院管理工作的专家、教授、技术人员和行政管理人员。其中，有当时的学院教务长、内科主任、著名的心血管内科专家王肇勋教授，内科副主任刘长业讲师，副院长、外科主任、著名心胸外科专家谢陶瀛教授，眼科主任、著名眼科专家张俊杰教授，眼科副主任吴振中副教授，原沅陵湘雅医院院长、湘雅护校校长、皮肤科主任刘泽民教授，耳鼻喉科副主任彭勇炎教授，妇产科副主任孙定祥副教授，小儿科副主任严淑芳副教授，放射科副主任黄世章副教授等。除了这些学科的带头人，一大批年富力强、经验丰富的中青年技术骨干，如伍汉文、金庆达、蔡大立、沈泽霖、詹樾、唐家桢、虞佩兰、柳培津、俞尧平、曹圣予、王树璋、兰维廉、聂爱光和邓兹年等也被抽调到新院人才队伍中。

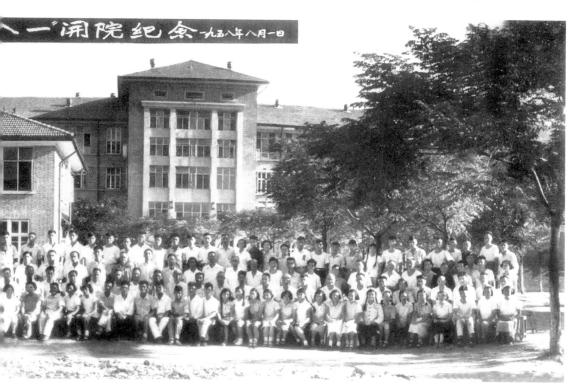

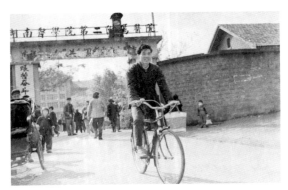

湖南医学院第二附属医院大门（位于文艺路）

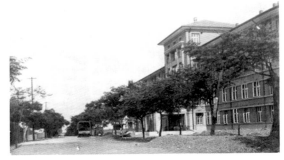

建院时期病栋大楼

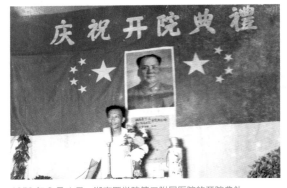

1958年8月1日，湖南医学院第二附属医院的开院典礼

1957年，学院又先后选派各类人员到北京、上海、武汉等地对口单位学习兄弟医院建设和管理经验，组织医师、护士和其他技术人员进修，进行专业培训。另一方面，施工部门也夜以继日地赶工，到当年底已完成门诊部、精神病室、尸体解剖室、特种工程室、动物室、洗衣消毒房及部分职工家属宿舍等主要建设项目。在这一年的时间里，一支建院大军在一片荒山和烂泥中开垦，携手建设起一所新型的综合性教学医院。

1958年8月1日，湖南医学院第二附属医院正式举行了开院典礼。开院时设有内科、外科（含普外、骨外、胸外、泌尿等专业组）、妇产科、小儿科、精神科、眼科、耳鼻喉科、皮肤科等临床科室；放射科、理疗科、药剂科、检验科等医技科室；手术室、供应室、病案统计室、图书馆、营养食堂等医疗辅助科室和后勤科室；院办公室（当年曾改称秘书室）、人事保卫科、总务科、财务科、住院科、基建科、门诊部办公室等行政管理科室；成立了行政系统、内科系统、外科系统三个党支部。医院共13个病室，508张病床；教职员工406人，其中医师111人，护士121人，助产士15人。

开院之后，附二医院各方面的建设仍在继续，这是一项长期任务，但开诊条件已经成熟。据此，医学院党委提出了"边建院，边开诊，更多、更好、更快地为伤病员服务"的指示，附二院也得以在建院过程中锻炼了技术队伍，完善医疗管理制度，赢得良好的社会声誉。1958年，附二院完成大型手术461人次，中型手术1180人次，小型手术22 505人次，门诊手术3250人次；年底各病室加床到630张；日门诊量平均达1100人次左右。而随着第二附属医院的成立，湖南医学院附属医院更名为附属第一医院。

1989年11月28日，经原卫生部批准，作为"八五"期间部省共建的重点建设项目，第三所附属医院也破土奠基。随着1992年12月8日门诊楼建成，医院试运行。湘雅系统三家医院格局得以形成，这也奠定了当今湘雅医学发展的基本规模，三家医院犹如手足，协力并进，共同在医学界开拓创新，使得湘雅在教学、医疗、科研等各方面在全国乃至世界上都具有影响力。

湘雅医院由一变三，不止是数量的增多，更是质量的提升与改善。"三生万物"也寓意着湘雅系统的医院将为更多的患者解除病苦、为更多群众的健康保驾护航。

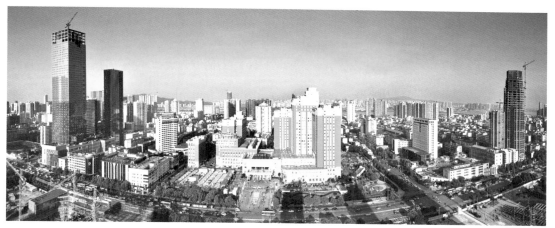

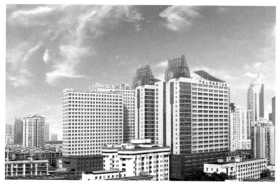

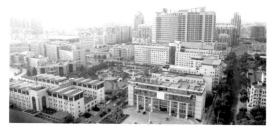

↑ 中南大学湘雅医院
← 中南大学湘雅二医院
↓ 中南大学湘雅三医院

"文革"十年：
特殊时期的湘雅贡献

　　1966年"文化大革命"席卷全国，不少知识分子和干部遭受了不同程度的冲击。当时，湖南医学院附属第一医院因为最初由雅礼协会建立而被视为美帝国主义文化侵略的"黑据点"。这也严重影响了医学院和医院的教学、医疗工作。但这样的特殊时期，并没有动摇湘雅人热爱祖国和拥护社会主义的立场，也没有停下他们为人民服务的脚步。

　　新中国发展的医疗卫生体系以有效解决人民当前迫在眉睫的健康问题为基本准则。在那个"赤脚医生"支撑人民健康的年代，湘雅人编写了一本在当时医疗界影响至深的工具书——《农村医生手册》。早在1959年，湖南医学院就开始了这本书籍的编写计划，最开始命名为《农村医士手册》，第一版于同年12月由人民卫生出版社出版发行，后又改名为《农村医生手册》。由于发行销量和口碑俱佳，在1962年和1968年重印发行，又在1971年改版发行。

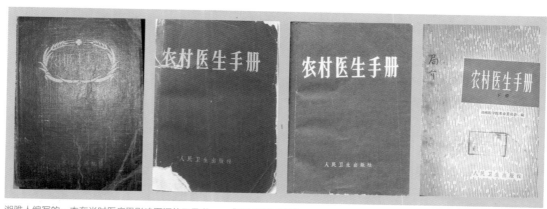

湘雅人编写的一本在当时医疗界影响至深的工具书——《农村医生手册》

1975年，人民卫生出版社致函湖南医学院，要求进一步修订《手册》，强调以毛主席"把医疗卫生工作的重点放到农村去"和"提高警惕，保卫祖国""备战、备荒、为人民"的伟大战略思想作为全书的指导思想，使该书的内容更好地切合当前农村医疗战线的实际情况。为此，1975年3月2—14日，湖南医学院组织师生前往湖南、贵州、广西三省汉、壮、侗等民族地区调查，走访地区医院7个，市县级医院20个，镇区医院8个，公社卫生院17个，工矿单位5个，部队卫生单位2个；组织座谈37次，参加人员包括医护人员、赤脚医生等267人。在深入湖南、贵州、广西三省农村的基础上，集学校、医院人才精英，揉合了中西医基础理论，采用中西医结合方法治疗常见病和多发病，这使1975年修订再版的《手册》更为实用。这本手册先后5次出版，12次印刷，发行389万册，成为全国发行量最多的科技书籍之一。可以说，它影响和成就了中国一代基层医师的成长，保证了人民的基本医疗服务。有湘雅人曾回忆说，作为医务人员，在"文革"期间，每人案头必备有两本红宝书：一是64开的《毛主席语录》，一是32开的湖南医学院编的《农村医生手册》，可想该书在基层医务人员心中的分量之重。

除了积极参编《农村医生手册》获得全国同道认可外，湘雅人的对外医疗援助也不因时代影响而有丝毫懈怠。从1969年开始，陆续派出多批医务人员参与援外医疗，赴越南、塞拉利昂等国建设医院，为当地人民服务并培养基层医生。1971年，医院组建和派出了两批血防医疗队和铁路建设医疗队，到生产第一线为工农服务；1973年，又派出医疗队赴西藏，在当地政府领导下开展群防群治工作。1975年，在湖南医学院的统一领导下，外派出一批员工赴益阳县开办湖南医学院益阳分院、湘西永顺开办湖南医学院吉首分院。

此外，虽然在"文革"最初几年科研工作处于停滞状态，但随着周恩来总理提出"重视和加强自然科学基础理论学习和研究"后，医院各科室积极恢复科研工作，克服了缺设备、少经费的种种困难，取得了大批研究成果：

1. 长沙马王堆一号汉墓出土古尸的研究；

2. 中草药枳实研究；

3. 矮地茶防治慢性气管炎的药理研究；

4. 治疗血吸虫新药7505的实验与临床应用研究；

5. 争光霉素的应用研究；

6. 秋水仙酰胺治疗恶性肿瘤的临床观察；

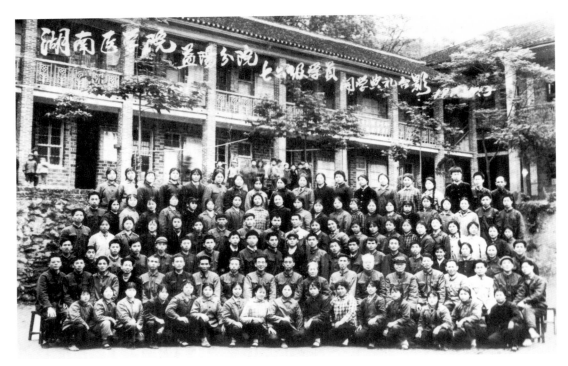

湖南医学院益阳分院 76 级学员开学典礼

    7. 10%的明矾液治疗颌面部深部血管瘤；

    8. 成功研制中西医结合治疗烧伤外用药：炉银散、炉芨散；

    9. 磁穴治疗法的推广应用；

    10. 大蒜治疗新型隐球菌脑膜炎21例疗效观察；

    11. 抗小儿感染性休克的研究；

    12. 研制出小腿延长固定器；

    13. 中西医结合非手术治疗胆道残余结石；

    14. 冷冻治疗口腔颌面部恶性肿瘤；

    15. 碘油脑室造影技术；

    16. X射线静电摄影仪的研制；

    17. 《农村医生手册》第五次改写定稿；

    18. 总结中草药制剂的经验，编印《医院制剂》；

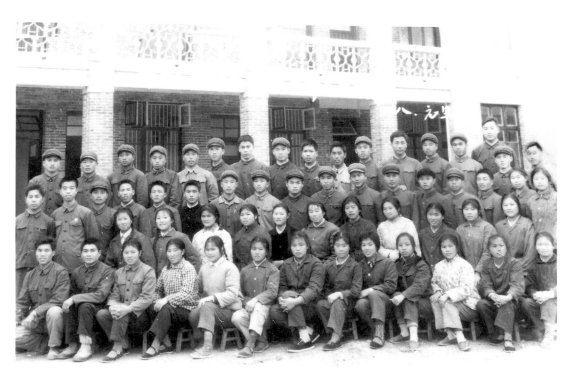

湖南医学院湘西分院 1976 级二班毕业留影

19. 编辑出版《国外医学·神经病学、神经外科学分册》。

坚持救死扶伤、研究真理、治学传道是1906年创院以来湘雅当仁不让的使命，历经革命抗战、建国、援朝，湘雅人表现出前所未有的英勇顽强，再艰苦的环境也动摇不了他们在医学理论与技术上的奋勇争先。

中西合璧：
从 1958 年到 1989 年
探索中西医结合之路

1953年，毛泽东主席在谈到中医时说："中医是在农业、手工业基础上发展起来的，西医是在近代工业基础上发展起来的。中医的宝贵经验必须加以继承和发展，对其不合理的部分要去掉。西医也有不正确的地方，也有机械唯物论，将来发展只有一个医，应该是唯物辩证法指导的一个医。看不起中医是错误的，把中医提得过高，也是不恰当的。"

响应国家号召，适应我国培养高级医学人才的需求，1956年开始，湘雅医院聘请部分社会著名中医郑艺文等，开设中医坐堂门诊；开设西医学习中医班，290余名西医医生与教授每周抽出2小时进行中医药学习；学校提出了教学改革目标，要求在10年以内使教材能够"中西医合流"，达到现代科学水平。

1958年8月，学校召开第五次扩大会议，讨论制定了1958-1959年度教学、科研、医疗新任务，决定派孙材江、温耀繁、金益强、张自强、黎杏群、陈国林等9名西医离职学习中医，为中西医结合培养一批骨干队伍，并在1959年成立中医病室，1961年成立中西医结合科，1989年成立研究所，为湘雅医院中西医结合的现代化奠定了坚实的基础。

在中西医结合的理论与实践工作开展中，湘雅医院取得了许多成绩，如，1978年"中西医结合非手术疗法治疗胆道残余结石"获湖南省科学大会奖；由中医基础理论研究室、中医教研室陈国祯、温耀繁、张自强、金益强、黎杏群完成的"肝郁脾虚证的研究"于1984年获湖南省医药卫生科技成果二等奖、1985年获湖南省科技进步三等奖；"肝阳上亢证的研究"1987年获湖南省医药卫生科技进步一等奖、1988年获湖南省科技进步二等奖、国家中医药管理局中医药科技进步三等奖……在这些成绩背后的，是湘雅人在中西医结合这条道路上的探索与付出。

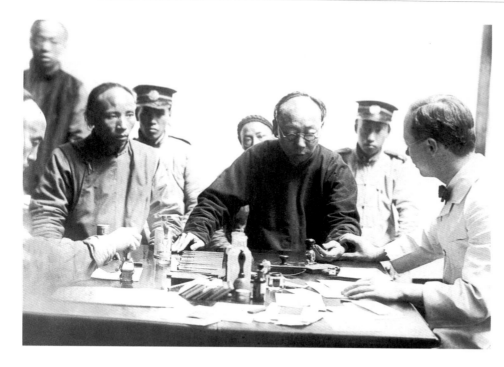

湘雅医院创始人胡美一直推崇中西结合，此为胡美为病人号脉

故事一：化"偏方"为良药

20世纪六七十年代，国家倡导中西医结合，走群众路线。为响应党中央号召，湘雅医院成立烧伤科研小组，成员包括烧伤科、中医科、药剂科等多个科室的医技人员，到长沙各乡各县搜集民间老中医常年总结得出的验方和老百姓代代相传的治病偏方，在中医的基础上，结合现代医学，研制能够有效治疗烧伤的方法。

湖南多山，村落零散，道路崎岖，想要踏遍三湘四水，并不是一件容易的事。马恩庆教授回忆，1958年，24岁的他第一次出诊，要去黔阳地区榆树湾（今怀化市）救治一位严重烧伤的病人。他坐了一辆新产的解放牌货车，花了两天多的时间，颠簸近千里，才到达目的地。虽然路途艰难，但当研究小组的成员们到达各个公社后，由于大家对组织的号召都很积极，来献方子的人很多，在当地赤脚医生的陪同和协助下，收集工作进行得还算顺利。

1971年，烧伤科研小组把搜集到的药方进行了筛选、整理，出了一本集子，叫《湖南民间中草药治疗烧伤单方汇编》。此外，大家还结合西医，并与湘雅医学院的病理教研室、生理教研室、病理生理教研室、微生物教研室等几个科室一起合作，针对这些方子进行了大量的实验。在配药制药的过程中，医务人员们自己研制、自己采药，每周二全科室除上班人员外，其余的所有人员有的推着小车、有的拿着扁担，到长沙周边各处采药，运回医院后自己清洗、晾晒，再按配方加工、熬制。制成后，工作人员首先试喝，将各项生理指标认真地记录，确认无毒后，再给病人服用。

除此之外，湘雅医院的医务人员还研制了中药熏香空气消毒，形成了一系列烧伤治疗的方法和措施，临床应用后效果显著。同时，以湘雅医院烧伤整形科为基地举办各类专业专题学习班，培训了千余名学员，使本省的烧伤治愈率由过去的70%左右提高到95%以上。在1978年，湘雅医院中草药治疗烧伤的成绩获得了全国医药卫生科学大会优秀成果项目奖和湖南省委授予的"优秀成果奖"。

故事二：中西结合治胃病

1964年毕业后，李家邦就被分配在湘雅医院中西医结合内科从事工作。当时，来消化内科看病的胃溃疡患者络绎不绝，而治疗胃溃疡，会使用一种西药"雷尼替丁"。这种西药虽然见效快，患者服药后症状有所缓解，但往往过一段时间胃溃疡就会复发。看着备受折磨的患者，李家邦意识到，光靠西药治标不治本，无法治好胃溃疡。既然西医治不好，他根据中医"怒伤肝、思伤脾"的理论，得出噪声和压力致使肝受损，影响植物神经系统，造成肝脾负担过重；负荷的肝脾又会进一步影响消化系统，导致胃部不适的结论。他试图基于"疏肝健脾"的中医理论，研制一种减少肝脾压力的中药来治疗胃溃疡等疾病。

这一想法经过实验室讨论通过后，李家邦的研究方案正式从零——采草药开始。最初，李家邦对自己要研制的新药也没有具体认识，他带着研究生先后去岳麓山、平江等山区认中药、采中药。每次采药都得十来天，回来后再将中药做成饮片，分主药、副药研究药效及药理，再挑灯夜战整理资料。为了尽快做出成果，他的夫人以及诊室的护士们也自告奋勇要加入，一行人浩浩荡荡到各个山区采草药，不分昼夜地研究与实验。最后研制出新药——健胃愈疡片，随后申请"抗消化性胃溃疡复发的临床疗效及其分子机理研究"的课题。1987年省科技厅批准课题后，李家邦又开始准备进一步的实验，研究健胃愈疡片能否抗消化性胃溃疡复发。那时全国都没有消化科模型，为了保证实验的有效性，他们率先建立消化性溃疡复发的动物模型，为全国首例。

结束动物实验后，实验获得批准进行临床研究。在临床研究中，他们给139例胃溃疡患者服用健胃愈疡片，给50例胃溃疡患者服用雷尼替丁，用以观察服用西药、中药后的胃溃疡疗效。用胃镜检查观察每一位患者的情况，结果发现服用雷尼替丁的患者复发率高达30%，而服用健胃愈疡片的患者复发率仅9.35%。研究证明，健胃愈疡片比雷尼替丁能更有

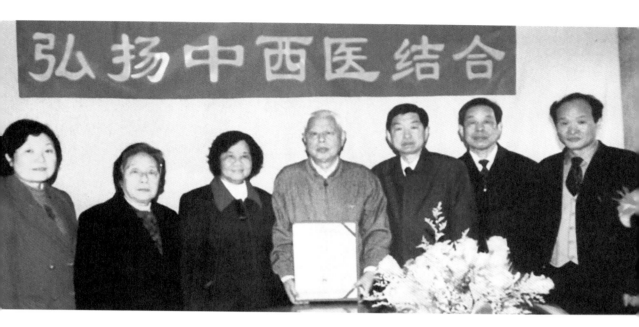

中医"肝的三类证候病理生理学基础研究"由金益强、黎杏群、李家邦、陈国桢等完成，获1999年度国家科技进步三等奖。本研究以肝郁脾虚、肝阳上亢、肝阳化风三类证候的传统理论为基础，进行现代流行病学及实验研究和方－证－疗效－指标变化关系的探讨。成果鉴定为国内外首创，国内领先水平。三证的临床辨证标准被《最新国内外疾病诊断标准》录用，在中南地区五省六校的附属医院推广应用；并被编入金益强主编的《中医肝脏象现代研究与临床》，新药已获转让并投产，应用于临床

效地抗消化性胃溃疡复发。

经过6年的耕耘，成功研制出健胃愈疡片。随后为了让更多的人认识健胃愈疡片，李家邦教授将课题研究成果写进了研究生的论文中，公布了八味主药、辅药的成分、药理和药效。健胃愈疡片被评为省科技进步二等奖，并写进药典，至今疗效不衰，在全国范围内普遍使用。它良好的治疗效果，让众多饱受胃溃疡折磨的病人重获健康。

"临床就是两条腿走路，一条是中医，一条是西医。两条腿协调走路，才能走得更远。"

湘雅医院在创建之初就有着中西合璧的血统，胡美为了让湘人更好地接受西医，也学习了中医的知识，以中医和西医联合门诊，逐步提高人们对西医的接受程度；离湘后，胡美写下了*Doctors East Doctors West*，被后人译为《道一风同》，不管是中医还是西医，最终都是为了患者的治愈与康复。

激流勇进：
向"三甲"医院攀登

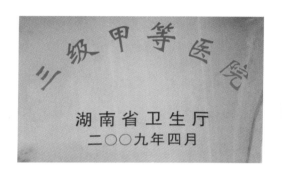
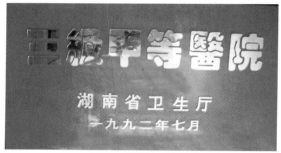

1989年11月29日，卫生部颁布了《医院分级管理建设办法（试行草案）》《综合医院分级管理标准（试行）草案》，湖南省卫生厅也随即发布了《湖南省三级医院分级管理标准评审细则》。这对湘雅而言是一利好消息，因为自1906年建院起，湘雅医院一直走在全国前列；到20世纪90年代初，医院已拥有职工1886人，设有46个临床、医技科室，定编床位1085张，是集医疗、教学、科研于一体的大型医院。三甲医院的创建是一次难得的发展机遇，1990年7月，湘雅医院正式向湖南省评审委员会递交了三级甲等医院的申请，并开始全面部署建设"三甲"医院相关事宜。

医院分级管理是中国医疗改革历史上的一项战略性举措，《综合医院分级管理标准（试行草案）》成为当时中国医院实现标准化管理的客观依据，更是引入先进管理方法的重要参考。分级管理标准的积极意义在湘雅医院"创三甲"的过程中得到了很好的验证。在湘雅医院档案室1992年一卷宗中，239页的总结和体会记录了全院干部职工创建"三甲"医院的过程以及产生的积极影响。

医疗质量的提升是"三甲"创建为湘雅带来的最重要改变。1990年6月，医院正式成立质控科，并围绕"三甲"指标以及提高医疗质量做了大量工作。在质控科1992年的总结中如是记载："按照三甲评审的细则各项规定，制定全院医疗质量管理方案，试行单病种质量管理……'创三甲'的过程就是质量管理的过程。实行医院分级管理，为今后的质量管理打下了良好的基础，特别是医院的基础质量得到了很大提高。"湘雅历来对医疗质量要求严苛，但对管理体系与制度进行一次全面的梳理，探索推行一系列创新举措，这在湘雅医院历史上是未曾有过的。医务人员的质量管理意识在整个过程得到了明显提升。在眼科王成业主任执笔的一份《创"三甲"验收小结》中这样描述："'三甲'对科室工作具有检验、鞭策与推动作用：'三甲'验收实际上就是对我们工作的检验，为了迎接检查，我们对以往的工作进行了复审，特别是病历书写各项指标的复审，发现存在的问题，派专人对一年多的病历逐一检修，对门诊病历、处方等工作均进行认真的管理。各项制度的健全、各级人员的岗位责任……均逐日检查落实。因此，通过一年多的努力，我们的工作确实有了改进与提高。各级人员的素质随之好转，为今后工作打下了良好基础。"病历自查自纠本就是湘雅坚持并传承的优良传统，在整个"创三甲"的两年中，

湖南医大附一院"三甲"验收评审总结会

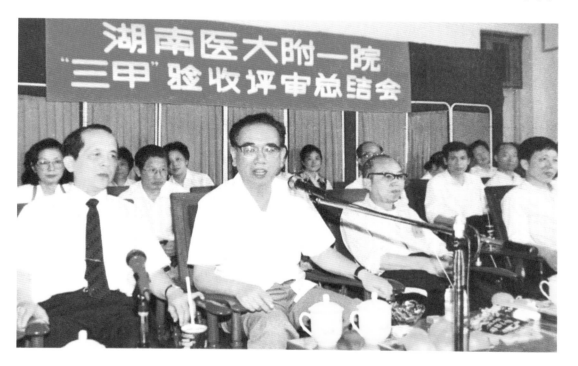

这一传统举措的强度和广度也被发挥到了极致，当然，临床科室也切实感受到了质量管理带来的益处。

"三甲"创建另一个重要作用则是医疗服务的改善。以手术室"术前探视"制度的建立为例。以往，湘雅医院手术室护士在术前是不与病人直接接触的，病人一到手术室，就很快被药物麻醉，接受手术。由于"三甲"标准特别强调"以病人为中心"，于是医院围绕这一原则提出了"洗手护士术前探视病人"的建议，即洗手护士在病人手术前，去病房访问病人、查阅病历、掌握病人情况、了解手术方案，并参加术前讨论等。这一制度密切了护士和病患的联系，实施之后，在帮助患者缓解紧张情绪，增加安全感方面发挥了重要作用。各临床科室在医疗环境、服务态度方面也下足功夫，医院的整体服务能力升了水平、提了档次。在10病室的《"三甲"验收体会》中写道："服务质量提高了，与病人的关系融洽了……由于基础工作做得经常、扎实，所以有后劲。"

自1990年8月24日湘雅医院召开干部动员大会后，创"三甲"持续了两年之久，在整个过程中，全院职工都以"三甲"为重，表现出了极强的集体荣誉感。1992年5月，医院在模拟验收与急诊科验收中取得了优异成绩，7月医院成功通过验收，这一消息给湘雅人带来的欣喜和荣耀是不言而喻的。

时隔20余年，湘雅医院依然坚守着这份荣誉。2013年，医院通过湖南省"三级甲等综合医院等级复评"，并在国家卫生计生委"医院质量安全情况年度评价"中获得了专家组的高度赞誉。湘雅人更以此为契机建立了常态化的工作模式，率先实施了医院质量安全内审制度，湘雅正逐步形成"自查、自省、自改"的品质管理文化，而这正是"三甲"为湘雅医院带来的最大益处。

涅槃重生：
湘雅医院复名简史

　　20世纪末中国高校体制改革，一批原来隶属卫生部和地方政府的医科院校连同其附属医院一起并入教育部直属综合性大学。当时的湖南省委、省政府及教育部做了全面的分析，认为湖南医科大学、中南工业大学和长沙铁道学院的组建能够实现强强联合，工科、医科等学科优势的集中将有利于在湖南形成一个有影响力的综合性高校。于是，2000年4月29日，湖南医科大学、中南工业大学、长沙铁道学院三校正式合并，共组中南大学。

"三校合并"组建中南大学

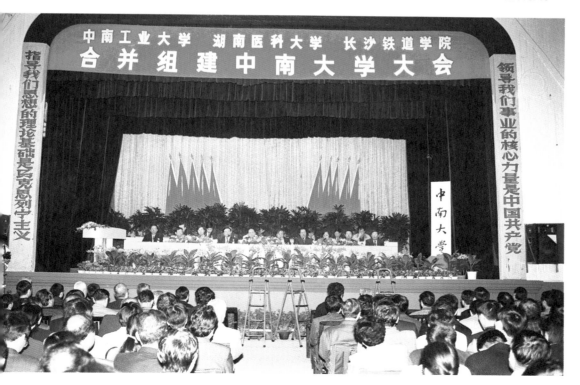

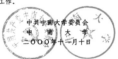

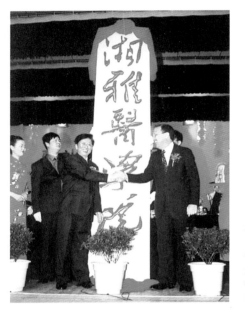

中共中南大学委员会

中大党字[2000]12号

★

关于成立中南大学湘雅医学院的
决　定

各二级单位党委、党总支，党群各部门，直属党支部；各学院、
系（所）、处（部、室），直属单位，各附属医院：
　　为了保持和加强医学优势学科的发展，经中南大学党委常
委会研究，决定成立中南大学湘雅医学院。在中南大学领导下，
湘雅医学院负责原湖南医科大学所属学院、附属医院、科研机
构和直属单位的领导和管理工作。

中共中南大学委员会
中　南　大　学
二〇〇〇年十一月十日

主题词：机构　设置　决定

抄　报：教育部党组，中共湖南省高校工委
　　　　教育部办公厅，湖南省教育厅

2001 年 4 月，中南大学校长胡冬煦和美国耶鲁大学校长理查德·莱温为湘雅医学院揭牌

湘雅历经近一个世纪的跌宕起伏后，迈上了新的旅程。新组建的中南大学有一个明确的共识，就是要充分发挥好"湘雅"这块金字招牌的品牌优势。因此，在2000年11月，中南大学下文成立了"湘雅医学院"，至此医学院终得复名。但附属医院的命名存在不同声音。当时，湖南医科大学已有三所附属医院，考虑到这一点，针对湘雅医院的命名，有人提出"中南大学湘雅一医院"的说法，但原医科大学领导及医院职工并不赞同，虽只是一字之差，但他们坚持认为"湘雅医院"是本应沿用的院名。究其原因，则要回顾一段更名往事。

自1906年创建雅礼医院算起，湘雅医院已逾百年历史。在长达一个多世纪的时期里，湘雅医院的名称经历过多次变更：

1906年11月–1915年1月：雅礼医院

1915年1月–1951年11月：湘雅医院

1951年11月–1953年9月：湘雅医学院附属湘雅医院

1953年9月–1958年8月：湖南医学院附属医院

1958年8月–1987年12月：湖南医学院附属第一医院（曾称"第一附属医院"）

1987年12月–1992年11月：湖南医科大学附属第一医院

1992年11月–2001年1月：湖南医科大学附属湘雅医院

2001年1月至今：中南大学湘雅医院

1953年9月，医院更名为湖南医学院附属医院。自此，"湘雅"二字便在特殊的历史背景下被湮没。当时，正值抗美援朝的特殊时期，国内反美情绪高涨，雅礼协会驻长沙代表俞道存被驱逐出境，湘雅与雅礼协会的交往中断。1958年，随着附属第二医院建成开业，附属医院又更名为附属第一医院。自此，"湘雅"复名便遥遥无期。

"湘雅"历经岁月风霜，已不仅仅是湖南育群学会与雅礼协会合作的指称。在那个战火纷飞的年代，"湘雅"曾与民族共患难，承担起救死扶伤、保家卫国的责任与大义，它已成为一块医学无界、大爱无疆的精神丰碑，熔铸着几代湘雅人为之不懈开拓、奋斗的情结。"湘雅"二字已有了更深的寓意，并成为了一段历史的象征。

20世纪80年代中期，全国各地老牌医学院校出现了恢复院名的浪潮，如1985年四川医学院复名为华西医科大学，武汉医学院复名同济医科大学。湖南医科大学也曾申请更名为湘雅医科大学，但因审批程序问题而未能如愿。这种情况下，医院恢复"湘雅"名称本也无望。但考虑到医科大学对附属医院具有决策和管理职能，因此在1992年11月湖南医科大学校党委决定自行担责，下文将附属第一医院更名为"附属湘雅医院"，再次将被尘封已久的名称——湘雅医院推上了历史舞台。此举深得老一辈湘雅领导和教授的赞誉，因为医院作为整个湘雅

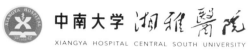

中南大学湘雅医院 logo

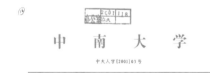

2001年1月2日，中南大学下文成立湘雅医院

系统的历史起源，道南正脉，在长达39年的隐姓埋名后，还她本名，更是理所当然。1996年6月，长沙市地名委员会顺应民意，批准将位于湖南医科大学（今湘雅医学院）南北两院之间的北站路复名为湘雅路，湖南医科大学为长沙市湘雅路88号；附属湘雅医院为长沙市湘雅路141号。

纵观全局，中南大学的组建，实现了教育资源的共享和优化，增强了办学的总体实力，为未来规模、结构、质量、效益的协调发展奠定了坚实的基础。同样，凭借重组后的资源优势，湘雅医院不仅复名成功，新医疗区、学生住宿区等建设项目也得到了前所未有的机遇，医疗、教学、科研基础环境均得到了极大改善，可以说，融入中南大学成为湘雅医院又一次腾飞的重要契机。

聚沙成塔：
全力建设新医疗区

视频3

视频 3　专业助
推新模式，百年
湘雅生新华

　　金色琉璃瓦，红白相间群墙，掩映在江南郁郁苍苍的绿色中。融合了东西方韵律的湘雅"红楼"，犹如镶嵌于古城中的一幅至美的画，百年来成为长沙及周边地区人民健康的"保护神"。

　　面对公众日益增长的医疗和健康需求，"红楼"内熙熙攘攘的人群，无时不在提醒着我们，医院发展迫在眉睫。湘雅"红楼"面积只有如今新医疗区的四分之一，水、电、气等基础设施都非常陈旧，却承担着巨大的

始建于 1915
年的湘雅红楼
建筑群

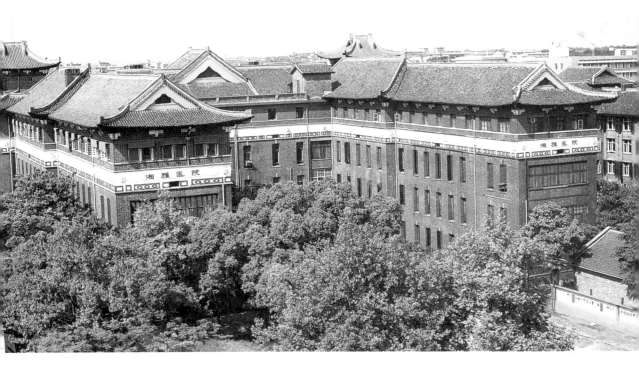

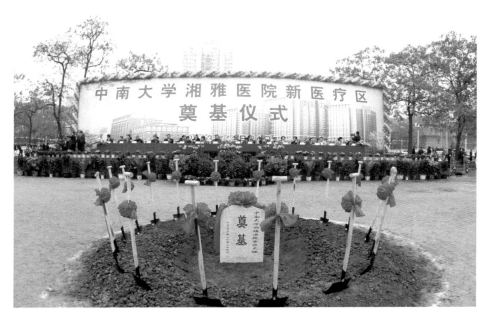

2003 年 11 月 24 日，中南大学湘雅医院新医疗区奠基

医疗任务。2002年，湘雅医院年门诊患者达到近90万，床位数也近1500张。此外，随着医科大学西迁至桐梓坡，原本只有教学任务的医院开始承担学生食宿等后勤任务。在当时的基础条件下维持运营和发展，实属不易。医院光有大楼不行，但是没有大楼也不行，而当时"三校合并"和长沙市芙蓉路的扩建便成了湘雅医院难得的发展机遇。

　　扩建土地的购置分成三步进行，首先是从长沙市政府征得的土地中购得原芙蓉路临街约18亩，而后从医科大学处购得60余亩，两处土地用于规划新医疗区；最后从长沙警备区又购得约20亩，用于安排学生食宿等。全部土地共投资约1.3亿元。2003年，在完成建设用地的划拨、旧房拆除、建设场地勘察和基坑土方、护壁工程施工招投标等工作后，湘雅医院新医疗区正式开工奠基。

　　智能化和现代化的新大楼，成为每个湘雅人的期盼。然而，投资10亿元筹建新医疗区，也意味着绝大部分资金将向新区建设倾斜，如何在这种现实情况下保障医院运营和职工待遇，成为医院管理者们的首要难题。为此，医院提出了"低成本高效经营"的发展战略，增强资金运作能力，开源节流保障职工基本福利和个人收入，更重要的是要为新区建设经费奠定坚实基础。在第六届四次职代会暨2005年医院工作会议上报告中提到："新医疗区建设经费直到2005年上半年还不需要向银行贷款，即使2006年开始贷款，其额度也完全在医院承受能力之内，决不会为后来者增加负担，留下包袱。"这就说明绝大部分的建设资金都由医院员工通过工作和服务筹集。但是，在建设上"勒紧裤腰带"的湘雅医院，当面对国家和人民群众重大救援事件时，依旧秉持救死扶伤的精神，不遗余力投入大量人力、物力和财力。在新医疗区建成前那艰难的8年时间中，医院先后参与抗击"非典"、抵御冰灾、驰援震区行动，历经了重重考验。

2003年是新医疗区建设启动之年，面对SARS这场突如其来的重大灾害，湘雅医院没有"惜力"，在"非典"防治上投入了1500多万元。虽然医疗用房紧张，医院仍专门腾出整栋老病理科楼，设立了发热门诊和留观隔离室；首都疫情日趋紧张时，又立即组织一支预备医疗队随时待命，范学工教授作为湖南省唯一一位专家临危受命，赴北京参与全国SARS防治方案制定和专家咨询工作，代表湘雅冲锋在最前线。

在新区主体工程完成80%的2008年，湘雅又经历了湖南历史上罕见的低温雨雪冰冻灾害和汶川特大地震的救援。当50年一遇的特大冰冻灾害肆虐三湘大地时，"红楼"的老旧设施也抵抗不住冰冻的侵袭，仅屋顶水管爆裂就多达几十处。医院下达了全院抗冰救灾紧急动员令，在维持"红楼"正常运营的同时，还紧急成立3支医疗抢救队，派出1支医疗分队开往高速公路进行医疗救援。而"5·12"四川汶川大地震发生后，湘雅医院更是组织了大规模的抗震医疗救援行动，先后派出了9批医疗队前往灾区。同时，接收了50名四川灾区

2010年4月29日新医疗区正式启用

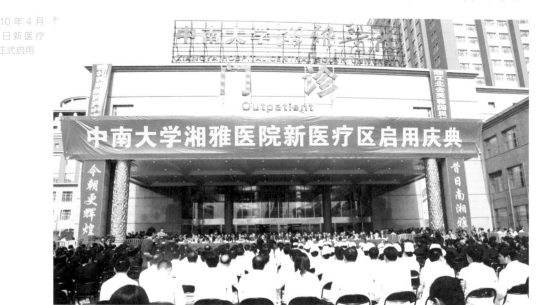

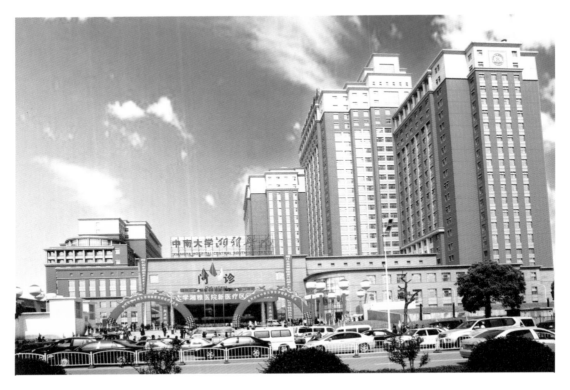

的伤员入院治疗，给他们提供最好的医疗卫生服务。

　　2010年4月29日，经过8年的艰辛建设，湘雅医院新医疗区正式启用。巍峨矗立的裙楼，造型别致的塔楼，挑空4层的门诊大厅，无不彰显着这座新医疗城的魅力，与百年红楼交相辉映。

　　新医疗区启用当年，医院各项医疗指标迅速增长，全年门诊量154万人次，增长11.92%；急诊量6.8万人次，增长17.26%；健康体检4.5万人次，增长36.90%；出院病人7万人次，增长11.90%；手术3.2万台次，增长7.60%。至今，医院诊疗量仍保持着快速增长的趋势，为广大病友和公众提供了更坚实的健康保障。

　　这座集门诊、病房、医技及教学于一体，当时国内乃至全亚洲单体面积最大的医疗城，可以说是勤俭的湘雅人用"双手堆砌"而成的，他们的辛勤付出为百年湘雅注入了新的活力，新医疗区的启用也无疑是百年湘雅的崭新起点。

2010年7月，新医疗区全面启用，大楼建筑面积达28万平方米，由裙楼和5座塔楼组成，开放床位3000余张；楼内配备的各种先进的智能化楼宇控制设施、高端检验检查和病人救治设备，充分满足了现代化医疗功能和流程需求

革故鼎新：
医疗体制的湘雅式探索

视频4 医路相联 健康同行

医疗改革是一道世界性难题，当今许多国家持续进行着医改探索，有些取得了较好的效果，有些则成效甚微。我国医疗改革之路也充满坎坷，2009年1月，国务院常务会议通过《关于深化医药卫生体制改革的意见》，新一轮医改方案正式出台。这是一部为了建立中国特色的医药卫生体制，逐步实现"人人享有基本医疗卫生服务"远大目标的纲领性文件。据此，中南大学湘雅医院为落实国家政策提出了"走出湘雅办湘雅"战略。

国家政策在社会办医上持有积极态度，鼓励社会力量投向医疗资源短缺的区域和创新技术服务，并满足多元化、多层次医疗服务需求，积极发展健康服务业。瞄准这一发展趋势，2011年9月28日，我国规模最大的民营康复医疗机构"湘雅博爱康复医院"挂牌成立，这跨出了湖南省医疗资源社会化的重要一

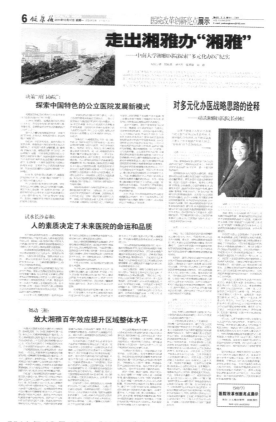

2011年12月12日，《健康报》"医院改革创新亮点展示"专栏，以《走出湘雅办"湘雅"》为题，对湘雅医院这一重大战略举措进行了深入采访报道

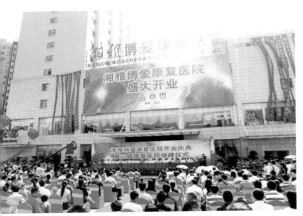

湘雅博爱康复医院正式挂牌"三级康复专科医院"

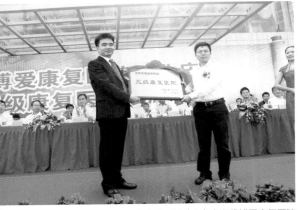

湖南省卫生厅陈小春副厅长（右）向湘雅博爱康复医院
执行院长周江林（左）授牌

步，也是湘雅医院对医疗改革探索和贡献的第一步。湘雅博爱康复医院实现了社会化合作模式，由中南大学湘雅医院、天津天士力集团、湖南博爱康复医院三方合作，率先在我国开启了以大型综合医院为龙头、以康复专科医院为核心，以社区卫生服务机构为基础的三级康复医疗网的建设试点。

湘雅博爱康复医院在一定程度上有效缓解了看病难、看病贵的问题。中南大学湘雅医院病人平均住院日约为11天，如骨科、神经内科、神经外科等具有康复要求的住院患者在病情稳定后转诊到康复医院，可以将平均住院日降低到9天，在不增加任何床位的情况下，每年湘雅医院可多诊治9000多名患者。同时，湘雅博爱康复医院日均费用约500元，比较大型公立医院，患者可节约费用50%左右。

作为托管医院，湘雅优质医疗资源得到了全方位共享，湘雅医院负责急性病人的早期介入，湘雅博爱康复医院负责稳定期病人的康复。由此建立了大型公立医院与康复专科医院之间实质性的、有效的纵向合作，实现了真正意义上的分级医疗和双向转诊。

湘雅将公益性也带入了博爱康复医院的建设中，探索了广泛发动社会力量建立的大病救助基金制度。2012年，由省残联主办，湘雅博爱康复医院承办的湖南省"贫困肢残儿童矫治手术项目"启动，为105名7岁以下贫困肢残儿童带来了康复希望。项目资助标准为每例手术平均补贴手术费10 000元，康复训练费6000元，矫形器装配费1200元。

中南大学湘雅医院第三次党代会召开前夕，刘延东副总理来湖南调研，3天4个城市，数次会议，走访了医院、学校、地方病防治点等基层单位。在如此紧凑的行程中，2014年11月22日，刘延东副总理特地来到湘雅博爱康复医院视察，充分表现出中央对这所民营康复专科医院的重视。她提到："湘雅用中国式方法，解决了世界性难题，湘雅在很多方面都走在了全国的前面。"

随着新医改的不断深入，公立医院改革也势在必行，这一次具有湘雅特色的医改尝试，交出了湘雅博爱康复医院这样一份重量级的答卷，使之得到了进退有据的主动权。不论今后公立医院身份如何变化，湘雅都将底气十足，并以不变的心态面对巨变。

一号工程：
培育学科"高峰"的湘雅式探路

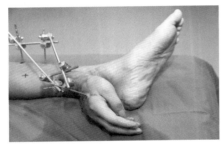

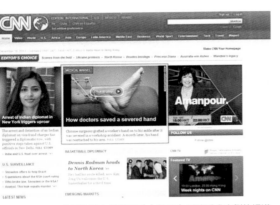

美国有线电视新闻网（CNN）对该手术案例的报道

2013年12月17日，一则关于中国医学界的消息登上了美国有线电视新闻网（CNN）头条，并迅速引发全球百余家权威新闻关注报道。

"一位患者在工作时不幸被切断右手，中南大学湘雅医院手显微外科唐举玉教授为患者制定了分期手术挽救断肢的方案，即先将断肢彻底清创后寄养于小腿，待患者寄养肢体成活、全身情况恢复良好后，再成功将右手回植于右前臂。"

国际知名媒体头条新闻报道、全球100多家权威媒体同时聚焦一个手术案例，这在中国医学界确是一件"新鲜事儿"。而主导这起手术的中南大学湘雅医院手显微外科，仅仅是一个成立不足两年的新专科。这得益于医院力推的"专科细分与整合"的专科建设战略。

临床专科水平是医院的核心竞争力，堪称医院院长的"一号工程"。2009年新医改实施，临床专科的建设尤受重视，原卫生部（现国家卫健委）自

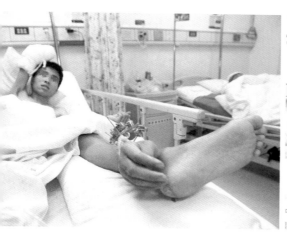
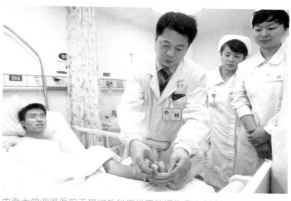

中南大学湘雅医院手显微外科唐举玉教授为患者制定了分期手术挽救断肢的方案

上而下推动医院"临床重点专科"建设工作，就是为了引导国内医院的发展落到临床服务能力、人才队伍建设以及临床专科建设上，并使优质医院更具国际竞争力。如何响应国家的战略需求，提升专科水平和医院整体竞争力成为大型公立医院面临的重大现实命题，而湘雅医院在探索中给出了自己的答案。

2012年10月，湘雅医院党政班子在业务科室负责人换届的时刻，大胆地迈出了专科化改革的第一步：多个成熟专业组建立亚专科，任命亚专科主任，给予相对独立的"人"、"财"、"物"权和独立核算地位。在此次调整中，普外科、泌尿外科、骨科、心胸外科、妇产科、儿科、神经内科、神经外科、耳鼻咽喉头颈外科、口腔科和肿瘤科共11个专科分出了亚专科。如普外科细分出4个亚专科：肝脏与甲状腺外科、胰胆外科、血管外科、胃肠外科；神经内科细分出4个亚专科：癫痫专科、神经免疫与肌病专科、脑血管病专科、神经变性疾病与遗传病专科；神经外科细分出4个亚专科：颅底与神经肿瘤外科、小儿神经外科、脑血管外科、脑外伤专科等……37位亚专科主任"走马上任"，如此大刀阔斧地进行专科细分，不仅在湘雅历史上是第一次，从当时全国的情况来看也尚属首次，湘雅又一次成了"第一个敢于吃螃蟹的人"。

历史上，临床医学经过了多次专科细分，形成了目前常见的专科格局。每一次专科细分都大大促进了当时的专科发展和行业进步。随着现代科学技术和临床医学的飞速发展，原有的专科分类体系逐渐显现出局限性，旧的格局影响了临床专科的持续健康发展。事实上，医院间临床能力的竞争早已是亚专科水平的竞争，不细分就难免落后。事实上，湘雅医院推进临床"专科化"，已酝酿了多年。2012年的专科调整，也并非冒进式的改革，更

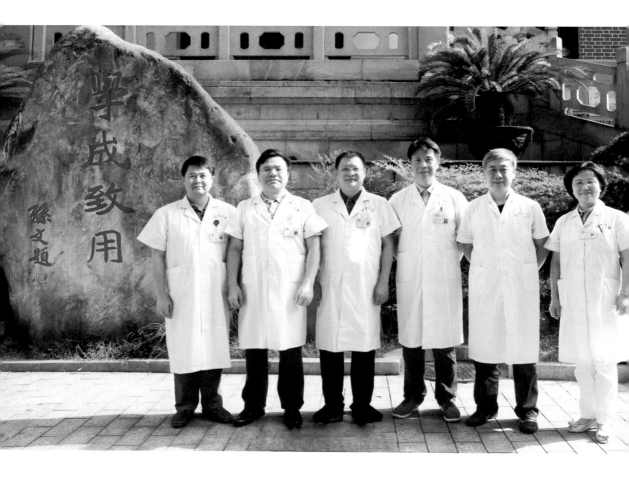

不是"政绩工程"，而是在经过深思熟虑、多方论证，各种条件都已经比较成熟的情况下开展的。医院为能否成为亚专科设立了一定评价标准，例如是否具备学科梯队和学术带头人，是否有至少15张床位和相应诊疗量，能否独立运转等。若达不到标准，则继续以专业组的形式运转。同时，与之相配套的管理模式和制度也一并出台——专科管理制度和运行模式同步改革，而不是单纯给原有的专业组戴一顶"亚专科"的帽子。

在医院的一揽子制度中，最引人关注的便是专科管理委员会制度。根据规定，所有专科必须成立由专科主任、副主任、亚专科主任（专业组长）和专科内各病区护士长共同组成的专科管理

第三批国家临床医学研究中心申报工作于2015年9月启动，中南大学湘雅医院整合老年病学优势资源，凝练研究方向，积极组织了申报。申报工作由唐北沙（左四）牵头，联合张国刚（左三）、杨连粤（左五）、雷光华（左二）、陈琼（左一）和艾宇航（左六）等一起精心筹备

委员会，作为相应专科管理的最高协调、决策和裁决机构。这种形式既能最大程度地避免因为"一言堂"造成的决策失误，也能规避专科细分后可能出现的"无政府主义"，是为了更好地协调和处理各专科与亚专科之间的关系而"量身定做"的管理制度。

另一方面，随着专科越分越细，掌握了高精尖专科知识和技能的专家临床视野会受到影响，专科之间又势必要进行整合，以取长补短，形成更为强大的综合能力。所以，在专科细分的同时，建立多专科合作诊疗中心也势在必然。沿着这一方向，湘雅医院大力鼓励组建以器官、系统、常见疾病和重大疾病为核心的多专科协作团队。2016年7月18日，第三批国家临床医学研究中心正式公布，中南大学湘雅医院被认定为国家老年病学临床医学研究中心。中心将在普外科、骨科、心血管内科、老年病科、重症医学科、神经变性疾病与遗传病专科等多个专科协作的基础上，针对老年心脑血管病、老年神经变性病、老年外科疾病、老年肿瘤疾病、老年骨与关节退行性疾病及代谢性疾病、老年重症医学6个主要领域进行临床诊治研究，加强老年性疾病研究的成果转化、基层培训及推广应用。

任何改革都是一把双刃剑，对于湘雅医院的专科细分与整合，实则是一个辩证哲学问题。如果将"专科技术的进步、设备的更新、理论和经验的丰富"视作是生产力，将"科室分类和与之相适应的管理构架"视作生产关系，那么，湘雅式专科建设也是临床医学上解放生产力的一次标志性探路。

国际医疗：
百年湘雅打开了一扇全新的
窗口

　　"非常感谢你们为我所做的一切，希望你们的生活像巧克力一样充满爱的味道。"2015年8月28日，中南大学湘雅医院国际医疗部接诊的首位外籍患者，西班牙工程师Tomas，在出院前夕特意送给内科55病室医护人员两盒巧克力。

　　指导地铁建设的西班牙工程师Tomas是长沙目前常住的4000名外籍人士之一，而每年在长沙口岸出入境的外国人已超过30万，他们在长沙生活，领略这片土地上风土人情的同时，也为长沙的发展做出了重要的贡献。事件起源于2015年8月18日，Tomas在工作中突感

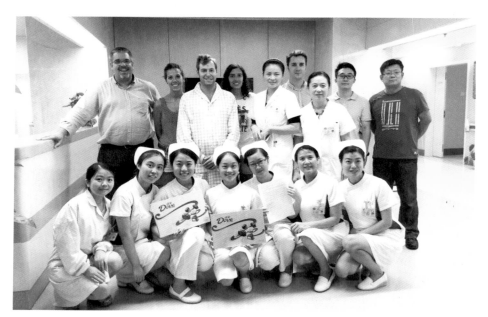

西班牙工程师
Tomas 及其亲
属与国际医疗部
医务人员合影

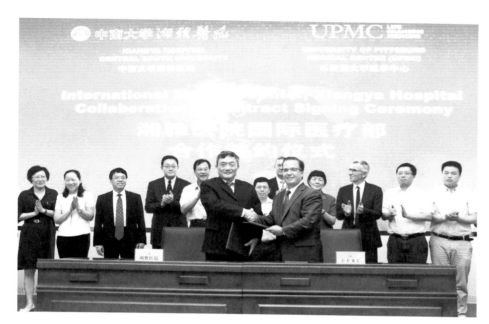

2014 年 8 月 21 日，中南大学湘雅医院与 UPMC 正式签约，携手共建国际医疗部，目的是打造具有国际标准的医疗中心，使病友在长沙即可享受国际一流水准的医疗服务

头部剧烈疼痛，并且伴随有发热、腹泻、呕吐的症状，但是因为语言不通，就医不顺，导致情况越发危险。这时，他的中国朋友为他联系了中南大学湘雅医院国际医疗部。

中南大学湘雅医院成立国际医疗部的设想，源于2009年国务院发布的《关于深化医药卫生体制改革的意见》。《意见》强调，深化医药卫生体制改革的基本原则之一，就是满足人民群众多层次、多样化的医疗卫生需求。作为区域性医疗中心，湘雅人当然也有责任立足国际标准，将湖南医疗水平带上国际化快车道。于是，在2012年9月中南大学湘雅医院与湖南省侨联联名向湖南省委提交了《关于请求支持成立"湘雅医院国际医疗部"的请示》，得到了时任省委书记周强同志的大力支持。2013年12月27日，湖南省大型公立医院首家"国际医疗部"在中南大学湘雅医院挂牌成立，湘雅正式开启了国际医疗部的全面建设和国际医疗卫生机构认证联合委员会（JCI）认证的"征程"。

在全力建设国际医疗部的2014年，中南大学湘雅医院与美国匹兹堡大学医学中心（UPMC）达成协议，合力打造世界级医疗服务中心。

UPMC是美国领先的非营利性医疗机构，也是全美最知名的研究型医学中心之一，曾连续多年被《美国新闻与世界报道》评为"美国最佳医院"。UPMC与湘雅的非正式关系可追溯到2004年，当年，来自这两个机构的医生就在医疗和科研上开展过深入合作。2012

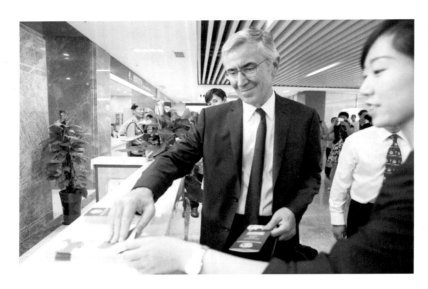

UPMC 国际部执行副总裁、意大利 ISMETT 首席执行官 Bruno Gridelli 参观国际医疗部门诊

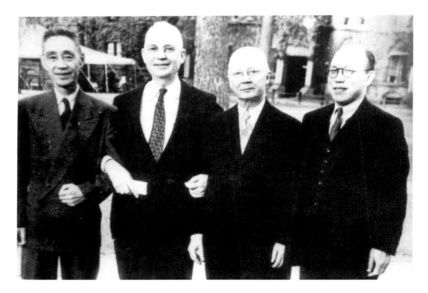

颜福庆、顾仁、胡美、张孝骞紧挽的臂弯展现出湘雅国际合作的深厚感情

年，为建立长学制高等医学教育模式，湘雅与国外一流医学院校建立良好的合作关系，并资助湘雅八年制学生到欧美名校学习交流，其中就包括匹兹堡大学。鉴于这十年的交流与合作，湘雅医院也与UPMC结下了深厚渊源。

在UPMC的协助下，2015年7月21日湘雅医院国际医疗部正式开业。国际医疗部以"立足中部，辐射周边，服务全国，影响国际"为宗旨，期望将国际化的管理与运行模式扩展到整个湘雅系统，培养具有国际视野和国际医疗服务能力的新一代临床医师和医院管理者，打造与国际接轨的"湘雅模式"，从而在国家医改进程中起到积极推动作用，同时也为进一步改善湖南外商投资环境、促进经济发展做出贡献。

国际医疗部拥有门诊、内科综合病房和外科综合病房各一个，床位36张，床护比达到1∶3，充分保障优质护理服务的开展。此外，国际医疗部属非营利性，为中南大学湘雅医院的二级业务机构，采取自主定价，报省物价局备案的方式，遵循"用者自付"的原则，与商业保险对接，所得净收益将全部用于医院的公共医疗服务，保证湘雅医院作为公立医院的公益属性。

自1906年胡美创办雅礼医院之始，就奠定了湘雅的国际视野，也注定了湘雅与世界的渊源。今天的中南大学湘雅医院国际医疗部是一扇全新的窗口，在新的高度，有新的广度，透过它，湘雅人的视线望向远方。

第**2**章

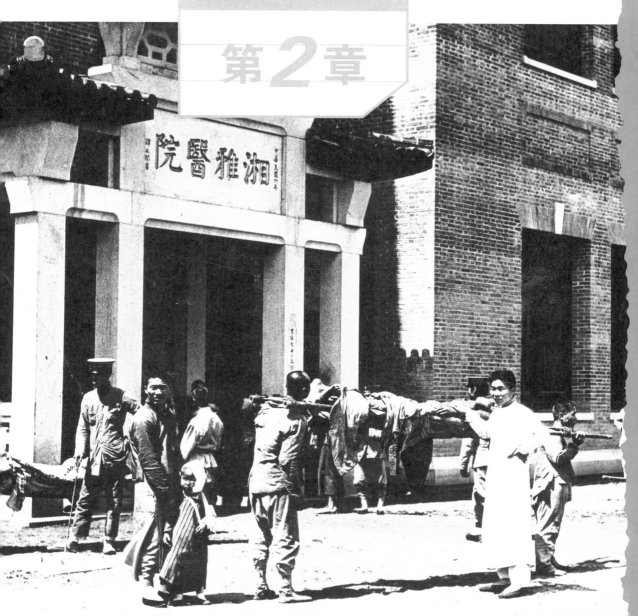

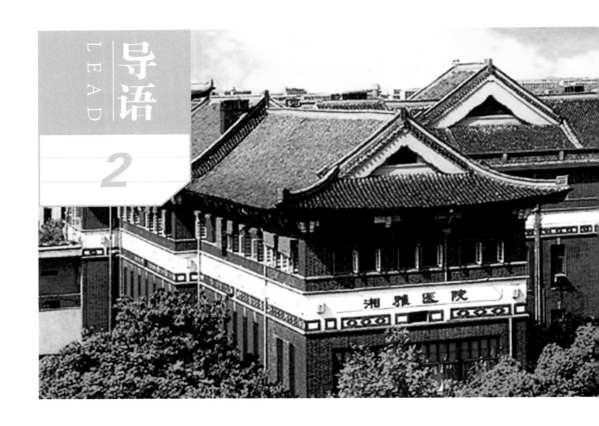

唯有公心成大道

　　"我"站在这里，一晃百年。楼下的树，曾被战火烧毁过，可一旦春回大地，不死的根在东风里就又一次抽枝长叶，然后，葱翠地随风爬上岁月的脸，渐渐地浓荫如盖。当然，在战火中涅槃重生的，不仅仅是树，还有"我"。

　　每当黄昏降临，"我"会在宁静的湘雅园中陷入沉思，思绪流过，当下正在发生的湘雅故事在思绪中发酵，历史中那些难忘的细节，也一点点地乘风回归！

不争而争品自高

　　1936年，又是一个毕业季，湘雅医学院为第十届毕业生颁发毕业证。对教育家而

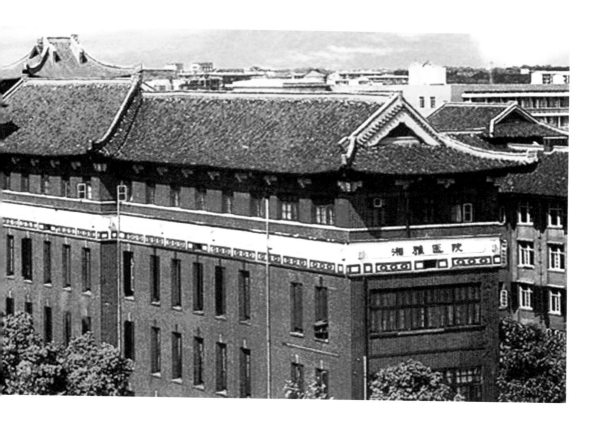

言，毕业典礼就是一次丰收庆典。数年寒窗的学子终于求仁得仁，让"铁石心肠"的教授也禁不住满脸笑意。

"我"仿佛还能听到教务长杨济时先生点名的洪亮嗓音：吕静轩、谢陶瀛、林筱周、潘绍周、凌惠扬……这些如雷贯耳的名字，在此后或长或短的时间里，都被湖南乃至中国医学界所熟知。

然而，当杨济时先生叫出田运干……刘彦勋名字的时候，语气中却流露出深深的担心和迟疑，他不怒自威地凝视着走上台来的两位学生，直到他们当场具结保证书，发誓绝不私自开业，才颁出这张宝贵的湘雅医学院毕业证。也许在今天的人看来，这个场面多少有些不近人情，但在当时，这就是湘雅医学院的院规：凡毕业生，必须在公立医院服务，不得开私人诊所牟利，学医不为钱，是医生入行的底线。

不准开业，理由有三：①私人诊所简小，少诊治大病、重病，久而久之，业务荒疏；②私人诊所不具备更新理论书籍的条件，视野狭小，终会落伍；③开诊所，必陷于蝇头小利的锱铢必较，坏了格局，难成大器。君子喻于义，义者，肝胆也！真正的湘雅人，"义"字早已融入血液，可一个"利"字，却很难说出口。

100多年来，很多耻于谈利的医生成为大家，比如攻克沙眼衣原体的汤飞凡。当他第一次注意到这个历史悠久、流传广泛、危害巨大的病魔时，世界上大批眼科专家已经殚精竭虑地研究了一个多世纪。从立志挑战沙眼到最终成功分离衣原体，他整整用了25年，期间，他曾因战乱、动荡而暂停计划，但却从来不曾放弃研究。

1955年，被命名为TE8的病原体诞生，严谨的汤飞凡需要将其植入一个健康的宿主体内，最终，他选择了自己。那个早晨，助手将TE8滴入汤飞凡的眼睛，很快沙眼发作。为了全面观察病程，整整40天，他坚持不做治疗，冒着失明的危险，证实了TE8就是引起沙眼病的原体。这项历史性成果，让世界上沙眼发病率从90%下降到10%。

1980年6月，中国眼科学会收到国际眼科防治组织的短函：鉴于汤博士在沙眼病原研究中的杰出贡献，决定向他颁发沙眼金质奖章。从此衣原体之父的光环始终与汤飞凡这个闪光的名字连在一起，直到永远。

所谓"公者千古，私者一时"，真正有作为的医生敢于用生命践行责任，却耻于做任何名利之争。因其不争，便无人能与之争，登临峰顶的责任人生，不争而成！

2006年，湘雅医院100周年庆典晚会上，一位老者讲述了一则黄金的故事：

1944年，经历三次长沙会战，日军攻占湖南多地，并再次进逼省城，湘雅医院决定转移。38岁的凌惠扬临危受命，成为120名员工家属的总领队。当时，在医院不多的财产中，有一部分黄金必须带走。但路途既远且难，为规避风险，凌惠扬化整为零，将黄金分成若干份，由林光亨、胡信德、李剑青、徐君赐等十多个小组长贴身携带。他最后向大家交代：如遇特殊情况，可用金子渡过难关。一路上翻山过河，跟日军周旋，这支仅有13名青壮年男子的队伍，用轿子抬着两位古稀老人，跌跌撞撞地走了三个月，总算出了包围圈。

逆资水而上，便是安化，1942年，萧元定院长曾将一批药品器材预留此地，只要有启动资金，就可以开业谋生，但凌惠扬并没指望那些黄金。三个多月的西行之路太苦了，数次断粮，九死一生，大家都是怎么过来的，他这个领队心知肚明。但让他没想到的是，负责运送黄金的人不招自来，放下黄金，转身离开。直到此时，这些一直被保管在最贴身处的黄金还是热的，经过核对，分毫不少。最后，老者平静地说：当医生的，清高惯了，但看到一家老小饿得孩子哭，大人叫，他们也会带着一脸菜色卑微地敲开一户人家的门，为孩子讨一碗粥，可即便如此，也没人对院产动过念头。

70多年过去了，这些带着体温的黄金早已用在湘雅的战后重建中。但那温度还在，那份闪光还在，黄金再贵终有价，而无价的是比黄金更贵的品格。它被文化铸就，也成为文化的支撑。

当仁不让看担当

在一个世纪的时间里，"我"送别过数不清的悲壮出征，也迎接了每一次的高歌凯旋。在这些出征与凯旋的背后，是一次又一次义无反顾的湘雅担当。

自从颜福庆院长组织发起湖南红十字会，并首先在湘雅成立社会工作部以来，公益立院的宗旨就在医院百年发展战略中，占据了首要地位。公益形象日渐鲜明的湘雅医院，在历次国际国内突发事件与自然灾害援助中，始终冲在第一线。

作为国家队的湘雅医院先后在1998年抗洪、2003年"非典"、2008年冰灾、汶川地震以及甲型H1N1流感、甲型H7N9流感等重大疫情和灾害的救援战斗中，贡献突出；在昆明火车站、乌鲁木齐暴恐事件，昆山特大爆炸事件等医疗救援中发挥了重要作用。

在埃博拉大暴发的特殊时期，传承的力量，让湘雅的挺身而出显得自然而然。2015年5月16日，一支队伍脚步铿锵地走出湘雅医院的大门，奔赴3万公里之外的西非国家塞拉利昂。在那里，被称为世界上最致命的埃博拉病毒正在迅速蔓延，这种可怕疾病的死亡率高达90%。迎着死亡冲锋，顶着危险出发，这是以救人为天职的湘雅人当仁不让的责任。

全俊医生清楚记得这位名叫Haja Conteh的21岁女孩儿：全身高度脱水，腹泻不止。在当地，得了这种绝症的人早已被家庭抛弃，病人此刻心灰意冷，完全丧失了求生的意志。姑娘的状况，让大家心疼，刘小容护士在日记中写道：从来没有这么盼望上班，只有上班的时候，我才能帮到她，才能救她……

全体医护都是以亲人之心对待病人，正像全俊医生所说的那样：当地医院条件差到无法想象，唯一能救病人生命的，就只有责任心了。

担起责任，队员们几乎是用体温一点点化开了Haja Conteh心中的坚冰。她开始吃东西，她不再抗拒治疗，她会笑了，那天，她居然唱起了歌。与死神拔河，医疗队终于赢了这次比赛，三例确诊患者，全部治愈出院。

医疗队长邱元正自信地说："湘雅人的百年传统就是规范、规矩。"严格遵守诊疗流程、护理流程、防控流程，百年习惯成品质，真到刺刀见红的时候，拼的就是严守规则的责任心。

善行无言爱无疆

1966年3月25日，夜晚。

株洲农业机械厂食堂误将化工原料氯化钡当成炸油条的明矾，当晚就有168名中毒的职工家属住进株洲市立第一医院。接省卫生厅指示，湘雅医院第一时间抽调内科、药剂科人员组成抢救小组，组员中有一位名叫柯铭清的年轻药剂师。

氯化钡是剧毒化工原料，168条生命危在旦夕，而湖南却找不到针对氯化钡的解毒药，电话打遍全国各大城市，得到的全是否定的回答：没有。

时间一分一秒过去，湘雅专家心急如焚，抢救组长双眼冒火：自己生产！

激烈的讨论会瞬间哑场。

千钧一发之际，生命和个人得失孰轻孰重，湘雅人都掂得明白。明知不可为而为之，这是唯一的生路。急中生智，柯铭清想起此前的一个实验：使用硫酸钡作造影剂注射入脑室。在理论上将人体内有毒氯化钡100%转化为无毒硫酸钡，可解救病人。很快等渗硫酸钠静脉注射液制作方案设计完成。

8小时后，800公斤静脉注射液被生产出来，并火速送到株洲。湘雅抢救小组成员没人考虑如果纰漏会牵连到个人前程。

30分钟后，传来喜讯：患者心电图各波段趋向好转，疼痛缓解，可加大剂量。1小时后，心电图恢复正常。1个星期后，166名患者相继康复出院。

48年过去了，想起那惊心动魄的24小时，柯铭清还会为当年的大胆而心有余悸。可就算时光能倒流，让他回到从前，他就会改变决定吗？未必！

当需要承担的责任就在身边，那就迎上去，不绕开，担起来，至于个人得失，从来不在湘雅人的计算范畴之内。

2012年5月，湘雅园。

前来参加第一期乡镇卫生院院长培训班的中国"最美乡村医生"居马泰在"学成致用"碑前留影。这张照片，从另一个角度，见证了湘雅人的责任担当。

2002年，湘雅人肩负起国家责任，对口支援新疆多所大型医院，并承担起西部人才培养计划。2012年，通过居马泰医生的事迹，湘雅人在10年援疆经验的基础上，进行了更加深刻的思考：作为过冬牧场，居马泰所在的包扎墩乡，素有天堑之称，沿峭壁开凿的巡诊路，稍不留神就会滚落山崖，人马俱亡。因此，新疆医疗最薄弱的地方在基层，援疆，既要锦上添花，更要雪中送炭。

2012年，湘雅医院加入"胡锦华健康教育促进中心"的"援疆项目"，全疆1170名乡镇卫生院长和卫生管理干部、500名社区医生将在湘雅的帮助下，进一步掌握先进适用的医学技术和管理知识。

一滴水，辉映出大海波澜，医疗公益天山行，仅仅是湘雅人医疗扶贫的一个缩影。近十年来，湘雅逐渐加大帮扶基层医疗卫生事业的力度，先后开展了"健康管理社区行""专家巡回指导医疗队"等活动，培养了基层卫生骨干数千人。同时，医院根据国家医改战略需求，借助现代化信息手段，针对我国边缘地区，实现高端远程医疗服务全覆盖，远程指导医院已达200多家。

就这样，从身边到远方，从百年前的善良本心，到今日的善行无疆，湘雅人的责任边界，随着能力的提升，而日渐深广。从这个意义上来看，发展就是硬道理。因为只有强大自己，才能担起世界。

"我"理解的湘雅梦，就是从今天的责任，走向未来更大的担当。

金子的故事

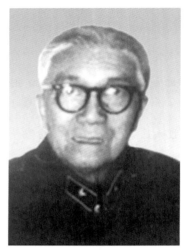

最后撤离长沙的领头羊 凌惠扬

在绿水青山映衬之下，三湘的春天总是让人心旷神怡。1944年5月的古城长沙内，却是乌云密布。日军自汨罗南下，长沙告急。留守在湘雅医院的最后一批医护人员不得不离开长沙，躲避战乱。

此时忙乱的人群中，有一道洪亮的声音正指引着医院职工有条不紊地清点医疗器械及药品。38岁的外科医师凌惠扬历来深得民心。此时，他的作用不仅仅是航向标，更是大家的定心丸。

经过文夕大火与几次长沙会战的洗劫，湘雅医院一无汽车、二无轮船，长沙的火车也早已经被破坏。要带着120人的庞大队伍以及百余箱医疗器械和药品上路，对于凌惠扬来说无疑是一项重大的挑战。更别提，他的身上还肩负着一项更为重要的使命。

除了转运医院员工及医疗器械、药品外，凌惠扬还需要带上医院仅剩不多的财产——部分金子。这些金子对于来日湘雅医院重建的意义，无需言说。

但是怎么带呢？

战争年代，打劫偷窃现象屡见不鲜，敌人的洗劫说来就来。一个人转运的风险太大。凌惠扬召集120人队伍中仅有的连同自己在内的13名青壮年，进行了秘密部署。于是，这批金子分给了十多个小组保存，林光亨、胡信德、李剑青、徐君赐等人承担了这项任务。

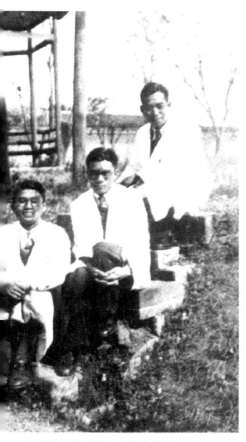

在湘雅医学院校园中，中间为凌惠扬

金子得到妥善安置后，水路成为唯一的选择，租船成了当务之急。凌惠扬四方奔走，寻找交通工具，勉强租得一条木船。于是，湘雅医院驻守的最后一批人员撤离长沙，逆湘江而上，前往湘潭。

一路上，坐在船内的湘雅员工们，听着不时传来飞机的轰鸣声在空中喧嚣，探出头便能看见带有太阳标记的日军飞机在低空盘旋扫射，局势十分紧张。

此时，第四次长沙会战已经打响，日军来势凶猛，前方战线频频失守，浏阳陷、益阳陷、湘乡陷、长沙陷、株洲陷、湘潭陷、衡阳陷、耒阳陷……日军占领了湖南除了东、南、西部山区的大部分地区，就连沿湘江南下的湘雅队伍也陷入日军的包围之中。

无法继续向南的湘雅队伍只好改道向西，抵达湘潭的石潭镇。可此时的石潭镇，同样已经成为敌人的据点。湘雅队伍陷入了进退两难的地步。

山区是日军的薄弱区，凌惠扬清楚，这支队伍最终的方向是西部的山区。可是队伍中亲属多是老弱妇孺，只能先找到安身之所，以寻良机。迫不得已，凌惠扬只好带领大家先向山坳里转移，并找到"张家祠堂"的一栋大空屋安身。

接下来，要如何解决一百二十人的温饱问题？

刚到此地，人生地不熟，做医生的技术并不能立刻发挥作用，没有营收，只能用钱去买。眼看着粥越熬越稀，脸越来越消瘦，但是日本的飞机还在不停地轰炸，这支队伍陷入了困境。

凌惠扬带着几位年轻力壮的医生，避开日军，找到石潭镇的负责人商量开临时门诊的事宜。这个临时门诊，有个特别的规定，那就是治病不要钱，有粮出粮、有菜出菜便行。

慢慢的，治疗患者换来的米、鸡蛋、野菜和盐已经能够解决队伍的温饱问题，顺便还能得知外部作战的消息。

随着湘雅医生"妙手回春"名气的传开，湘雅队伍也招来了日军的猜忌。

8月的一天，一位日伪带着三名日寇冲进了张家祠堂，想要抢掠开诊所的湘雅队伍。

当带有刺刀的步枪指向凌惠扬和其他医生时，凌惠扬用凌厉的眼神盯着那名汉奸，义正言辞地痛斥了汉奸一番。眼见着祠堂人多势众，搜刮未果的日伪只好带着日军灰溜溜地离开了张家祠堂。

此次日军来袭，虽然未产生任何伤害，但仍给凌惠扬敲响了警钟，是时候离开了。可要想保证全员安全离开，必须要有一套周密的部署方案。

在这里休整的三个月，湘雅队伍已经深入群众。当凌惠扬为方案头疼时，当地百姓主动提出了帮助，为劳动力不足的湘雅队伍提供了20个挑夫，还有三名熟悉地形的农民引路。这一帮助，无疑是雪中送炭。

于是，秋收前后的一天晚上，队伍趁着月色暗沉，开始了行进之旅。逢河过渡，遇敌绕道，除了两位年逾古稀的老人坐轿子，其他无论男女老幼，扶的扶，背的背，挑的挑，一律步行。

就这样昼伏夜行，经过五天五夜，湘雅队伍浩浩荡荡一百余人全部安全地跳出了日军的包围圈，离开了沦陷区，到达了国统区桃江县的马迹塘，结束了躲避生涯。

跟着队伍成功突围的不仅仅是医疗器械和药品，还有那些背负着重要使命的金子。成功突围之后，湘雅队伍从马迹塘逆资水而上，来到了安化。凭借两年前萧元定医生运往此地的药品和器材，还有缝在队员们衣襟中的金条，安化县东坪镇的医疗工作顺利开展起来。

即便是动乱，金子依旧是金子。

即便是贫困，金子依旧是金子。

在凌惠扬的带领下，大家出色地完成了任务。

抗战 "生命线" 的湘雅坚守

在湘雅的历史上，有图文记载的首支抗战前线医疗队是由湘雅医学院院长王子玕博士率领的湘雅东北救护队。1933年2月18日《天津益世报》在第二版以 "湘雅医院组织东北救护队，王光宇任队长出发北上，设立野战医院实施救援" 为题进行了报道，原文摘录如下：

湘雅医院，在湖南方面，首屈一指。内部设备，至为完全。此次该医院院长王光宇及全院同仁，鉴于日军侵凌热河，遇事紧急，我军与之血战，实在

长沙会战期间涌入湘雅校园的难民潮

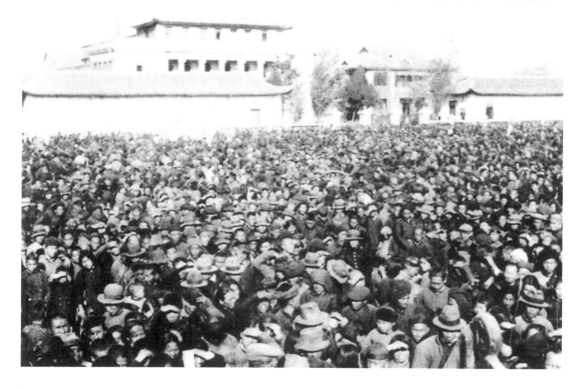

需人救护，故该院特组织东北救护队北上工作，即于今日下午一时，乘湘鄂路车，赴汉转平。全队人员组织，队长为王光宇自任，此外有医士萧元定、谭世鑫、齐镇垣、孙国钧，女护士彭文亮、丁绶梅等共15人……在该队未出发之先，何键致电北平张学良、何应钦两氏查照，原电如下"倭寇凶顽，热河复陷，野心未戢，窥取平津，国事危急，同申愤慨，湘省民气，尤为激昂，特派湘雅医院王光宇院长，率同精于外科医生暨护士等十余人，即日北上，实施救护工作，并为后方医院之随时报告前方战况，三湘人士，素号忠勇，秣马厉兵，枕戈待命。谨布微忱、伏乞察察"云云。

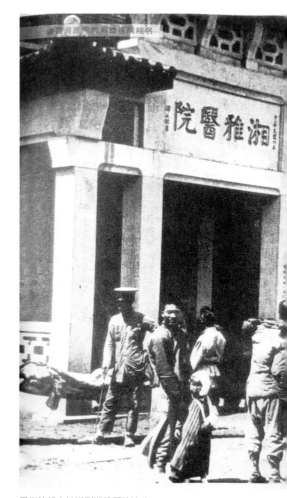

受伤的战士被送到湘雅医院治疗

报道中所称的"队长为王光宇"，就是当年的王子玕（别号光宇），时任湘雅医学院院长、湘雅医院院长，并兼湘雅护校校长。1933年3月4日，抗日长城之战爆发。10日，王子玕先生亲自率领湘雅东北救护队赶赴北平，参加了这一战役的医疗救护工作。该救护队在前线工作到当年4月中旬才返回长沙。

第二次长沙会战时，湘雅医院一部分医务人员南下转移，另一部分留守长沙。裴文坦是美国人，1940年8月受雅礼协会的派遣来到湘雅医院工作。长沙会战期间，他留在长沙组织急救工作。他在1941年到1942年间写给家人的几封信件中真实记录了当年湘雅先辈们在抗战中救死扶伤的举动。原文刊载于雅礼协会《今日中国》1991年第11卷第4期，由魏斯摘译。摘录如下：

亲爱的家人：今天一大早我们就被远处不断的砰砰炮声惊醒，我们并不害怕，因为这已时断时续好几天了。前天晚上，上海电台广播说日军已离长沙只有28英里。隆隆的炮声远比那俯冲轰炸机的刺耳声要好得多。成群的轰炸机飞过雅礼中学(即我们现在的校园)上空，造成市区的大片破坏。早些天有两个上午，我们一直在手术室里为血肉模糊的伤员缝合。一个孩子切除了四分之三的小肠，竟奇迹般地活下来了。

长沙国际救济委员会曾组建了三个难民营，一旦战争逼近长沙市就会开放，其中之一就设在雅礼中学内（即现湘雅校区北院）。当时，美日还没有公开宣战，裴文坦和另外两名雅礼协会的代表去找日军司令部，要求对西方人的财产加以保护。日方答应只要医院和学校没有窝藏士兵及军用物资，他们就会发布告禁止日兵进入。雅礼中学成为难民营的消息不胫而走，成百上千的百姓涌进医院和学校躲避日军蹂躏。裴文坦这样写道：

失魂落魄的男女和孩子从四面八方跑来，成群的拥进医院。我们将他们带到街北边的难民营（雅礼中学内）……到天黑时分，进来了三千多无家可归的平民。没有一个日本兵敢闯进住着难民的雅礼中学内……一个日本兵在湘雅路上追赶一名妇女，那妇女逃到医院大门内避难。日本兵气急败坏地要冲进来，被我们医院的西方大汉挡住在医院的小门口。日本兵进不来，便端起刺刀对着西方人的胸前。那西方大汉并不示弱，仍笔直地站着。威胁失败，日本兵只好退下去了。

1941年10月，第二次长沙会战结束，湘雅医护人员陆续回到长沙，对大量的受伤百姓和将士进行救治。裴文坦在书信中说道：

随着战争向湘东北推移，可以用担架运输伤员了。受伤而未死去的老百姓纷纷被送来医院。几乎所有的骨折都有感染，需要截肢或几个月的治疗。几个胸部受伤的病人气喘嘘嘘的，面颊肿胀。没有一个腹部受伤的病人，他们在来医院之前都死去了……医院迅速暴满，我们无法收容。一个医师几乎每天要看50个住院病人和100个门诊病人，做5到6台手术，同时还要接产2次。我们开始琢磨，照这样下去，我们还能维持多少天？

医护人员在近一段时间里会陆续回来，我们能医治好这次日军残酷入侵造成的伤员躯体，但是，究竟需要多长时间才能抹去人们心头深深留下的苦难和悲伤呢？

公共卫生责无旁贷

公共卫生是一道保护着人民大众身心健康的长城，而作为修筑这道长城队伍中的一员，湘雅也一直致力于公共卫生事业：在湘雅成立早期就开展了各种各样的公共卫生服务，如白喉接种、预防天花、灭鼠运动等；即使在抗战时期，大部分学生及教职员工西迁贵阳，依旧有部分湘雅人留守长沙或在沅陵建立分院，协助抗日的救护及卫生防疫工作；解放后，更是组织血防队深入血吸虫病疫区防治血吸虫病，并且直至今天湘雅也以义诊、捐赠的方式支援着湖南省麻风防治工作。

故事一：衡阳扑灭霍乱

1946年6月，春夏之交，湘雅的教职员工正团结一心、集中精力，忙于复员重建。也就是在这时，接到了中华善后救济署湖南分署余署长的特别通知：盼国立湘雅医学院即刻组成医疗队，参加湖南的紧急医疗救护工作。原来，有消息称，衡阳、零陵一带将有霍乱爆发流行的可能。

湘雅接到这份特别通知后，立即选拔6位精干的医护人员，快速组成特别医疗队，携带器材，奉令直扑衡阳市第一育幼院协助医疗工作。

当年，衡阳第一育幼院收容的多为街头流浪的难童。难童在街头染病后，进入育幼院，院内的难童相互感染，导致几乎每天都有难童死亡。7月4日，霍乱爆发流行，育幼院医务人员太少，加之设备有限，甚至出现了一天死五六名难童的情况，病死率相当高。

医疗队自6月20号起至9月27日止，历时共100天，一直坚守在衡阳第一育幼院。他们一行抵衡阳不久，查明衡阳市第一育幼院病童病死率高是霍乱流行所致。于是，医疗队采取一边饮水消毒、注射疫苗的预防措施，一边用磺胺嘧啶等积极治疗的办法，双管齐下，使育幼院病童病死率从一天五六名锐降至不到一名。医疗队在事后的工作报告中称，"若磺

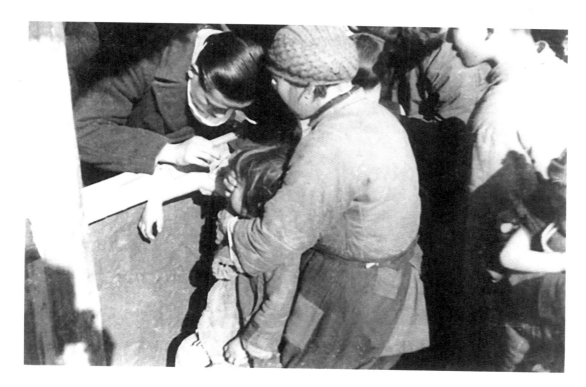

湘雅医院医生给
儿童接种疫苗

胺嘧啶不缺乏，死亡率还可降低。"

　　在此期间，已进入临床实习阶段的李心天、熊宏恩医师也积极参加赴零
陵普爱医院的22支湘雅医疗队，携带大量的奎宁，为控制流行当地的疟疾作
出了贡献。

故事二：伍家岭防治姜片虫

　　1948年8月，为继续利用美援来开发中国农村，南京国民政府继"善后
救济总署"后，曾成立了"中国农村复兴委员会"。当时，湖南省政府在南
京与该会签署了修复洞庭湖堤垸的双边协议，因事涉滨湖十县，获得的相关
款额较大，为此，中国农村复兴委员会设有驻湘办事处来监督这笔款项的使
用。这年秋天，复员长沙的国立湘雅医学院，正在院长凌敏猷教授的带领
下，四处求援，进行着校园的重建与新建工作。湘雅的老熟人、中国农村复
兴委员会驻湘办事处主任张福良先生来到湘雅，想利用"农复会"的资金在
湖南农村进行地方病的防治调查工作。由于他是带着专项经费来的，时任国
立湘雅医学院院长的凌敏猷接受了他的建议，决定在湘雅成立农村疾病防治

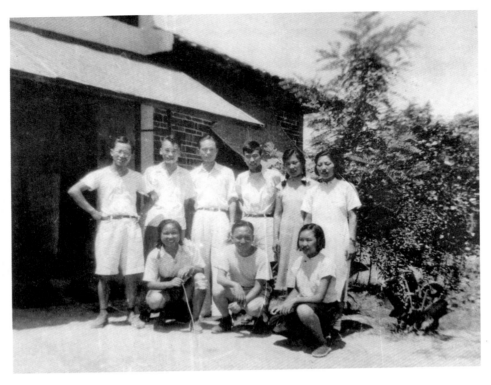

1949 年伍家岭姜片虫防治工作人员

研究委员会，开展湖南地方病的防治研究工作。

姜（薑）片虫病是因姜片虫寄生在人和猪的十二指肠内引起的。其中间宿主为扁蜷螺等。囊蚴附着在菱、荸荠等水生植物上，人因生食附有囊蚴的菱、荸荠而感染。

1949年前，湘雅关于姜片虫病的病案，患者都是来自外省的。但是1949年4月16日，一位生长在长沙伍家岭的8岁男孩，被诊断为阿米巴痢疾与姜片虫病。男孩是本土居民，从未离开过伍家岭，也无吃外地水生植物的机会，却患有姜片虫病，这引发湘雅人前往调查的决心。

经过湘雅教职员工的实地调查，发现长沙伍家岭居民的大便中有姜片虫卵。于是，由国立湘雅医学院农村疾病防治研究委员会拨专款，在学院附属医院内科、公共卫生科、寄生虫科等同仁的通力合作下，在伍家岭成立了防治研究站，开展相关工作。主持工作的是陈国杰、邓一韪两位教授。

一贯使用西医西药治病的湘雅人，尝试用国药槟榔煎水让病人服用，使伍家岭全区64名姜片虫病患者的治愈率达98.4%。此举，大大鼓舞了湘雅人防治地方病的士气，也预示着"中国农村复兴委员会"工作在湖南的成功开始。

故事三：郴州防疟

"船到郴州止，马到郴州死，人到郴州打摆子（打摆子为患疟疾的俗称）。"凡是到过郴州的外乡人，大多有这样的深刻体验。它说明郴州不仅山高路险，水浅滩多，而且，这个丘陵地带还是疟疾流行的区域。湘雅农村防治疾病研究委员会成立后，拨出专项经费，在湘北的血吸虫病防治研究工作取得突破性进展的同时，湘南郴县的防疟工作也在如火如荼地进行着。

1950年7月3日至18日，湘雅人陈国杰、邓一题两位教授，实习医员陈璋先生，检验技佐王绍冰、蔡纪正等一行5人，前往郴县的株木山、陈家楼一带和郴县城区作疟疾的初步调查，目的是了解郴县疟疾流行的严重程度，为政府是否在郴县设立防治实验站提供前期论证。

通过调查，他们得出结论：郴县城区及城区以北的乡下都有疟疾的流行。特别是乡下的情形更为严重，同时还发现有血丝虫病。据此，在中央卫生部的补助及中南卫生部的领导下，湖南地方病防治实验委员会决定设立郴县实验所，研究防治疟疾及其他地方病（如血丝虫病）的方法，同时担负起推进农村卫生工作的任务。是年12月，陈国杰教授带领实习医员方振远、检验员蔡纪正、技术生杨继承、工友戴高东等4人，顶着冬日的寒风，在郴县实地勘察，最后把许家洞作为工作基地。1950年12月25日，郴县实验所就在这里正式诞生。办公用房不足200平方尺，为竹条树皮搭建而成，纯系租用。

根据实地调查统计：已调查过的86个单位，儿童疟疾患者总数为4682人。其中，按单位分布，脾肿率最高者为84.8%，最低的有1.2%；疟虫率最高者为77.7%，最

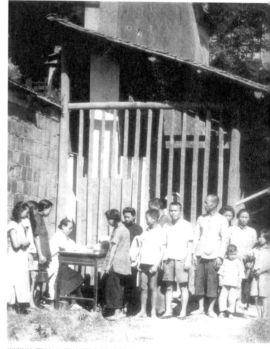

湘雅的医护人员为群众防疟体检

低的有18.9%。这年6月份，试验所曾做过一次全乡的疟疾调查，包括10个村庄、两个煤矿矿工及眷属，共计2549人。按村庄或单位分布，疟虫率最高者为49.3%，最低的有31.5%；脾肿率最高者为47.8%，最低的10.2%。在血丝虫方面，先后完成了10个村庄共1107人的调查，感染率最高的达76.9%，最低的也有35.1%。在媒介昆虫的解剖方面证实：中华疟蚊是血丝虫病的主要传播者；微小疟蚊有传播疟疾的嫌疑，因这类蚊子饲养困难，解剖不多，故暂时不能确定它是疟疾的传播元凶之一。但结合它出现的时期和门诊病人日益增多的趋势，不能排除它传播疟疾的可能。

为了阻断传播媒介，研究所试办了两个喷射D.D.T杀灭成蚊的防治实验区，分别为当地的孙家洞和喻家寨，同时还协助护路解放军营房的灭蚊与防疟工作，使驻军疟疾的发病率较前一年大为下降。

同时，在预防宣教上，把重点放在小学生的卫生教育上，希望通过小学生把卫生工作推进到各个家庭。故此，研究所先后自动担任十家完全小学、五家初级小学、一家民众夜校的卫生常识课程。此外，还采用家族访问、放幻灯片的方式与当地群众密切联系，推广卫生知识。

在防疫注射中，1951年的6月、7月两个月份完成防疫注射5169人，在3月、10月两个月份开展了种痘运动，并协助郴县第五区区政府培训了7名种痘员。

在工矿卫生中，于4月份起，先后深入湘南、马岭、三合、宜章的杨家山等煤矿，调查疟疾及钩虫的发病率。这段时间，在进行妇幼卫生工作的过程中，通过对537位母亲的访问，发现该一时段当地的婴儿病死率竟高达98.7%。

通过一年的辛勤工作，湘雅人更深地认识到：要做好疟疾等农村疾病的防治，有专才固然好，但更需要全面提升医生能力，做到各种疾病都能诊治，甚至检验、护理都能做好；要做好农村和工矿的卫生工作，首先要使他们明确卫生工作的目的、意义，与他们切身利益的关系，这样才能取得他们的支持和积极配合，进而更好地推进工作。医务工作者只有处处了解群众、关心群众，随时和群众打成一片，才能真正做好医务工作。

荆江南堤工地医院实习医生纪实

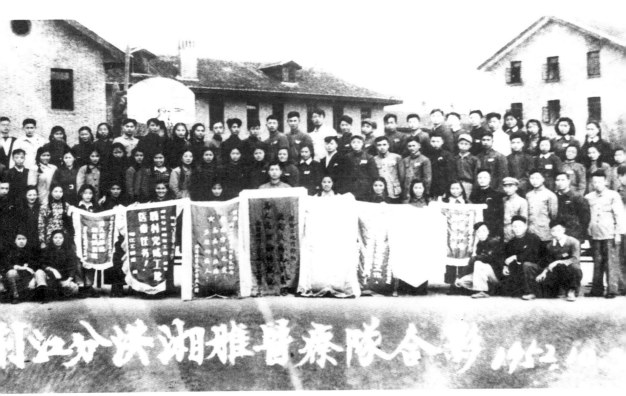

1952 年荆江分洪湘雅医疗队合影

　　1954年特大汛期中，荆江南堤出现多处险情，湖南省荆江南堤工程指挥部要求组建荆江南堤工地医院，由省市数家医院的医护职工参与。湖南医学院附属湘雅医院（今中南大学湘雅医院）委派吴达民、余超俞、数名护士、检验员以及5名外科实习医生前往。

　　当时正值隆冬腊月，天空飘着鹅毛大雪。一行人从湘江长沙码头，乘坐人力木船起航。起航四五天后的一天，突然听到船老板娘在哭啼，船老板在烧香打卦念念有词，忧心忡忡。原来木船下滩时搁浅，船横在急流的滩上，若不及时采取措施，就有翻船的危险。吴达民二话没说，率先跳入冰冻刺骨的河中，随即所有的男士也都跳到河中，经过数十分钟的奋力抢救才将船推直，解除搁浅。为了减轻木船负重，以防再度搁浅，大家都离船上堤步行，让船平稳穿过险滩。土堤高陡，路面冰冻，湿滑难行，只有脱鞋穿袜才能步行，一不小心就有滑到堤下河中的危险。走完这段险堤时，大家的双足已冻木，开步都困难。船过险滩后，才上船继续前行。经过15天的水上生活，终于到达荆江南堤工地医院。

荆江南堤工地医院建筑在堤上，数栋毛草屋就是医院用房，梁柱为竹子，屋顶稻草覆盖，隔板墙为芦苇披泥，两房之间可对话而不见人影，显然是临时性的建筑。病房是一间大屋，有50张木床，床上垫有稻草铺有草席。旁边是医护工作室，在工作室内可观察监测到病人的病情。实习医生要在工作室里写病历，完成病程记录，上级医师查房讲课也可在此完成。手术室、X线室、药房等科室都用白布毯覆盖好，窗明几净，还有厨房、食堂、宿舍、澡堂，可谓麻雀虽小五脏俱全。吴达民任院长、余超龠为外科医师，带领五个实习医生与全体医护人员在此完成医疗教学任务。他们对实习医生要求非常严格，要求每天提前一小时进病房，完善病历，完成三大常规，作好上级医师查房前的各项准备，记熟病历，以便准确地向上级医师汇报病情。在这里，实习医生还肩负远地民工巡回医疗的工作，有闲时还会参加当地工段的打夯修堤劳动。

有一次，工地抬来一位坠落伤的重症伤者，面色苍白，实习医生在上级医师指导下，问病史做查体，发现血压低于正常，脉搏细速，腹肌强直，腹腔有压痛和反跳痛，叩诊腹腔有移动性浊音，腹部X线检查有液平面，上级医师作腹腔穿刺抽出血性液体。结合外伤病史诊断为腹腔内脏破裂出血，以肝脾破裂可能性最大，应立即完善各项术前检查（包括血常规、出血凝血时间、血型）、通知输血者、合好新鲜血、输液、尽快纠正休克、与亲友和工地负责人谈手术风险及可能并发症和后遗症等，在得到家属的合作和理解后，他们立即行剖腹探查，治疗腹腔内脏出血。

无论是当时还是现在，对于低年资的骨科主治大夫而言，完成此项救治任务，都是一个严峻考验和挑战，更何况当时条件极其简陋。吴达民与参与手术的医护人员详细研究治疗方案，下定决心，轻装上阵。病房工作人员给伤者术前静脉用药后，带着静脉输液瓶送到手术室，在上级医生的指导下用开放式乙醚点滴麻醉，严格行腹部消毒铺巾，吴达民行左腹直肌旁切口，开腹后见腹腔内充满鲜血，即用器械杯舀出鲜血数杯，看到出血处在不

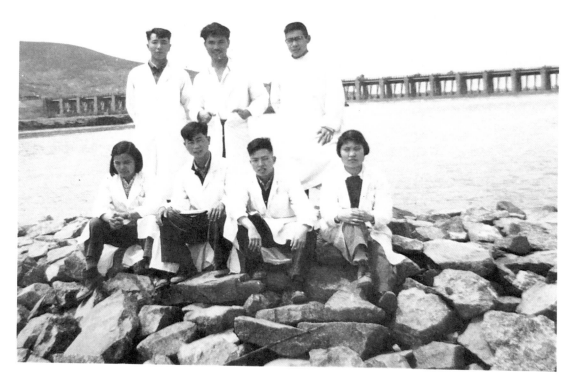

断出血，用大盐水垫压住脾破裂出血处，右手多次设法拧住脾蒂，终于成功。用特大弯钳夹住脾蒂无误，脾出血停止，小心剪开脾蒂与脾的连接，脾与周围软组织无明显粘连，切除脾脏，检查腹腔各脏器无出血，置脾床引流，关闭腹腔手术结束。在医务人员的精心照料下，一个月后伤者康复出院。

　　荆江南堤工程结束时，组织上给予工作积极、成绩显著的吴达民立大功一次，另有一名实习医生立小功一次。

1955 年荆江南堤工地医院旁合影（第二排右 1 为吴达民，第二排右 2 为余超斋）

株洲柴油机厂中毒事件始末

　　1966年3月26日黎明时分，长沙新建的韶山路上，一辆崭新的上海牌绿色小轿车往株洲方向飞驰而去。车速达到70迈，在那个年代算得上最快速度了。车里坐着的是湖南医科大学第一附属医院（今中南大学湘雅医院）的药剂师柯铭清。他正护送一批解毒药剂前往株洲市立第一医院。

　　前一天晚上八点左右，株洲市立第一医院陆续接诊了几名来自株洲农业机械厂（今株洲柴油机厂）的职工，他们都出现了相同的症状：恶心、呕吐、腹部绞痛等。经追问，他们晚饭时都吃了工厂食堂里的油条。院方警觉事态严重，立即上报了市防疫站、卫生局和市政府。

　　进一步调查后发现，工厂食堂的师傅误将化工原料氯化钡认作明矾，用来炸油条。氯化钡是剧毒化工原料，成人口服0.2~0.5毫克就会中毒，0.8~0.9毫克就会致死。当天，误食油条中毒的人数包括职工家属在内，共有168人。

　　虽然病因已经明了，但医生却束手无策，因为当地医院并没有专门针对氯化钡的解毒药物。当晚十点左右，湖南省委的电话打到了湖南医科大学附属第一医院，要求院方立即给出解决办法。医院紧急抽调内科医生、药剂科药剂师，组成抢救小组。柯铭清就是其中之一。

　　在药剂科的采购办公室里，一部老式转盘电话不停地在拨打呼叫，向全国各地特殊药品采购供应站求援氯化钡解毒药。而得到的回复却是——

　　上海：没有。

　　北京：没有。

　　广州：从来没有供应过氯化钡中毒相关的解救药品。

　　……

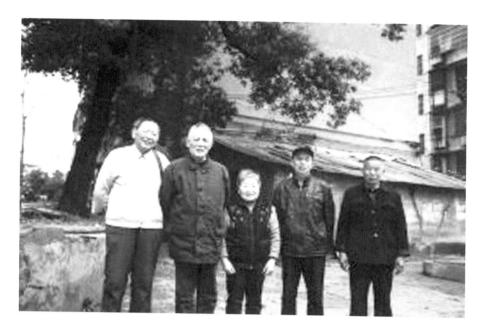

2014 年 3 月 25 日，株洲柴油机厂，柯铭清教授和当年中毒事件的当事人杨权榆、吕月娥、凌寿明、黄自立（从左至右）合影。背景是工厂旧址，现在是职工宿舍。（原载于《潇湘晨报》2014 年 4 月 2 日 A06 版）

向全国各地的求助电话，得到的回复都是一句话：没有。这种情况下，唯有自己研制生产。

中毒患者情况危殆，必须赶在最佳抢救时间——12小时内，把解毒药研制好并送达株洲市立一医院。按常规，一种新药的研制，抛开制药厂的生产周期不说，光是配制仅供医院内部使用的药物，起码都要几个月。哪怕是医院制剂室配制一批常规注射液，至少也需要两天。而氯化钡在体内时间若超过24小时，即使人被救活，也会伤残。当即，内科副主任刘长业、内科主治医师徐万衔和齐振华、心电图技师文涛先行赶赴株洲抢救中毒患者，柯铭清及其他药剂科成员暂留医院找寻制药方法。

无现成的经验资料，也无成熟的救治方法，只能凭着救死扶伤的职业道德和精神，大胆创新。制药室全体人员一边查找相关专业文献资料，一边开动脑筋想办法，柯铭清想起此前与神经外科合作实验时，使用硫酸钡作为造影剂注入脑室。在理论上，如将人体内有毒的氯化钡100%转化成无毒的硫酸钡，就可以解救中毒病人。由此，抢救组设计出了等渗硫酸钠静脉注射液制作方案。之后，仅用8小时就生产出了800公斤静脉注射液。

常规情况下，一种新药从配方设计、原料选定、注射液配制到灭菌消毒、质量检测、动物实验等，再到最后出厂，一共需要经过十一道工序。在灭菌消毒过程中，高压灭菌消毒柜里的注射液需要自然冷却后才能取出，否则会有爆炸的危险，但这样就需耗费5～20小时。此时，株洲传来消息，两位重度中毒患者在解药送达之前就已抢救无效死亡。为了节约时间，抢救组强行高温取药。幸好，没有出现意外。

时间一分一秒地过去，湖南省委书记处委派的专车已经在医院门口等了一夜。抢救组等不到动物实验结果出来，就将注射液装箱上车，由柯铭清护送至株洲。司机把油门踩到最大，一路急驰。车内，柯铭清心急如焚，而坐镇抢救指挥中心的省市领导已收到了解毒药动物安全实验顺利通过的报告。

当柯铭清把尚有余温的解毒药送达株洲市立第一医院时，所有人又犯难了。

通常医生用药是按药厂说明书规定的，现在该怎样开处方？中毒病人要注射多大的剂量？用药后会有什么副作用？这一系列问题摆在每个医生的面前。参与抢救的所有医生，均未医治过氯化钡中毒病人，也没有任何治疗经验可言。他们知道，这些病人都是第一次用解毒药，而且是静脉注射。液体一旦注入体内是无法取回的，这就如同射出去的弓一样。万一出现纰漏，倒下去的将是一大批人。怎么办？

此时，抢救小组根据实验动物的安全数据，提出了一个给药方法，即从低剂量静脉慢滴开始，密切观察病人主要的各项生理指标的变化，加强心电图监测，防止药物不良反应，综合情况见好后，再逐渐增加给药剂量。

这一方案立刻获得支持。

病房里，数十双眼睛紧紧地盯着输液瓶，看着解毒药一滴一滴地流进中毒病人的血管。抢救组给每个病人都建立档案，实时记录他们生理指标的变化情况。166个病人分布在株洲的多个医院，均由抢救小组的医生统一负责。30分钟后，医生报告患者心电图各波段趋向好转，疼痛缓解。这时医生和药师决定加大静脉滴注速度。一小时过后，不少病人已无疼痛中毒症状，心电图也恢复正常。时至中午，各医院中毒患者的危急症状都得到了有效控制。一个星期后，166名患者相继康复出院。

2014年3月26日清晨，一辆车速达到110迈的汽车在长株高速公路上飞驰。时隔48年，柯铭清再次前往株洲，揭开了这段被历史尘封的往事。

48年过去了，想起那惊心动魄的24小时，柯铭清还会为当年的大胆而心有余悸。可就算时光能倒流，让他回到从前，他就会改变决定吗？未必。当需要承担的责任就在身边，那就迎上去，不绕开，担起来。至于个人得失，不在湘雅人的计算范畴之内。

越南野战医院建院记

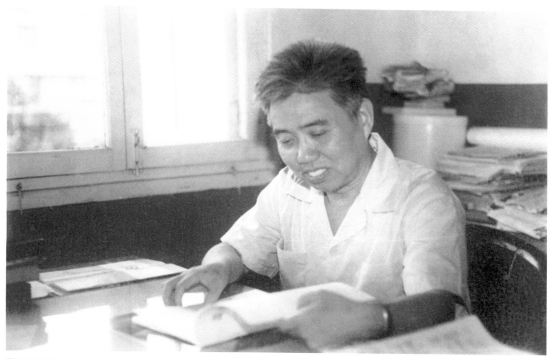

图为李绍裘

　　1969年冬天的一个夜晚，李绍裘接到主任的一通电话。第二天一早，他就火急火燎地赶到医院。主任已经到了，一脸严肃。

　　原来，卫生部接到中央指示，要创建援越抗美医疗技术组，帮助越南清化省创建一个两百个床位的野战医院。卫生部把这个任务交给了湖南，由湘雅医院负责。院里经过商议，决定派李绍裘去。

　　这件事，李绍裘没有推辞，也没有声张。他的妻子忧心忡忡："那边正在打仗，不小

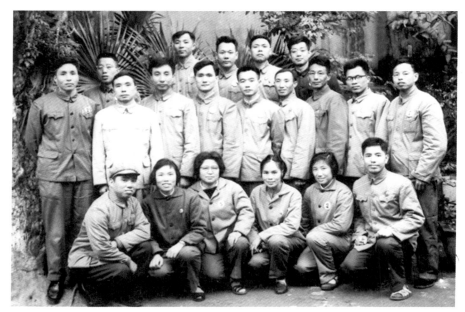

抗美援越医疗团在我
国驻越大使馆合影
湘雅参加的员工是：
头排左一．李绍裘、
左二．杨成宇、左
四．薛德泉；中排左
三．严联辉、左四．王
成业、左六．马德芳
（团长）；后排左三
王善仍

心就会没命的。"她担心的何尝不是李绍裘所担心的呢？枪弹无眼，到了那里，谁也不知道会发生什么。

　　元旦前夕，李绍裘接到了启程通知。12月26日，他到达北京，在卫生部与其他同事商讨建院事宜。

　　除夕，早上八点，火车开动，李绍裘开启了越南援助之旅。

　　大年初一的下午，火车抵达河内车站。越方代表和我国大使馆人员已经等候多时。随后，他们去了越南卫生部，就这次援建任务进行了深入交谈。越方表示会负责医疗技术组的饮食、住宿等生活问题，全力支持野战医院的建设。

　　20世纪60年代，越南的社会经济条件相对落后。再加上战争摧残，不仅道路、电力等基础设施无法正常使用，百姓维持生存的物资也十分紧缺。医疗技术组的成员们都被安置在清化省的一个招待所里。周围的房屋已经全被炸毁，只剩下残垣断壁。李绍裘望着这一片荒凉的景象，不禁担忧，恐怕招待所也难逃被轰炸的命运吧？

　　要建设一所新的野战医院，最重要的就是要找到合适的落脚点，保证医院不受战争灾害的威胁。所以，他们要做的第一件事情就是勘察地形。

　　清化省虽然位于红河三角洲地区，可那里的地形并不平坦，整个省被绵延起伏的大山围绕着。山上有的是一片片热带雨林，树藤缠绕，人一进去就像被吞没了一样，找不到踪影；有的又是悬崖峭壁，犹如一把把宝剑直耸云霄。在这样的环境里，想要找出一片理想的地块来建立医院并非易事。李绍裘每天早上随医疗技术组从招待所出发，顺着地形不断进行勘测。饿了就拿出准备好的干粮就着河水填饱肚子，累了就以天为被、以地为席稍作休息……终于，他们在距离清化十几公里外的山脚下，发现了一处合适的建院场所，正式开始了建院项目。

当时，美越两国交战正酣，美国空军对越南进行空袭，每天都有数不清的炸弹从高空落下，爆炸声不绝于耳，待在室内都已经胆战心惊，在室外行走更是随时都有被炸飞的危险。由于项目是中方资助援建的，医疗技术组每天都需要往返于清化和河内之间，向大使馆汇报建设进展。开车走在路上，美军轰炸后留下的弹坑随处可见，大的有六七米宽，小的也有三四米。坑里坑外都裸露着红土及碎石，一遇到下雨天，路面就泥泞不堪。马路十分狭窄，一边是高耸入云的苍茫山脉，一边是湍急流淌的河流……危急的战争形势加上险恶的地形，说不害怕是骗人的。每次乘车，李绍裘的心都提到了嗓子眼，不仅要担心美军空袭，还要时时注意脚下，生怕一个疏忽就会发生意外。就是在这样恶劣的条件下，医疗技术组的成员们坚持每天驱车两百多公里，往返于两地，一边要保证工程建设进度，一边及时向大使馆汇报工作进展。

除了担心美军的轰炸外，最让李绍裘难以忍受的就是越南的天气。尤其是到了夏天，不仅雨水多，温度也高，最热的时候气温可以高达40多摄氏度，而且还会持续一两个月。稍微活动一下，就大汗淋漓。有时候搬运国内运来的药品和医疗器械，衣服会全身湿透，就像刚从水里捞出来一样。

夏天也是各种动物活动最频繁的时候，蚂蚁、蚊子、蛇……常常在招待所神出鬼没。有一次，李绍裘炒菜的时候掉出去了一些菜叶，当时没有及时打扫。等他再回到厨房的时候，炉灶上已经爬满了黑黢黢的大蚂蚁。越南的蚊子也十分凶猛，被"咬"之后皮肤上立马就会起一个硬币大小的红包，几天都消不了。招待所外面的树干上时常爬着各式各样的蛇，响尾蛇、花蛇、锦蛇……起初大家还很害怕，后来也都已经见怪不怪了。

经过两年的建设，越南野战医院竣工了。李绍裘的使命完成了，他带着满满的回忆和自豪坐上了回国的火车。

第一次援外记忆

1973年初，湖南医学院附属第一医院（今中南大学湘雅医院）外科医生刘恕把家里的粮票和餐票都拿出来，放在了最显眼的地方。这一年，湖南省向塞拉利昂派出第一支援外医疗队，刘恕成为其中一员。这些票是她为两个孩子准备的。

出国援外为期两年，家庭始终是她的牵挂。刘恕是独生女，父母均在山东，女儿刚上初中，儿子还在读小学。丈夫是湘雅二院的儿科医师，独自照顾家庭和孩子有些困难。她把孩子托付给老邻居照应，并且留下足够的粮票、餐票等各种票证，放在孩子们也能够得着的地方。

1973年3月，几经辗转，第一批医疗队到达了塞拉利昂罗梯芬克（Rotifunk）医院。这是上一年刘恕随队长邱明义（时任长沙市卫生局局长）实地考察近一个月之后选定的医疗点。

医疗队一共18个人，包括内科、外科、中医针灸、麻醉科等医师和厨师、翻译、司机。他们4~5个人住一间房。房间非常简陋，里面只够放两张床，没有柜子；房顶是一块旧铁皮，吊着一个吱吱作响的风扇。那里的蚊子很多，也很厉害。只有配发的一床毛巾被和一顶蚊帐。为了赶蚊子，刘恕还专门从国内带了一把蒲扇，但还是总被蚊子咬。而且医疗队每个人都打过摆子（疟疾的俗称），畏寒、发烧的时候只能用毛巾被把自己包裹得严严实实，等待好转。

最让医疗队成员们难以忍受的就是交通和通讯不便。他们从北京出发去往塞拉利昂，要在英国、巴基斯坦等多个国家停留，或是加油或是转机。开往非洲的飞机很小，也很颠簸，有的队员适应不了，吐了一路。很多队员都是第一次坐飞机，本来心里还很期待，经过这么一折腾，他们都说再也不愿意坐了。

在外两年，医疗队的成员们与家人的唯一联系就是书信。当时是通过海运送信的，每

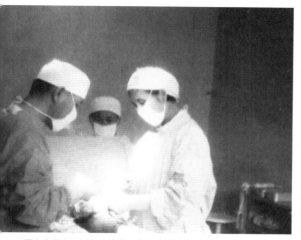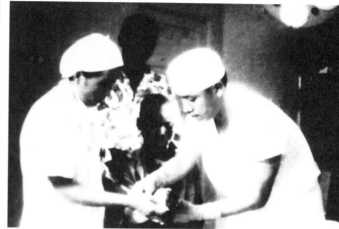

图左为巨大腹股沟疝手术；右为骨折固定

个月只能等到一次，有时候还会因为各种原因误期。有一段时间，刘恕的女儿患上营养性贫血，血色素低至4~5克。刘恕从信中得知后心急如焚，但又没有任何办法，只能一个月一个月地等着书信带来的消息。

当地物资也很匮乏，日常用品都要自己带足，这对女队员来说更是困扰。那时候还没有现在这样多的卫生用品，用的都是黄草纸。因为飞机限重，每个人只能带一个行李箱，而女队员的箱子里都装了大半箱的黄草纸，因为她们要带够两年用的量。这个时候，她们不由庆幸塞拉利昂处于热带，只需要带几套短袖衫，而不需要再带冬衣。

除了医疗人员乘坐飞机外，其他的医疗物资只能用轮船运载。但是海运时间很长，抵达塞拉利昂时，石膏受潮了，一些药品过期了，医疗器械也多多少少有些损坏。当地的车祸发生率很高，外伤性骨折病人很多。器械不够用，医疗队就用大煮锅来消毒；运来的石膏不能用了，他们就自制夹板做固定。因为缺乏设备，放射科、检验科的队员都只能做一些常规检查。而且，当时人手不够，大家根本不分资历级别，也不分医、护、科室，什么事情都一起分担。比如，疝气在那儿也很常见，并且都很大，有的因没有得到及时治疗都坠至膝盖。要是碰到大疝气手术，就由外科的队员主刀，其他科的队员轮流帮忙。两年间，他们光是做疝气手术就有上百例。

其实初到罗梯芬克，除了条件艰苦，医疗队还受到过当地人的质疑。有一次，一个病人对刘恕说："你看，这是美国给我们建的水塔，这是英国给我们修的学校。可是你们在这儿呆一段时间就走了，什么也不会留下。"面对这样的质疑，队员们时时警醒自己，要把大爱无疆的精神留在那片贫瘠的土地。在两年的时间里，他们为妇科患者切除几十斤重的卵巢囊肿，抢救宫外孕大出血、难产患者。在罗梯芬克的时间越长，他们无偿救治的病患就越多，也越受到当地人们的理解和尊重。总统斯蒂文逊还特地去看望过医疗队的队员。当地的一些官员也会找医疗队看病检查，他们对中国的针灸疗法尤其称赞。

1975年8月，是医疗队回国的日子。他们站在医院前面的空地上，用队长的黑白相机照了一张合影。

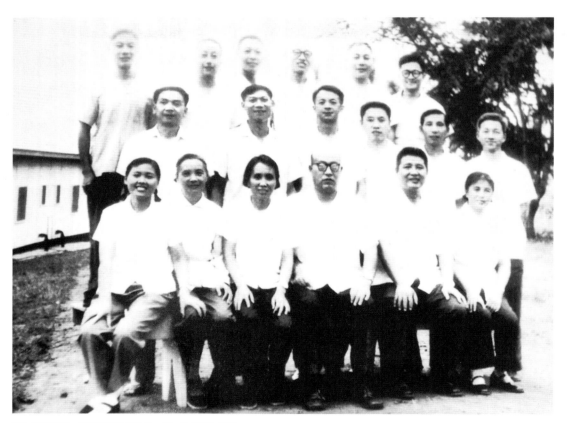

图为湖南省第一批援塞拉利昂队员，第一排左三为刘恕
附 1973 年湖南省第一批援塞医疗队中湖南医学院附属第一医院成员名单：
刘恕，女，外科，援外时间为 1973 年 3 月至 1975 年 8 月；
谢礼逊，男，放射科，援外时间为 1973 年 3 月至 1975 年 8 月；
王泉良，男，五官科，援外时间为 1973 年 9 月至 1976 年 1 月

那些年，那些甘当"小白鼠"的湘雅人

湘雅的很多医药护技人员都曾当过"小白鼠"，在科研条件有限、时间紧迫等客观条件下甘愿以身试"毒"、以身试药，这种舍己为人的"湘雅精神"值得每一位湘雅人学习。

汤飞凡：成功分离沙眼病原体并甘愿成为宿主

沙眼病历史悠久、流传广泛、危害巨大，自十八世纪开始，全世界的科学家们就开始致力于沙眼病原体的研究，并围绕着沙眼病原的问题争论不休，但始终没有定论。湘雅首届毕业生汤飞凡希望通过研究沙眼病原体找到预防和治疗沙眼的方法。

从1929年重复野口英世分离沙眼病毒的方法，证明其分离方法并不能真正分离沙眼病原体，到抗战期间研究被迫中断，再到1954年重新研究沙眼病原体，转眼间即是20余年，汤飞凡更加觉得沙眼病原体的研究已刻不容缓。他花了整整一年时间，在同仁医院沙眼门诊采集了200例典型病例样品进行病原分离工作。经过一年多的摸索，他建立了自己的分离方法：采用鸡卵黄囊分离病毒，并同时使用青霉素和链霉素抑制细菌，终于在1955年8月10日成功分离病原体，取名为TE8。

作风严谨的汤飞凡没有急着对外宣布成功。他认为，虽然试验成功了，接下来还要找到一个健康的宿主植入TE8，如果能够引起宿主患上沙眼，才能算作真正的成功。本着"如果科学研究需要用人做实验，科学研究人员就要首先从自己做起"的原则，汤飞凡请助手帮忙将TE8滴入自己的眼睛，成功造成了沙眼。为了观察全部病程，汤飞凡坚持不做治疗，冒着失明的危险用这只红肿发炎的眼睛坚持工作了40天，完整记录了沙眼的整个病程，证实了TE8就是引起沙眼的病原体，才肯接受医生的治疗。

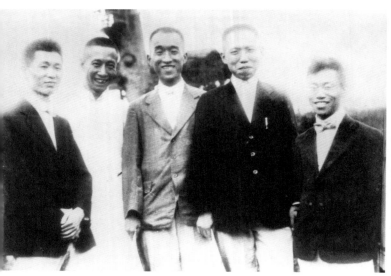

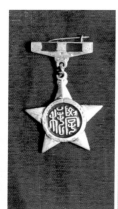

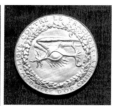

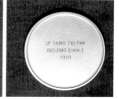

↑ 汤飞凡在湘雅读书时使用的校徽及1981年国际沙眼防治组织授予的金质沙眼奖章

← 1921年湘雅毕业的汤飞凡博士（右一）与同学合影。右起二为张孝骞，三为萧元定

伍汉文：连夜赶制并亲身试验铅中毒解药

新中国成立初期，我国工业建设突飞猛进，随之而来的工业污染、粉尘危害成为"健康杀手"，逐渐增加的职业病引起了湘雅医院内科医生伍汉文的高度重视。

经过深入工厂、矿山实地调查、讲学，7次下坑道深井，考察车间的污染，查看采矿现场，伍汉文发现粉尘中铅锌含量远远超标。于是，他就给工人体检，做化验，发现炉前工都有不同程度的铅中毒。可是当时国内没有铅中毒解药，他心急如焚，夜以继日地查阅国内外医学文献，终于发现英国生产有一种解药，经核实后确定为化学金属络合剂EDTA-Na。

随后，伍汉文与医院药剂师柯铭清一起，按照静脉注射制剂要求，连夜赶制出铅中毒解药。解药虽然研制出来了，但是因为没有做过动物实验，还不能给患者使用。由于当时条件艰苦，没有动物供实验用，伍汉文义无反顾地让护士将新研制的解毒药通过静脉注射的方式注入自己体内，在证实了药物没有问题后再给中毒工人治病，工人们很快康复了。

后来，他又研制出治疗铅中毒肠痉挛、腹绞痛的硫酸镁注射剂，还探寻出用口服钙剂加维生素C防铅中毒的方法，填补了我国职业病防治的空白。

柯铭清：以身犯险的药学专家

抗美援越时期，湘雅药剂科柯铭清听说越南山区有很多士兵不是被敌人炮火打伤，而是被毒蛇咬伤，非常着急，他希望能够研制出一种解毒药，缓解士兵们的痛苦。于是，他在当时一无设备、二无经费的极端困难条件下做起了试验。

为了研制蛇毒解药，柯铭清冒着被毒蛇咬伤的风险进深山捕蛇，并抓获一条当地有名的毒蛇——烙铁头，将其捆绑后带到小水电站，通过用电刺激蛇身取毒液进行研究。成功获取蛇毒液后，他便开始翻山越岭采集中药。经查阅文献与仔细筛选后，柯铭清锁定了万年青和山苦瓜两种药物。由于条件限制，他只能在从老乡家里要来的狗和检验科抽过血后不要的羊身上做动物实验。为了保证蛇毒解药的安全性，柯铭清没有时间考虑以身试药的后果，试着将蛇毒解药给自己臀部的肌肉注射，结果不到几分钟便浑身发冷，注射处红肿如碗。他却没有放弃，忍着疼痛继续工作。

20世纪70年代初，柯铭清接到了一个紧急的任务——从草药中提取矮地茶有效成分。当时由于时间紧、任务重，柯铭清在没有毒气柜安全保证条件下采用甲醇作提取溶剂，大量接触到有毒气体，眼睛受到较大损伤。短短几天，他的视力就由1.2陡降到0.5，至今右眼都没有恢复。提及此事，他津津乐道，"我一点也不后悔，而是感到非常荣幸。"

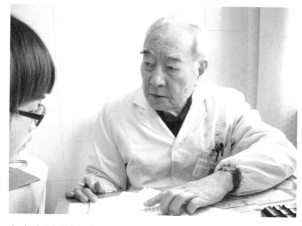

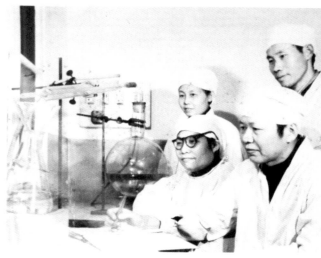

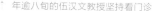 年逾八旬的伍汉文教授坚持看门诊

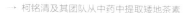 柯铭清及其团队从中药中提取矮地茶素

一个红小鬼的援外岁月

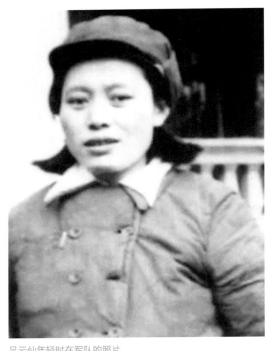

吕云仙年轻时在军队的照片

1977年10月，中国第三批援塞拉利昂医疗队出发了，其中一名队员就是湖南医学院第一附属医院（今中南大学湘雅医院）的内科医师吕云仙。她曾是一名红小鬼（对中国工农红军中小战士的昵称）。1938年2月，年仅十一岁的吕云仙随父亲参军，在八路军一二九师野战医院历任看护、调剂员、司药、医生。她也曾在百团大战、关家垴等战役中参与战地抢救，于1950年转业到湘雅医院。

刚到塞拉利昂不久，医疗队就遇到一位棘手的病人。病人名叫木木斑古拉，是塞拉利昂新闻广播部部长的弟弟。他已经在当地马博罗卡医院治疗两周仍没有确诊，后因病情恶化才深夜转到中国医疗队所在地罗蒂芬克医院抢救。有经验的医师都知道，收治这种诊断不明的昏迷休克病人，医生需要承担很大的风险。然而，在这种时候，队员们根本来不及计较。吕云仙详细了解病史后，给病人做了各种检查，细心观察病情变化。最后，在二十四小时内就确诊病人为伤寒并发心肌炎。对症下药后，病人在5天后终于苏醒，一个多月后病愈出院。

吕医师这种使病人化险为夷的故事在塞拉利昂人民中广为流传。许多当地的民众称赞她是"驱赶死神的人"。塞拉利昂的史蒂文斯总统甚至断言，只要到了中国医疗队那里，就可以放心了。

有个名叫哈雷·塞鲁的少年患化脓性脑膜炎，一直高烧昏迷，抽搐不止。病人家属一度丧失了抢救信心，要求带病孩回家。医疗队的队员们一方面耐心劝慰病人家属，一方面寻求新的抢救办法。到了病人入院的第5天深夜，病孩突然抽搐加剧，牙关紧闭，喉咙伴痰液呜呜作响，眼看就要窒息死亡，情况万分紧急。抢救这种病人，最好的办法是立即实行气管切开术。可是，没有耳鼻喉科医师，也没有必要的手术器械，医院偏偏这时候又一次遭遇停电。吕云仙急中生智，用手电筒打光，用调匙柄撬开病人牙关，伸进手指，一点一滴地给病人掏痰，然后又用鼻饲管吸痰。经过一番紧急抢救，病人的呼吸终于顺畅。尔后，她又打破常规，用大剂量冬眠灵、非那根等镇静药物，使病人停止抽搐，成功阻断病人因大脑缺氧引起的恶性循环。近两个月后，哈雷·塞鲁获得新生。

原来有人担心"他好了也会出现智障"，可后来，他到首都弗里敦上中学，成绩优异。他曾多次和父母到医院探访吕云仙，还送去好几百斤香甜可口的上等蜜橘。盛情难却，吕医生收下了蜜橘并转送给了医院塞方的职工。

1980年，塞拉利昂暴发内战，整个国家陷入战乱。首都弗里敦内外枪炮声不断，许多市区建筑淹没在一片浓烟烈火之中，情况十分危急。一天，医院收到大使馆发来的撤退令，但因工作需要，医疗队人员只能分期分批撤离回国。当时大家都很紧张，个别队员有些惊慌，甚至焦虑哭泣，情绪很不稳定。此刻，吕云仙大声向当时的驻塞田平大使表态："请大使和党组织放心，虽然情况紧急，任务繁重，但我一定协助大使馆做好大家的思想工作，站好最后一班岗，完成所有工作任务，保证最后一个撤离。"

她做到了。

在那一段时间里，由于战乱引起的停水停电严重影响了医院的正常工作，但吕云仙与留塞队员依旧每天开门营业，收治病患。他们白天看门诊、管病房、值急诊班，利用休息时间给重症病人换药打针，翻身擦洗，到了夜间组织大家接好生活用水。一天下来，他们经常只睡三四个小时。战火纷乱，工作更加需要细致，微小的疏忽可能会带来意想不到的后果。他们凭着"如临深渊，如履薄冰"的谨慎态度治病救人，多次防止了事故的发生，解决了许多在当时看起来几乎无法解决的医疗难题。他们利用盐水瓶和旧塑料管制成持续性排气装置，使危在旦夕的自发性张力气胸病人转危为安。为了急救脱水性酸中毒病人，他们设法一昼夜输液 11 000 多毫升，使腹大如鼓的结核性腹膜炎病人奇迹般地恢复了健康……数月后，执政党平息了战乱，在政局恢复相对稳定时，中国第四批援塞医疗队前来进行了工作交接。

1980 年 10 月，吕云仙怀揣"全国援外先进工作者"的荣誉，回到祖国。原卫生部钱信忠部长握着吕云仙的手说："我们八路军的红小鬼在国外当专家，为祖国立了新功。"

1978 年湖南省第三批援塞拉利昂医疗队中湖南医学院附属第一医院成员名单：

吕云仙，女，内科，援外时间为 1978 年 3 月至 1980 年 3 月；

朱敬璋，男，妇产科，援外时间为 1978 年 3 月至 1980 年 3 月；

曹洪斌，男，药剂科，援外时间为 1978 年 3 月至 1980 年 3 月。

"非典"之役中的湘雅

2003年的春夏之交，"SARS（传染性非典型性肺炎）"犹如一个幽灵游荡在大街小巷。它所经之处，无不蔓延着恐惧。在"非典"阴影的笼罩下，长沙也拉起了警戒线。

连夜成立的药品供应小组

一天夜里大概9点钟，电话突然响起——"紧急会议，院办公楼会议室"。

湘雅医院药剂科的龚志成接到电话后，一路小跑着穿过熟悉又局促的小路。路旁花枝往外伸长，勾戳着他的衣角，他用手撇开，加紧步伐。

推开门，一屋子的人，龚志成顾不上跟各个科室的同事寒暄，直接问道：

"现在是个什么安排？"

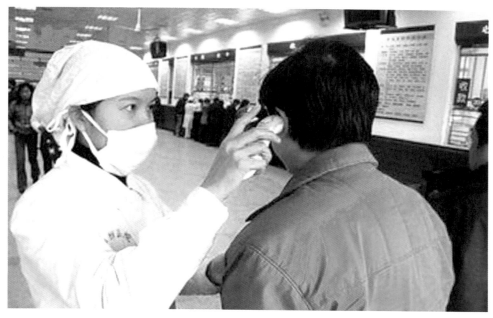

"非典"时期，湘雅医院护士为每个进门诊大厅的市民检测体温

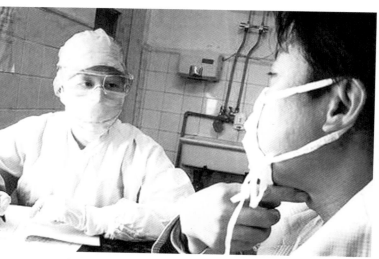

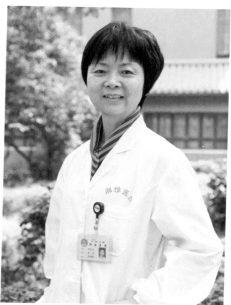

↑ "非典"时期，湘雅医院高热门诊科正为高热病人作检查

→ 胡成平教授 2003 年作为省首席专家为湖南省"非典"疫情控制做出了巨大贡献，被评为湖南省劳动模范，并荣获"全国三八红旗手"

大家面面相觑。

"那怎么做？"

一阵沉默后，孙维佳副院长开口说道："集结全院力量抗击'非典'，首要的保证是药品货源。"

"那就从今晚开始吧。"龚志成第一个回应。

他立马给科里打了一个电话："咱们得成立一个防治'非典'药品供应小组"。

几个小时之后，药品供应小组已经开始有条不紊地工作。

这场"战役"少不了的"弹药"

此时此景之下，医院几乎成了唯一人流密集的区域。为了防止疑似病例的出现和蔓延，药剂科必须做好严密的消毒工作。

13天内，2300多瓶消毒剂、6000多瓶84消毒液、12 000多支阿昔洛韦滴眼液，每天煎煮2000多副中药……有时还得随时补充。几日前，普制科小组长李旭峰的弟弟因肝癌去世，正在乡下老家处理后事的他，接到制药任务后连夜赶回医院加班。就像打仗需要弹药补给一样，这场"战役"背后，是药师们用体能和责任拉出的安全防卫线。

几乎每天，药剂科长长的过道里都充斥着复杂且刺鼻的气味，那大概就是过氧乙酸混合中药的味道。

由于配置过氧乙酸这种强消毒剂会产生强刺激性气味，这些气味一股脑窜进眼里、鼻腔里，会呛得人难受。科室里时不时就会传出阵阵咳嗽声。那时候没有机器作业，配制消毒剂时只能拿着玻璃棒不停地进行人工搅拌，戴着的简陋口罩根本没有多大用处。那段时间，大家的嗅觉明显减退，天天吃着盒饭，完全闻不到饭菜的香味儿。

手工分装室里坐着几名穿着白大褂的药剂师，没人吭声，自顾自地忙着手头的事情。刘悦昌仔细清洗着回收来的有内盖的旧冰醋酸和双氧水废瓶，双手泡在有残留药液混杂的水里，有点浮肿溃烂。郭皓和其他人分装着消毒剂，裸露着一截手腕，手臂侧面贴着创口贴，隐约有点腐蚀过的痕迹。药液时不时溅出来，他直接用袖口抹掉。龚志成帮他把乳胶手套提了一下，往袖子上箍一箍——他的手套太小，老滑下来，露出一小段腕子。他淡淡地说："没事儿，大家都这样。"

他们每天需要手工分装200多瓶消毒剂，有时候药液溅到手上，皮肤烂了都没空搭理。几天下来，没有一个人手上的皮肤是光滑的。

都这个时候了，谁还管什么保留"机密"？

"非典"期间，药店药材、消毒剂卖到脱销，金银花、贯众两味药始终无法正常供货，药店仓库都是零库存。这种情况持续了半个多月，许多药店贴出了暂停"非典"预防药方销售的通知。但此时湘雅医院的药剂科却仍然在全国各地组织调配原料，每天24小时不间断生产。

从3月底开始，药剂科每天都在不停地煎预防"非典"的中药，几十副甚至上百副。煎药房中原来的两组6只小煎药锅根本不够用，为此专门添置了一只大锅。

药剂科平时药的走量就比较大，所以药房内的药柜很大，贴着标签的抽屉足有半米宽。但这一阵子，大药柜也基本派不上用场了。配药台宽4米多、长3米多，旁边并排放着8个一米多高的大编织袋和十多个纸箱，里面屯的正是熬制中药需要的八味原料和刚刚配制好的消毒剂。

柜台外人满为患，队伍的长龙已经排到了楼梯口。别说新职工了，就连在药剂科工作几十年的人也没有见过配药台外这么多人同时买近百副同一配方的药。

龚志成穿过熙攘的人群回到办公室，雾气氤氲中满屋的苦味儿弥漫，炉火灶台上的陶罐"咕嘟咕嘟"冒泡。突然一阵电话铃声猝然响起——电话那头的声音异常急切，想要咨询过氧乙酸的配制方法。他几乎不需要在脑子里组织言语，就将配制方法、注意事项以及使用方法脱口而出。"多准备点儿体温计，让单位同事每天都量量吧！"他最后还嘱咐了一句。

"万分感谢！终于没碰壁，问到了！还是你们湘雅好啊！"隔着电话，龚志成仿佛能感受到他拍桌起身时的激动。

整整一周，龚志成每天都会接到几十个这样的求助电话。前一周，省、市药监局领导到湘雅视察，特批湘雅所生产的抗"非典"消毒剂过氧乙酸可作为面向社会销售的定点药品。同时还要求医院在社会各机关单位求购此药时，要尽量保证供应。接着，湘雅医院对省农业厅机关、农业厅植保站、省绿色食品办公室等10多家单位和诸多个体的求购给予了支援。为此，药房昼夜不息地忙碌着。

在这从天而降的灾难面前，所谓的保留医疗"机密"已经微不足道。尽快救治和帮助更多的病患，是湘雅的责任。

5月3日，乌黑的云沉重地压在长沙城上空，暴雨马上就要来了，药剂科的人依旧各自忙着手头的事情。

这是2003年，春夏之交。

流淌在血液里的责任与担当

2003年11月13日的下午，中南大学湘雅医院急诊科医生罗学宏与肾内科医生宁建平匆匆赶到省卫生厅。紧接着又驱车离开，去往平江县，参加一起重大群体中毒事件的抢救。

11月的长沙，秋意正浓。宁建平刚完成震惊全国的衡阳11·3特大火灾医疗救治任务，风尘仆仆地回到医院。还来不及平复心绪，又一次陷入紧张。

视频5

视频5 湘雅急诊科

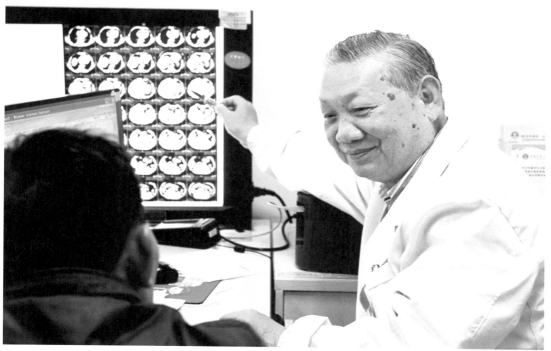

图为罗学宏教授看门诊

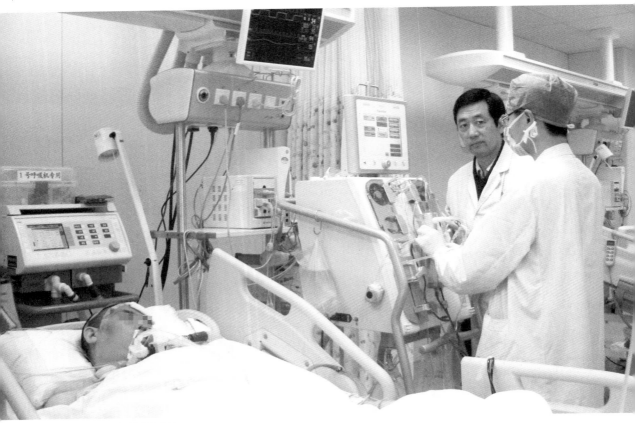

图为宁建平教授救治患者

　　就在当天上午，岳阳市平江县的一所小学，有近三十名低年级的小学生中毒，初步调查判断可能是"毒鼠强"中毒。在省里医疗专家组出发之前已有两名小孩死亡，其他的小孩大多处于昏迷、躁动及抽搐状态。

　　这次中毒事件已经惊动了省委省政府与国务院高层领导，得到的指示是不惜代价全力抢救，力求不再发生死亡情况。当时主管文教卫的许云昭副省长和卫生厅刘家望厅长已经先行去了事发地。天色渐渐暗沉，车外的风声越来越紧。

　　到达平江县人民医院时，天已经黑了。医院里乌压压的一群人躁动不安。二十六个孩子躺在病床上，面色苍白，每个孩子身边都有三四个亲属守着，他们焦急、愤怒。

　　罗学宏和宁建平迅速巡视病房后，来到医院办公室参加省市县联合大会诊，商讨救治方案。其中一个主要议题是：中毒患儿是就地抢救还是转至长沙大医院治疗？

大家端坐在会议桌前，表情凝重，压低了嗓子悄声和左右的人议论着，但是迟迟没有人公开表态。过了一会儿，有人站起来说道："当地的医疗条件有限，现在患儿病情严重，医疗救治的技术操作难度也很大，应该马上转院抢救。"接着，大部分人也纷纷表示应该尽快转院。罗学宏和宁建平一直沉思着。

"毒鼠强"是一种毒性剧烈的灭鼠药，早在1991年国家就已明令禁止生产销售，到目前还没有特效药物能够解毒。当地医疗条件有限，转移到省城大医院无疑是一个较保险的救治方案。可是，即使转院，也没有人能够保证最后的救治效果，并且万一在转院的过程中发生意外，后果不堪设想。

大家还在激烈地商讨着，可办公楼外已经聚集了一百多名患者家属，他们都在等待，等一个可以救命的决定。

此时，刘厅长眉头紧锁，把罗学宏和宁建平单独叫到外面，用期待的眼神望着他们，问道："二位教授，你们是什么意见？"

他们相互看了一眼，笃定地说："权衡利弊，从大局考虑，就地抢救为上策。"

其实，对他们个人来说，转院或许是更好的选择。那样，他们就能把自己需要承担的压力和责任降到最低。然而，这已经不仅仅是一个医疗问题，更关系到社会责任。利弊得失，他们在心中有过权衡。作为医生，他们必须坚守生命至上的信念。在生命和责任面前，他们怎能推脱？

回到会场，刘厅长和许副省长简短地交换意见后拍板决定：就地抢救！随后，根据罗学宏和宁建平的建议，会议对"就地抢救"方案一一作了部署。

对中毒患儿的主要治疗手段是血液灌流，也就是用吸附的方式把血液中的毒物吸附清除掉。血液灌流的具体操作由宁建平实施，而前后的医疗和护理则由罗学宏负责。当地医院的医生对血液灌流都不大熟悉，现场指挥决定立即从省级医院增派懂血液透析的肾科医生或ICU医生、护士以及麻醉科医生——因为患儿病情不稳定，治疗不合作，需要进行镇静与安眠。

在做血液灌流之前，他们要给每个患儿抽血，送省疾控中心检测毒物浓度，以此作为安排患儿进行血液灌流先后顺序、考虑是否需要再次进行治疗的依据。有人说："没想到，你们湘雅的专家还挺能运筹帷幄，很有策略啊。"

外面依旧一片漆黑。病床上孩子们急促的心跳，让等待验血结果的时间变得格外漫长。

时间就是生命，他们等不及验血的结果，先行对病情严重的患儿开始实施血液灌流治疗。

凌晨时分，卫生厅从其他医院抽调增派的医疗人员到了。因时间匆忙，他们也只带了些简单器材。救治设备统统算起来，也就只有当地医院的三台透析机，加上三台血泵和灌流器。他们当即分成三组，像流水作业一样，每做完一个血液灌流，就将后续的处理交给其他的医护人员。

血液灌流体外循环量需要200多毫升，而患儿年龄小血容量少，治疗过程容易引起患儿体内血容量大幅度下降和增加，从而导致低血容量和心衰等状况。并且，患儿血管纤细，建立血管通路的难度较成人更大。因此，在操作上，必须更加小心谨慎，他们要时时监测患儿的生命体征，以防不测。

夜渐渐深了，摇曳的灯光洒落在医生、护士布满汗珠的额头、忙碌不停的指尖，照耀着治疗机上静静流淌的血液。

做完第一轮的血液灌流，天亮了。根据血液检测结果，他们对病情严重的患儿进行了加强治疗。医务人员在医院里足足守了三天三夜。庆幸的是，经抢救，26个孩子都平安了，没有一例死亡。

几个月后，省卫生厅对这些孩子进行了追踪回访。他们都恢复得很好，没有并发症，也没有后遗症。

湘雅在抗震救灾现场

2008年5月12日，四川汶川地区突遭里氏8.2级强烈地震。湘雅医院迅速作出反应，决定派出技术最好、经验最丰富的医疗队前往灾区抗震救灾。消息一经传出，全院3000多名职工纷纷报名，要求参加抗震救灾医疗队。当天，红色的请战书贴满了医院的宣传栏。年逾半百的李康华也是其中的一名请缨者。

一支以骨科、普外科、心胸外科、神经外科、麻醉科等专家和手术护士为主体的湖南省抗震救灾第一队迅速建成，由临床经验丰富的骨科专家李康华担任队长。

5月14日，医疗队紧急赶赴地震灾区。晚上11点，到达重灾区彭州市，在市中医院安

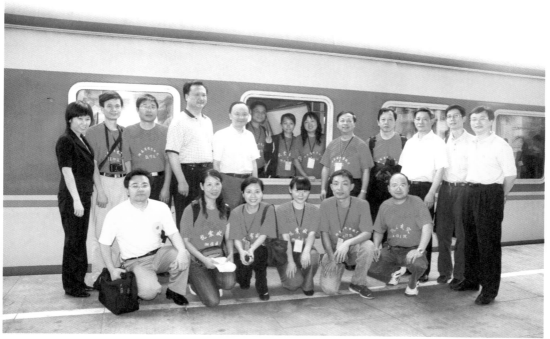

首批医疗队员合影

营扎寨。医院楼房的墙壁已经被震裂，摇摇欲坠，简陋的手术室连门都打不开。医院周围的空地上横七竖八，全是受伤的患者。医疗队利用救护车运送过来的手术器械和帐篷，连夜搭建起一个"野战手术室"，借着路灯和手电筒微弱的灯光做起了手术。一连十几个小时，他们做了7台大型手术。一晚上没有人合过眼，没有人喊过累。

第二天刚下手术台，李康华又接到四川省卫生厅的紧急通知，要求医疗队立即派人赶往成都市三医院抢救危重患者。李康华甚至还没来得及喝口水，就立马和麻醉科杨浩波、神经外科周军以及博士林涨源，紧急赶赴成都。

他们在成都抢救的第一个患者是一个从都江堰救出来的10岁小女孩。她在废墟中被埋了20多个小时，左上肢和右下肢受压严重，必须马上手术治疗，否则会被截肢，导致终生残疾。面对眼前发生的一切，小女孩显得异常

湘雅抗震医疗队为受灾群众进行手术

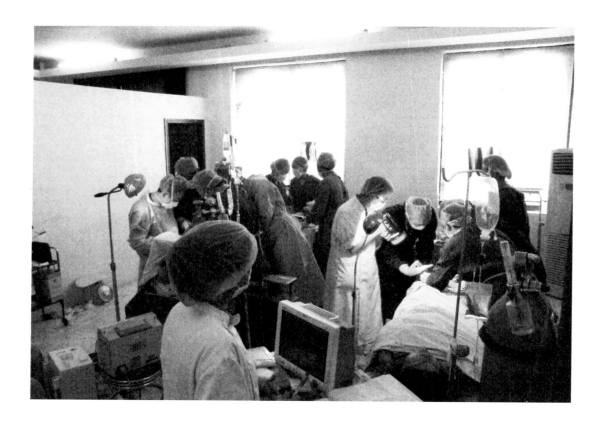

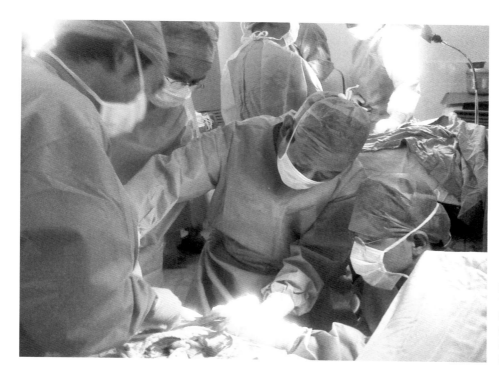

2012 年 5 月 15 日，湘雅医院骨科李康华教授等人在震区现场为伤员实施手术

平静，平静得让人心疼。看着这个小姑娘，李康华想到了自己的女儿，他的眼泪止不住地掉下来……还有一个12岁的男孩，在手术台上，还紧紧握着志愿者送给他的玩具娃娃。他在地震中失去了双亲，所以手术同意书上没有家属的签字，只有医院的盖章。

每天都面对这样的情景，李康华感受到难以言说的心酸和悲恸，他唯有告诉自己："一定要坚强，不能倒下。"李康华患糖尿病多年，空腹血糖在9~13mmol/L（高于6.1mmol/L即可诊断为糖尿病），每天要注射15个单位胰岛素。他的妻子也是一名医生，在医疗队即将出发时才得知丈夫要去四川救灾的消息。她二话没说，赶紧上街给他买了两条牛仔裤，把胰岛素和其他药品一一备好。临走时她嘱咐李康华说："你本来就是一个最不听话的糖尿病患者，血糖一直控制不好，年纪又这么大了，到灾区去一定要按时打胰岛素，打完针记得吃东西，不然会低血糖，你是医生，你不能倒下啊。"

为了不让自己轻易倒下，李康华加大了胰岛素的用量。每天手术前，他都先为自己注射20个单位的胰岛素。但由于高强度的工作和反常的气温，他的抵抗力下降，又患上了重感冒，嗓子疼得讲不出话来。从家里带去的感冒药吃完了，打胰岛素针消毒的棉签也用完了。他就请林涨源帮忙去药店买，而不是去医院取，因为住院的群众更急需药品。

伤员一天比一天多，手术接连不断。有时候累了，他就用冷水洗把脸，清醒清醒，提提神，接着干。困了，就在手术室旁靠一靠，打个盹。

18日凌晨两点左右，突发6.1级余震。李康华和林涨源正在做手术。突然间，无影灯在晃动，手术台在摇摆，整个人站立不稳。这是他们入川以来体验到的最强烈的震感，也真正感受到了地震的可怕。当时，有人像"惊弓之鸟"跑到户外。但手术台上的医生们没有动，一直在守着手术台，守在患者身边。直到余震过后，他们继续手术，当缝完最后一针时，已是早上五点多钟了。

一连十几天，他们经历了10多次余震，但仍然坚持手术，最多的时候一天做了8台手术。入川以来，他们没有睡过一个安稳觉，也记不清有过多少次感动，淌过多少男儿泪。

一方有难，八方支援，湘雅一直与受灾同胞们同在。像李康华一样坚持守护在抗灾前线的湘雅人还有很多：

医疗队的领队孙维佳教授，顾不上80多岁住院的父亲，毅然带队奔赴抗震救灾第一线。在彭州，他带领医疗队，走遍了各个偏远的乡村小镇。

神经外科黄军副教授主动请缨到灾情最严重的都江堰前线救援。当时都江堰停电停水，他在那里七天七夜，没有吃过一顿热饭，全靠干粮和矿泉水充饥。

麻醉科杨浩波副教授身患腰椎间盘突出症，由于过度劳累，腰腿疼痛难忍，腰直不起来，走路也是一跛一跛的，但他在手术室一站就是几个小时。

手术室的护士黄惠感冒发烧，多次晕倒，仍坚持跟医疗队早出晚归，几天下来就消瘦不少。

汽车班蔡骞日夜兼程，开着医院紧急派遣的救护车，行程1600多公里，将价值50万元的医药和物资运送到灾区。

……

院感无小事

视频6

视频 6　没有硝烟的防线

院感，也就是医院的感染控制。这是一项十分重要的工作，它是要将医院置于感染保护层之中，预防与控制医院感染与医源性感染。在医院感染控制中心，吴安华每天就是和一些肉眼见不到的细菌、病毒、真菌打交道，他对任何与感控相关的小事都极其敏感。

有一次，一位患者在手术之后，眼结合膜出现了充血现象，但没有分泌物，患者也没有任何不良反应。吴安华开始警觉：会不会是细菌感染或者病毒感染？根据经验和检查结果，以及有关科室会诊意见，吴安华及其团队很快就排除了红眼病、结膜炎等多种感染可能，但仍然无法判定眼结合膜充血的原因。之后，又相继有数位手术患者出现了相同的症状。是不是某种尚未查明的传染病？还是手术过程中的哪个步骤出现问题造成了感染？虽然出现充血症状的患者们暂时并没有发生其他不良反应，但几例患者相继表现出类似症状，让一种不安紧张的氛围在手术室与有关科室弥散开来。

人总有一种对未知的恐惧，医生也不例外。面对未知，吴安华也总会有些无所适从。因此，即使病人的这种症状暂时还没有发现除结膜充血以外的其他任何危害，他们还是得尽快找到原因，排除或确定感染，采取有效措施，防止再出现类似的病例。感染，不是件小事，尤其是在感染病原与发生感染原因不明的情况下，更不能放松警惕。

为了找原因，他们整天整夜地调查病人的手术记录、手术程序，查看手术器械、手术室环境，排查药品、针管、输液程序，查看病人的病史、饮食、过敏信息等等，但是都没有发现可疑因素。而接下来的几天，医院陆陆续续又出现了十几个这样的病例，谁都不知道还会不会有更多的病例。一种紧迫感和恐惧感在吴安华的心中持续蔓延，他甚至在想：这会不会是暴风雨前的平静？是不是一种未知的感染病正在袭来？他越是这样想，就越是急切地想要找到病因。

他们几乎调出了当时所有进行过手术的病人资料进行详细的分析，并且将出现红眼的

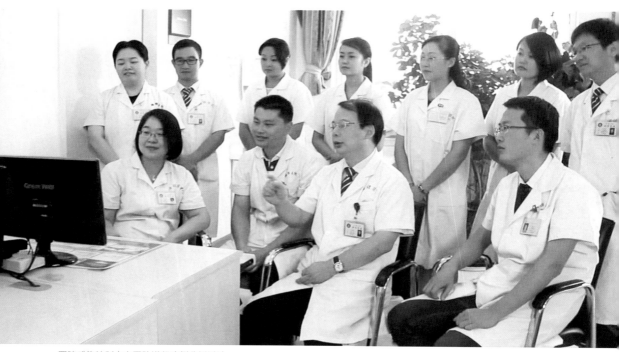

医院感染控制中心团队进行病例分析讨论

和没有出现红眼的病人进行对比分析。最终，他们怀疑此症状的出现与一种生物制剂的使用有关，而几乎同时，手术室也提供了类似的信息。

其实这种生物制剂之前已经在医院使用了一段时间，之前从未出现类似的情况。根据这些信息，经请示停用了这种生物制剂，效果立竿见影，停用后再未出现类似情况。情况已经非常明了，患者出现红眼就是使用这种生物制剂所致，而且只与某一个批次有关。

后来，也有几家其他省市的医院打电话咨询类似的情况，他们也使用了同一批次的该种生物制剂。于是，这一情况被及时报告了当时卫生部，卫生部转发给了药监局，要求及时采取措施，停止使用和召回该批号产品，避免出现更多的类似情况。最后厂家反馈，药厂在生产这一批次制剂的过程中，在某一个环节少用了两层滤纸过滤。其他批次产品无类似情况报告。

从发现病症到查出原因，吴安华及其团队花了近十天的时间，当初他以为的"暴风雨"竟然只是"两张滤纸"的问题。这样的强烈的反差，使他之前的担忧看似有些可笑。或者，当初如果他们再观察上一段时间，等这个批次的生物制剂用完，患者的眼结合膜充

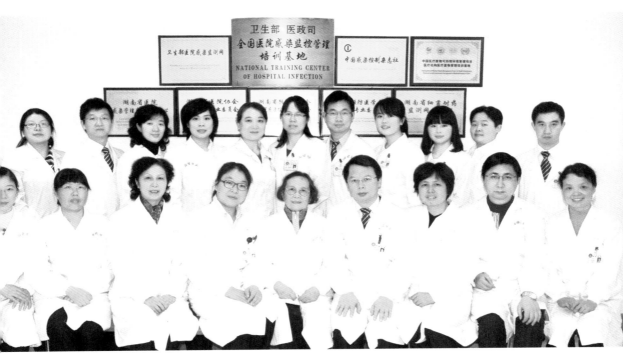

感染控制中心团队合照

血的症状也会自然而然地消失，他们也就不必再提心吊胆，也没有必要费那么多力气去调查那么多数据。但吴安华从没有后悔自己这样的"大惊小怪"和他们这种追查到底的执拗，因为这就是他们自己常说的"院感无小事"——凡是涉及到患者与医务人员安全的事情，始终都是大事。原因明确的要及时控制，预防再次发生；原因不明确的要追究到底，尽量找到原因，同时及时采取有关预防控制措施，尽快扑灭疫情。

湘雅担当，情洒天山

2010年冬，乡村医生居马泰再一次踏上了前往包扎墩冬牧场的巡诊之路。山间凛冽的风、刺骨的寒气，肆意欺凌着想要进山的行人。

天雨路滑，居马泰骑的马没走多远便失蹄跌下了山崖，幸运的居马泰撞在岩石上，保住了性命，却伤了腿。两座山头之外正有一名发烧的婴儿在等待治疗。居马泰咬紧牙根，拖着一瘸一拐的腿，爬行了10公里。抵达的第一时间，居马泰便为婴儿退烧。在确保孩子没事之后，居马泰松了口气，眼前一黑，晕倒在牧民家中……

这是2013年度"最美乡村医生"居马泰20年从医故事中的一个小小片段，短短的几行文字，却给人以内心深处的震撼，震撼的不仅仅是他20年如一日的坚守，还有西北牧民艰苦的生存环境和稀缺的医疗资源。

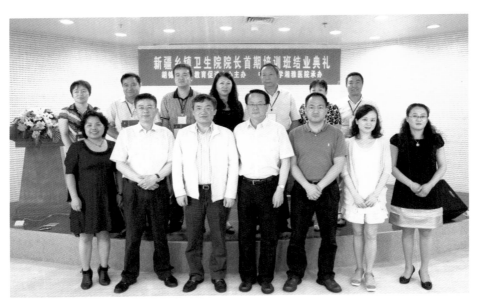

新疆乡镇卫生院院长"中南大学湘雅医院首期培训班"结业典礼

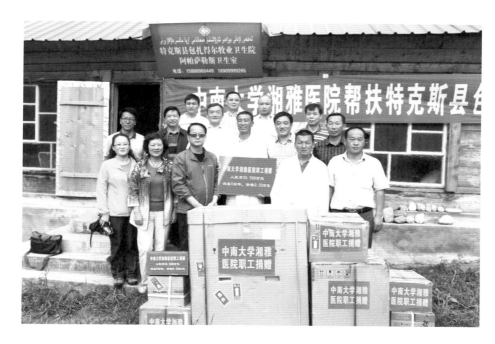

捐献仪式在新疆伊犁哈萨克自治州特克斯县包扎得尔牧业卫生院阿帕萨勒斯卫生室举行

新疆部分地区医疗的落后，急需援助。

自2002年起，中南大学湘雅医院肩负起国家的使命，开始对口支援新疆多所大型医院，并承担了西部人才培养计划。然而，要想改变新疆落后的医疗现状，基层医疗卫生队伍的建设迫在眉睫。

2012年5月，胡锦华健康教育促进中心"援疆项目"出台。这对于湘雅医院来说，无疑是对口援疆、深入基层的好机会。湘雅医院凭借雄厚的实力和10年丰富的援疆经验承接下了这个项目。

23日，湘雅医院举办了第一期乡镇卫生院院长培训班，为全力促进新疆基层医疗卫生队伍建设，提高农牧民生命质量奠定基础。被评为"最美乡村医生"的居马泰也出现在第一期培训班中。

一年后，中南大学党委书记高文兵，湘雅医院党委书记肖平、院长孙虹带领众人前往新疆首期培训班学员所在地回访调研。回访团特地来到居马泰的小木屋中，将湘雅医院全体教职工捐助的20余万元捐款递到居马泰的手中。居马泰哽咽着连声道谢，看着身旁一同送来的医疗设备，眼角两行清泪悄然滑落。

此时的居马泰，定是在为包扎墩的牧民高兴，为包扎墩医疗条件的改善，喜极而泣。

"授人以鱼，不如授人以渔。"

包扎墩，不仅缺物，更缺人。

在新疆，还有许许多多个"包扎墩"。

艰苦的环境留不住人，农村的医疗条件自然跟不上。迫切需要新鲜的血液注入。

为此，湘雅医院主动担当起援疆人才的培养和计划。2010年底，湘雅医院成功申请为国家卫生部"西部人才培养项目"第六大基地。开始大量接收来自包含新疆在内的西部进修学员，使前来学习的西部成员在湘雅这个大家庭中迅速成长起来，成为医疗体系中的储备力量。

2011年6月，中南大学湘雅医院与新疆医科大学第六附属医院签署了对口支援协议书，同意为新疆医科大学第六附属医院管理人员、学术骨干、护士长提供短期学习与进修的机会。2011年以来，湘雅医院陆续接收新疆医科大学附属二医院、六医院及附属中医院进行短期观摩或长期进修学习学员105名。

自2012年5月至今，湘雅医院与胡锦华健康教育促进中心携手，为新疆维吾尔自治区培训了十一期共计1117名乡镇卫生院院长、五期共计505名社区卫生服务机构负责人、一期共计100名妇幼保健院负责人、三期共计312名护理骨干，协助新疆维吾尔自治区全面加强乡镇、村级卫生服务网络和农牧区基层公共卫生服务体系建设，全力促进新疆基层医疗卫生队伍建设，提高农牧民健康素质和生命质量。

从无到有的学员培养，从优到精的骨干培训，湘雅医院以点面铺开的形式，竭尽全力为边疆培养医疗技术人才，促进新疆医疗卫生技术人员业务水平的整体提高，为新疆医疗的未来发展打下了坚实的基础。

湘雅医院援疆工作所取得的成绩，受到了刘延东副总理、全国政协主席兼秘书长张庆黎、新疆维吾尔自治区党委书记张春贤的一致肯定。2015年3月，湘雅医院被湖南省人民政府授予"湖南省民族团结进步模范集体"荣誉称号。这一称号的获得不仅仅是对湘雅医院对口支援新疆工作的认可，更是对未来更高要求的寄予。

援疆工作，已经深深融入湘雅的血液中，成为必不可少、心心念念的骨肉相连。湘雅医院用实际行动诠释了责任二字：用湘雅人的担当，肩负起新疆群众的健康未来；用湘雅人的大爱，温暖冰雪覆盖的天山。

西非埃博拉抗击记

视频7

视频 7 使命
三万里 家国无
限情

2014年2月，西非暴发了本世纪以来最猛烈的病毒危机——埃博
拉疫情。4个月之内，疫情由几内亚迅速扩散至邻国利比里亚、塞拉
利昂和尼日利亚，造成2.5万人感染，带走了7500多人的生命，一时
间牵动全球。

这是一种病死率高达90%的传染性病毒，它还有一个更为恐怖的
名字——"非洲死神"。

2014 年 9 月塞拉利昂外
交部长、教育部长及非洲
联盟外交部长接见中国第
一批援塞抗击埃博拉临床
医疗专家组
（左 4 为湘雅医院重症医
学科徐道妙教授，右 3 为
湘雅医院感染病科沙新平
教授）

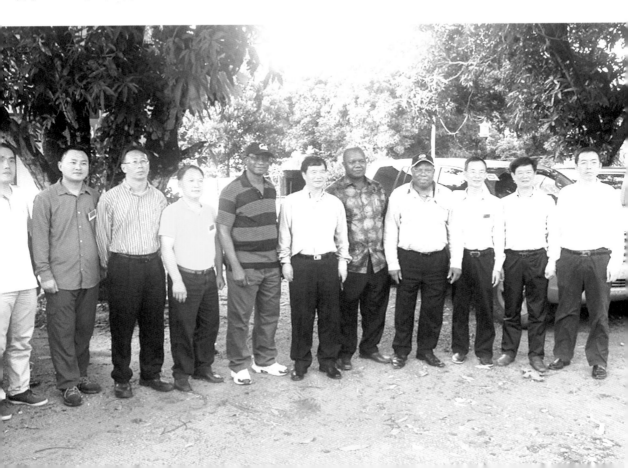

疫情，远比想象中恐怖

2015年4月，在国家卫生计生委的号召下，湖南作为第五批医疗队援助塞拉利昂抗击埃博拉病毒。中南大学湘雅医院作为牵头单位，与湖南省人民医院、长沙市一医院、湖南省疾病预防控制中心联合组成了一支40人的救援队伍。

2015年5月10日深夜，塞拉利昂的首都弗里敦隆吉机场，一架银白色飞机缓缓着陆。经过三十多个小时的长途奔波，队长邱元正带领湖南援塞抗疫医疗队先遣组顺利抵达目的地。

来不及倒时差，早上6点，他们就前往埃博拉治疗中心中塞友好医院，与江苏医疗队进行工作交接。

中塞友好医院有4栋2层楼的房子，是附近最气派的建筑。根据需要，这四栋小楼被严格分出了工作区、清洁区、缓冲区、污染区（隔离区），从清洁区进入污染区一共要经过5道门。

他们跟着一位江苏医疗队队员进入了二楼的工作区。在工作区前，一扇铁门紧闭，铁门的门把手用白色的湿纸巾包裹着。走在前面的江苏医疗队队员把手按在门上，说："这个门把手每天要进行两次消毒，因为每天医护人员进出频繁，必须要保证绝对的安全。"说着慢慢地推开门，留了一个仅能侧身进去的缝。

进入工作区域有一个洗手桶，每个人进入大门前必须洗手。里面有男更衣室、女更衣室、防护用品储存室、监控室和值班室等房间。在工作区，他们与江苏队进行了工作交接。

虽然队员们已经接受了严格的防护流程的培训，有了一定的心理准备，但是疫情远比想象中恐怖。原本在国内培训的穿脱一次防护装备27个步骤，洗手12次，已经升级到51个步骤，洗手14次。他们戴的口罩是N99口罩，防护级别是最高的。"每次脱掉最内层的分体隔离衣，里面的汗水都能倒出来。"江苏队员说笑着给他们打了一剂"预防针"。

在35℃的高温环境下，他们裹着厚厚的4层防护服，3层手套，4层鞋套，走向了隔离区。

亲情，经不起死亡的考验

当地时间5月19日夜里，两名当地救护队的工作人员抬着担架颠簸着跑进医院。

担架上躺着一个女孩，从头到脚被一块破布罩着。她是一名疑似埃博拉患者，但没有穿隔离服，没有口罩，身上的破布大概是临时被拽过来，充作隔离手段。

她叫Haja Conteh，是一名刚满21岁的年轻妈妈。她17号开始高烧、呕吐、腹泻，吃不下东西……了解基本病情后，医疗队决定先给她对症支持、输液治疗，抽血送检（抽血治疗交由塞方护士执行）。

次日下午，检测结果出来，阳性。Haja Conteh成了他们接诊的首例埃博拉患者。

这一晚，办公室的气氛顿时紧张了起来，毕竟在这一群人里，谁都没有真正接触过埃博拉。现在，它真的到了眼前！但是没有人自乱阵脚，他们冷静地记录、上报、通知塞方人员注意防护、调离阴性患者、商讨病人对症治疗方案，一切按部就班。

当天晚上，Haja Conteh的病况急转直下，生化结果极不乐观——钾离

队员刘志勇等进入隔离区给确诊的埃博拉患者做治疗，在中间的刘志勇拿着两瓶果汁和一盒药物，以增强患者体质

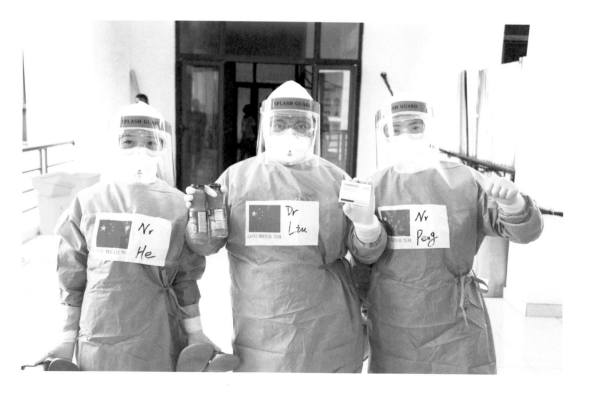

子2.7，钠离子只有110，高烧、呕吐和腹泻导致了严重的水电失衡。一直闷闷不乐的Haja Conteh开始拒食，几天下来，原本偏胖的身体，明显消瘦。

由于条件有限，医疗队没办法做更多的检验和调理，心急的孙士昌护士想了个法子：准备些加钾的果汁、巧克力送去给她。Haja Conteh的精神一直萎靡不振，队员全俊教授曾试图与她交流，但是她总是呆呆地不说话也没有任何反应。全俊便忍受着被汗液浸透的N99口罩贴住口鼻的窒息感，尽量在病房里待得久一点，希望陪伴能给她力量。

接下来的几天，队员黄燕教授每次去查房都会在她的床头柜上摆上一些水、面包、巧克力、果汁等食物，有医疗队发的、也有队员自己从国内带的。队员们就像在对待自己的家人一样，吃的、穿的、用的全都精心准备着。同时还要加紧对症治疗，解决腹泻问题。也许是被大家的热心感化，23日上午，Haja Conteh说出了她的心事。

她的母亲两周前死于埃博拉。于是，在她也得病后，家人都不敢碰她。每天她一个人吃饭，一个人睡觉，一个人承受着病情恶化的痛苦。她说："没有人愿意和我待上哪怕一分钟，因为他们怕被我传染。"

在这片土地上，没有了互帮互助的感人故事，即使是家人之间。在死亡面前，自私好像也不再是那么恶劣的品质。这才是Haja Conteh的心结所在。

她需要关心和爱，她才21岁，对生命肯定有无限的渴望。让她恢复快乐是一件很困难的事情，但是大家做到了。

拯救，在你看不见的世界

当地时间6月10上午，埃博拉留观诊疗中心禁闭的大门缓缓打开。18岁的Maria头上编着紧致的小辫子，穿着医疗队赠送的短袖衫，微笑着向医疗队队员们挥手告别。

Maria是湖南医疗队接诊的第2例埃博拉患者，也是首位出院的患者。

在共同"抗埃"的道路上，她与Haja Conteh成为无话不谈的好朋友。她们经常在走廊的尽头向队员们挥手打招呼，穿着医疗队送的T恤，手拉手亲如姐妹。

出院前，Maria在自己的病房里坐不住了，有点兴奋。她不时在病房的走廊里走来走去，还跳起舞，露出暖暖的笑意。谁会想到她曾被病魔折磨得体无完肤，连颤颤巍巍地支撑身体都是难事？虽然语言有阻碍，但真诚的笑容是世界通用的。在短短的时间里，她与队员们相处得非常融洽，她甚至跟着队员们学会了当时在中国风靡一时的舞蹈

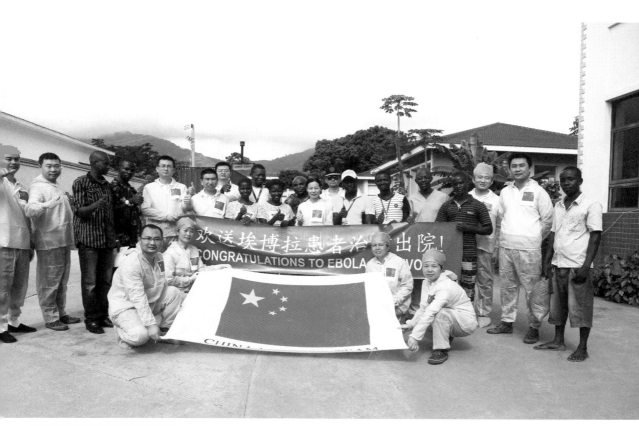

中国医疗队欢送埃博拉患者治愈出院

"小苹果"。

听说Maria要出院，Haja Conteh显得有些落寞，她穿着医疗队送来的短袖棉质睡衣，坐在床头，摆弄着一条色彩鲜艳的花裙子。她体内病毒的检测结果也已转阴，不过，还要经过一次抽血复查。6月11日，检测结果出来，如果还是呈阴性的话，就可以出院了。

在为Maria治病的那段时间里，每当队员们走进病房巡视，她都会平摊双手进行祈祷。全俊曾经问她在祈祷什么，她不多解释，只是很认真地用她带着克里澳方言的口音说："Pray for all of us（为我们大家祈祷）。"

大家都明白，面对死神的威胁，他们是一个战壕的战友，生命相托，生死与共。

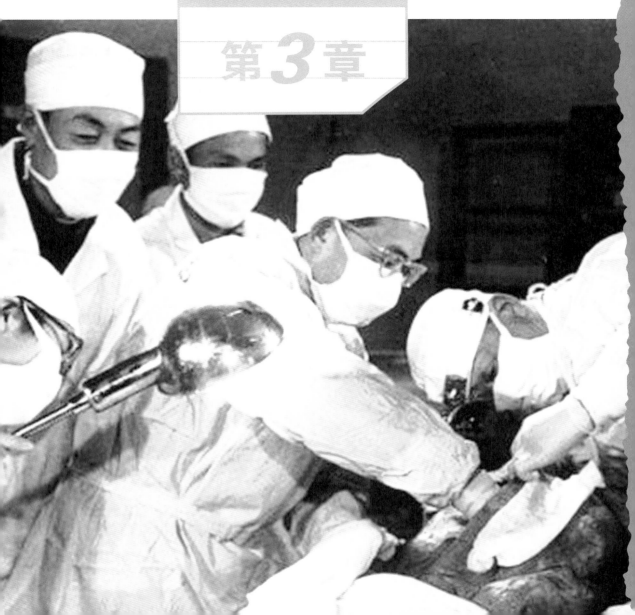

鸿业峻绩

第3章

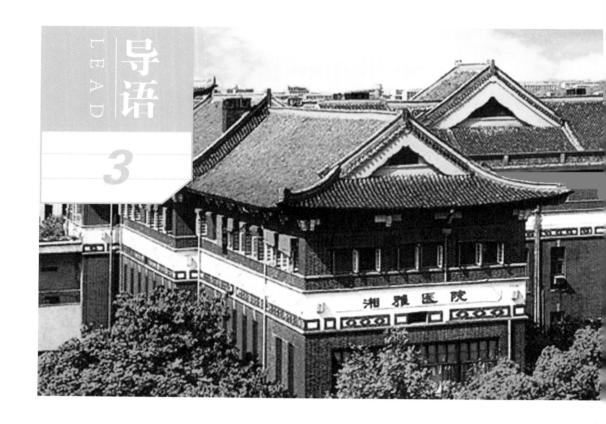

丰碑之上

视频8

视频 8　湘雅之光

　　德国哲学家尼采说过这样一句话：我们的眼睛就是我们的监狱，目光所到之处就是监狱的围墙。人类那渴望远方的目光始终在不断地推倒阻挡眼界的围墙，将智慧的旗帜，插到人类知见的边缘，让曾经的天涯，成为新的起点。

　　文明，因此诞生、因此壮大、因此延续！

道一风同话胸怀

　　20世纪70年代初，一群人在档案室发现了一本手写的书稿，除书名《道一风同》和32个篇章标题外，正文全为英文。后经翻译，得知此书为湘雅医院首任院长胡美先生的

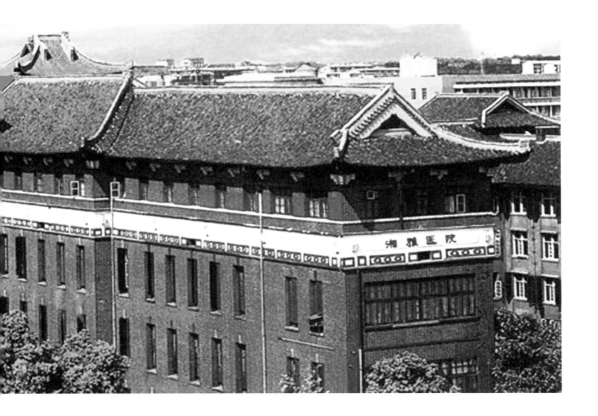

回忆录。至此，湘雅第一部手书历史在中国首度面世。

"我"非常感佩那位书名翻译者，他将英文书名"Doctors East, Doctors West"译意为"道一风同"。这位译者，言简意赅地抓住全书的精髓——举凡天下良医，行医之道无二，医德医风相同。

胡美先生在前言中深情写道：中国医学和西方医学的汇合是必然的，因为自古以来，中外医务人员就不断地进行交流、学习。

古老的长城并未阻断这种流通，为汉武帝寻求伊朗宝马的随队医生带回西亚的良方药品，忽必烈挥师欧洲，军中医生将接种痘痂粉防天花的方法传到土耳其。跨文化的交流，让人们的思想逐渐开朗，认知的疆界逐渐伸向远方。近代中国知识界，有强烈的全盘西化倾向，中西医对立十分严重，而胡美博士充分理解中医博大精深的哲学理念以及厚重的中医文化对人性的透彻体悟。他曾延请长沙城最著名的老中医王先生定期讲授中国传统医学，探讨中西医互通互补的有效途径。

书中前言的最后这样写道：真正无所畏惧的人们一定会相逢，因为他们的精神相近，他们的勇气和顽强相近。

正是这份瞩目远方的勇气，穿越时空，不断地开阔湘雅人的眼界和胸襟，让湘雅精神在包容大器的格局中融会贯通，不断地拓展着人类医学王国的疆界，在100多年中，渐成丰碑。

20世纪五六十年代，湘雅就开始中西医结合的临床与理论研究，毕竟曾在中国最好的医科大学接受过系统科学研究训练，湘雅人功底扎实、学养丰厚，由这些人主导的中西医结合事业，必然具备不同凡响的开端。

1971年，一群年轻的湘雅医生在"舒肝健脾"的中医理论基础之上，针对胃溃疡患者西药治疗后复发率高的现象，利用调和肝脾的中药，进行新的探索性治疗。研究人员从采草药开始，增强对中药的认识，同时大量查阅文献资料，结合临床经验，研制出健胃愈疡片。并且临床实验证实，服用中药健胃愈疡片的患者胃溃疡复发率仅为9.35%，而服用西药的对照组患者的复发率是30%。

为患者的痛苦而突破，向未知的处女地探索，这是湘雅人不忘医者本我的不断攀登，更是内心对于远方的渴望，破浪前行一百一十载，每一米脚踏实地的征程，都通向医学海洋的纵深！

半个多世纪前，在国家倡导将医疗卫生工作重点放到农村去的大背景下，湘雅烧伤科主动走群众路线，深入农村乡镇，收集民间烧伤单方验方。马恩庆和他的同事们，在民间经验的基础上，结合现代医学，进行整理筛选，于1971年出版了《湖南民间中草药治疗烧伤单方汇编》。

此外，他们还运用西医理论，联合湘雅病理、生理、微生物等教研室、科室，对所掌握的民间药方进行大量实验。具有抗渗出、收敛干燥、抗菌消炎、促进创面愈合等作用的炉银散和具有改善创面微循环、消除水肿疗效的炉芨散相继问世。

但马恩庆和他的战友们并没有停止探索的脚步，他们立志要研发出治疗烧伤的高效内服药。作为研发人员，他们深知试药员的重要性，于是每当一剂药被研制出来，就亲自试喝。"我"永远忘不了那一幕，为了测定一剂中成药的药性、疗效，研发者自己当小白鼠，不仅冒险试药，还详尽地记录自己的各项生理指标，形成研究数据。就这样，以金浦银蛇汤和中药熏香空气消毒剂为代表的一系列烧伤治疗方法和措施应用到临床，取得显著疗效。同时湘雅以烧伤科为基地，为基层医院培训了千余名专业骨干，使湖南省烧伤治愈率从70%跃升到95%以上。

马恩庆教授曾说：我这一生最大的幸运就是能在自己所钟爱的事业里，奋斗一生。

湘雅丹心照汗青

在湘雅的字里行间，记录了太多令人敬仰的大写人生，他们对民族、对人类、对医学事业所作出的伟大贡献，永远不可磨灭。

他们都记得1921年首届毕业生毕业典礼，经过7年大浪淘沙似的筛选后，仅剩的10名精英从院长胡美的手中，接过了当时中国含金量最高的医学文凭。其中有一位身高不足一米六的青年学子，他就是后来的世界衣原体之父、国际沙眼防治协会金质奖章得主、微生物学家汤飞凡院士。

他们更不会忘记，卢沟桥事变后，位于北京的中央防疫处西迁，汤飞凡临危受命重建中央防疫所。1942年，世界上青霉素实现了大批量生产，成为伤病员的救命药，为扭转二战战局发挥了重大作用。但当时正是世界反法西斯战争的白热化阶段，青霉素供不应求，特别是中国战场，更是千金易得，一针难求。汤飞凡决定研制中国自己的青霉素。就在为寻找菌种而踏破铁鞋、夜不能寐的时刻，一个技工皮鞋上一小块不易察觉的绿毛，让汤飞凡眼睛一亮。

从这一小团绿毛中，他分离出一株菌种……经过上百次的实验，1944年，中国第一支自行研制的青霉素在昆明诞生。没有人能统计出国产青霉素究竟挽救了多少中国和盟军将士，但可以确定的是，汤飞凡为抗战的最后胜利，做出了不可估量的贡献。

同样在抗战中，同样是湘雅人——易见龙，这位中国输血救伤事业的鼻祖，现代血库的创始人，在纽约华人街，建立了由中国人主持的第一个血库，并组织起1150位留学生、华侨及美国友人参与捐献血浆。半年后易见龙率领10名血库工作人员、20吨设备仪器和制备的干血浆启程回国，并于1944年5月底，抵达昆明。随即，中国第一个血库创立，为抗日救亡前线疏通了一条源源不断的生命之泉！

金戈铁马的战争时代毕竟是历史面貌的一种极端呈现，那些和平年代的湘雅成就，同样可圈可点，永存史册。

1971年年底，一尊汉代棺椁，在入土2000年后，重见天日，出土女尸千年不腐。消息传出，世界为之震惊！周恩来总理指示，12月14日，将对这位名叫辛追的女尸进行解剖。有16年解剖经验的彭隆祥医生，代表湘雅医院，承担起这份历史使命。

几十年后，彭隆祥回忆当时的情景，仿佛还能体会到当年那种临深履薄的紧张与专注。手术刀从胸骨上缘切入，沿中线直达下腹，胸腔打开，器官完好无损，一丝不易察觉的喜悦，让他的眉头轻轻一挑。

研究成果很快就呈入中南海：辛追死因是胆结石发作引起反射性心脏痉挛。2000多年前的一个夏天，长沙相俟侯利仓的夫人，在吃完甜瓜3个小时之后猝死，研究结果还表明，辛追体内带有血吸虫卵，这项发现刷新了日本学者在1904年发布的最早病例记录，印证了我国《内经》等古代著作对血吸虫病的论断，将其发现时间，前移了2000多年。

今天，这具经过湘雅人参与研究保护的西汉女尸，仍然是国家一级文物，世界级文化遗产。她的身上带有太多的秘密，对研究人员来说，每个课题背后都蕴藏着巨大的宝库。现代技术可以让女尸至少保存200~500年，这是留给世界的一份历史馈赠。

悲心似水度众生

以医术入世，用悲心度人，医学是爱的极致体现，从这个意义上看，医者如佛，须放下自己，方能担当世界。医学领域里的每一步微小的前进，都出于医生面对稍纵即逝的生命时，内心的那种不忍、不舍，那种与患者同舟共济的拼死一搏。对医生来说，创造奇迹，只不过是救治生命的副产品。

2007年春节前8天，王志明主刀进行了全国第一例同胞姐妹间的活体肝移植手术。患者叫刘伟莉，52岁，肝硬化晚期，住院以来病情迅速恶化，生命垂危。救命之路只有一条——肝移植。捐肝者，是她的小妹刘红慧。

早年，刘红慧艰辛坎坷，得大姐的接济和照顾，让她熬过最灰暗的艰难时日。当她觉得终于可以报答姐姐的时候，却突然发现，大姐已经濒临绝境。她义无反顾地要将肝脏捐给大姐，即使王志明已经清清楚楚地告诉她：活体移植技术难度太大、风险太高，捐肝者很可能无法生还；截至2007年，全球范围内至少有12例捐肝者死亡的记载。

"我"常常感慨，一个天天都目睹生命苦难的医生，胸怀该有多博大呀，否则，怎么能理解得了这样的骨肉亲情，怎么能装得下这么多的孤注一掷。

手术进行了16个小时，却仿佛掠过了一生的光影。手术后，王志明却仍然守在病房，6个小时、8个小时、24小时……直到刘伟莉苏醒。现在王教授已经回想不起手术成功带来的究竟是喜是悲，他只是清楚地记得，当时困极了，饿坏了……

9年后的2016年，王志明收到了一张照片，刘伟莉抱着孙子，她的旁边站着与她同"肝"共苦的妹妹，她们笑得好灿烂。画面渐渐在王志明的视线里变得模糊。

"我"总记得一位湘雅名医说过：医生，是需要想象力的。但"我"相信，医生的想象力一定建立在行动之上，与生命相连，每一步都必须掷地有声。110年历史中，大医从湘雅的全世界走过，于是，生命冰山为之轰毁，满园春色为之绚烂。

风湿科左晓霞记得：2003年，一个病情并不严重的红斑狼疮年轻女患者因为无法生育而绝望自杀。从那件事开始，她"狼口夺子"——破解了红斑狼疮女患者不能怀孕的魔咒，帮助一百多人实现了做母亲的心愿。她用几十年的忘我付出，将红斑狼疮患者5年生存率显著提升。

脊柱外科张宏其，创造了主刀完成720余例脊柱侧弯矫形手术，无一例瘫痪、死亡的记录；在脊柱侧弯和脊柱结核的治疗方面，手术例数和疗效，达到国内领先水平和国际先进水平。

罗万俊领衔的心脏外科，在先心病治疗领域达到世界先进水平。心血管外科总的手术成功率在98%以上。

岳少杰率领的新生儿科团队的神经系统和呼吸系统疾病诊治技术、极低出生体重儿救治、新生儿黄疸治疗等多项技术，达到国内领先水平和国际先进水平，多项技术填补了我国该领域的空白。据统计，自2005年以来，湘雅医院新生儿科收治小于1500克的极低出生体重儿500多例，最小胎龄仅25周左右，而救治成功率达到98%。

是的，"我"想把所有的湘雅贡献、湘雅成就讲给大家听，但这个计划太庞大，几乎不可能完成，因为在湘雅，这样的人和事层出不穷。

那么，就让"我"用一篇有些伤感的故事结束我的讲述：

1967年，老院长凌敏猷的女儿急病去世，由于孩子当时在偏远乡村，病因不明。一夜之间，老人的头发全白了。让所有人没想到的是，面对早夭的女儿，他作出了一个不近人情的决定——申请病理解剖，并最终获得结论：脊髓胶质瘤转移。

可以想象，手术刀切在爱女的身上，就像割在父亲的心上，但他必须这么做，因为他首先是一个医生——医生，在任何时候都不会忘记对医学真相的追求和探索。死磕自己，是医生的宿命，也是医者崇高的职业尊严，湘雅丰碑之上，医学之光闪耀。

视频9

视频 9　以爱降魔

揭露黑色的太阳

    抗战期间，常德几次沦陷，经常遭到轰炸。1941年11月4日清晨，大雾弥漫。一架日寇飞机侵入常德市空，低飞盘旋3周，投下谷麦、棉絮等离去。防空指挥部、警察局及镇公所将敌机投下的一些谷麦送到广德医院，请求检验。

    经显微镜检查，有人怀疑为鼠疫杆菌。为了确定，必须要做细菌培养，可是当时并没有设备。毕业于湘雅的广德医院医师谭学华因陋就简，将肝硬化腹水病人的腹水抽出30毫升，分装于3个无菌试管内，以两个试管培养敌机投掷谷麦离心液，用一个试管培养自一粮商处取来的谷麦离心液，以便对照。经24小时培养，粮商处取来的谷麦液试管较为澄清；而含有敌机投掷谷麦的两个试管较为浑浊。取浊液作涂抹片，用革兰染色法，除有革兰阳

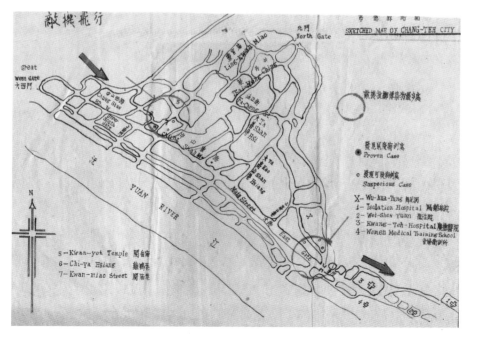

湘雅第十六届学生王祥麟毕业论文中所载日军在常德空投细菌弹的示意图

性杆菌外，又有两极着色的阴性杆菌，而对照液内则无此种细菌。基于这个检验事实，谭学华有一个初步判断——致命病菌！想到这里，谭学华感到莫大恐惧。

谭学华意识到此事关系百姓生死和民族安危，立即向政府当局报告。11月5日，常德各有关机关联合召开防疫座谈会。谭学华代表广德医院出席会议，他报告了敌机投掷谷麦的检验经过及结果，认定这次日军空投物中带有鼠疫细菌，并说明鼠疫流行的危害及严重性。在县长郑达的主持下，与会者经过一番讨论后，达成了4项决议：1.由警察署负责组织居民再次将日机所投下谷麦等物一律清扫干净，除收留少部分严密封存，留待专家查验外，其余一律清扫焚灭；2.急电湖南省卫生处，派专门人员到常德协助防疫；3.扩大鼠疫宣传；4.速设隔离所。

第九战区司令长官兼湖南省政府主席薛岳11月5日便收到常德县政府的告急电文，但他开始并未重视。随着来自常德的告急电报越来越多；湘雅沅陵分院吕静轩医师也转交了广德医院所送标本的化验报告，他不得不从纷繁的战争事务中分些精力出来，委任省卫生处专管防疫的（处长）邓一韪代表省政府全权处理此事。接到委任的第二天，邓一韪便以省卫生处专家兼特派员的身份，向常德发出急电，命令郑达务必全力配合谭学华就地做好防疫工作，并密切注视疫情，随时报告最新动态。

接下来，实际的疫情果然如专业人士的预料，接踵而来。1942年3月1日《国立湘雅医学院院刊》第一卷第五期第7~8页刊发的谭学华医生来信，4个病例用铁的事实揭露了日军发动的常德细菌战之暴行。以下便是其中之一：

11月12日，有一疑似鼠疫患者至广德医院求诊。病情简述如下：

病例一，患者女性，年十二。住常德关庙街。于十一日晚八时忽发寒战，继以高热，头痛，全身不适。检查见患者面带病容，神智不清，左耳下淋巴腺肿大，并有触痛。体温华氏105度。脉细而弱，每分钟115次。肝脾皆可扪及。白血球12 050，中性者88%。血片内未发现疟疾或其他寄生虫；但有少数两极染色杆菌。当将患者留院诊治，严密隔离。除一般疗法外，并每小时口服磺胺0.5克。至午夜，体温增高至华氏106度，脉搏每分钟116次，呼吸47次。翌晨，病势更剧。皮肤现紫色。自静脉取血作涂沫片，检得两色杆菌甚多。至晨八时，心脏及呼吸衰竭而死。自起病迄死亡仅三十六小时。

尸体解剖，左耳下淋巴腺稍肿大。腹内无渗液，肠系膜稍有淤血。肝脏肿大，并有淤血斑点，脾脏大约两倍于常人，表面有出血点。肾脏有水肿状态，肾盂有出血点。胸腔未剖开，故心肺未得检查。以脾血作涂抹片，见有多数两极染色杆菌（此片经长沙湘雅医院吕静轩医师及中国红十字会陈文贵医师检查，皆认为此两极染色杆菌系鼠疫杆菌）。

正如谭学华而言，注重务实的卫生处处长邓一韪与当时民国政府卫生署派来的防疫专家陈文贵医生深入常德疫区一线，不辞辛劳，对日军发动的常德细菌战事实进行着科学的认定。陈文贵医师，既是当时"重庆中央政府卫生署"派来的防疫专家，也是湘雅的肄业校友，后来成为新中国建立后第一批院士级细菌学大师。邓一韪后来于1945年秋至1947年8月任省卫生处处长，期间，还带职赴美国进修。回国后，受聘为湘雅医院的院长。就日军发动常德细菌战事实科学认定这方面讲，从谭学华、吕静轩，到邓一韪，再到陈文贵，各个关键点都有湘雅人的作为。

历史事实进一步证明，湘雅对常德细菌战的揭露是居功至伟的。据60多年后，常德细菌战民间诉讼团发布的资料称:《国立湘雅医学院院刊》是第一份向世人揭露日军发动常德细菌战暴行的媒体。

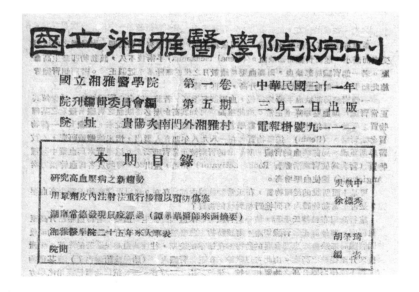

1942年3月1日《国立湘雅医学院院刊》第一卷第五期封面，其目录第三条为"湖南常德发现鼠疫经过（谭学华医师来函摘要）"

洞庭湖区防治血吸虫病

1958年，江西省余江县消灭了血吸虫，闻讯后，毛泽东主席激动得彻夜未眠，欣然写下不朽篇章《七律（二首）送瘟神》。仅仅一个县消灭了血吸虫就让主席如此激动，可见肆虐了数千年的血吸虫病是多么难防难治。

血吸虫病，是日本血吸虫寄生在人和多种哺乳动物门静脉系统的小血管内引起的感染性疾病。该虫雌雄异体，雌虫在肠壁附近产卵，卵穿透肠壁，随粪便排出，在水中孵出毛蚴，进入中间宿主——钉镙体内发育增殖成许多胞蚴，由胞蚴产生许多尾蚴后，逸出螺体，遇入水的人、畜，即由皮肤侵入体内。在血吸虫病的重灾区，大肚子的晚期血吸虫病人到处可见，男性几乎没有活到五十岁的。种种使人不忍目睹的悲惨景象，正如毛主席在诗中所述的"千村薜荔人遗矢，万户萧疏鬼唱歌"。

1905年，美国医生Logan就在常德报告了中国第一例血吸虫病人，但他对湖南省血吸虫病的疫情，流行区范围，感染方式，中间宿主（钉螺）的分布、生态等都一无所知。

湖南和平解放前，中国人民解放军某部入湘，在血吸虫病疫区频繁地接触疫水后，不少干部战士受到血吸虫的侵袭而发病。1949年11~12月，湘雅曾动员医护人员协助诊治，并获部队致谢。

解放后，党和人民政府要求卫生工作者迅速摸清全国疫情，弄清造成血吸虫病流行的原因并要求尽快提出防治的方案。湖南省究竟哪些地方是血吸虫病疫区，有多少感染者？虽说日本血吸虫需要钉螺为它的中间宿主，但是钉螺孳生的环境有什么特点？疫区中是否到处都有钉螺？什么样的环境不适合钉螺生存，它的分布是否有规律可循？如果有，是什么样的规律？除了人可以受血吸虫感染，是否还有其他动物亦可以受感染，这些动物在血吸虫病传播中的重要性如何？要提出防治方案，必须先回答这些问题。于是，在1950年3~4月，湘雅派出一支团队前往岳阳对血吸虫病的流行进行了初步调查。

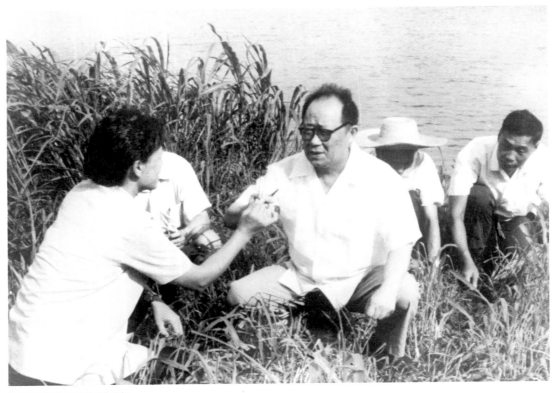

陈祜鑫教授等在血防工作现场

经调查得知：岳阳县血吸虫病的流行，局限在滨湖地区10~20公里以内。该地每平方公里平均36.8人，居民鲜有老年男子，且多自外县迁来，少有居住时间过三代的家庭。居民感染率最高的区域为50%以上。92.4%的患者为男性，61.8%的患者为务农者。患者中10~29岁的占65.3%，77%的患者死于50岁以内。患者多为每年10月湖水退落后下湖捕鱼或每年3月在湖边割湖草肥田所致。洞庭湖水淹所及的地方都有血吸虫的中间宿主——钉螺。钉螺的生态分布与湖水的涨落有密切的关系；钉螺感染血吸虫的来源主要为夏季涨水时粪坑被淹所起；黄牛及奶牛也感染血吸虫病。

根据这些调查，1950年6月1日，湘雅决定在岳阳郊外黄沙湾设立"血吸虫病实验所"，所长为湘雅人陈祜鑫讲师。为了了解钉螺的生物学特性，摸清它的分布规律，他带领血防专干深入疫区、挨户走访、细心观察，询访了数以万计的病人。他们脚踩淤泥，弯腰弓背，拨开密集的湖草、芦苇，仔细观察地表和泥缝中是否有1cm长的钉螺，对一个平方市尺小框（研究钉螺时的专业工具）内的钉螺计数并区别死活，再分装小袋带回实验室检查钉螺体内是否有血吸虫尾蚴。按不同地貌，不同季节，不同高程，与居民点的不同距离等各种情况作出规划，定点取样，再一小框一小框地检查。逐渐摸清了血吸虫病在洞庭湖区的流行情况和因素，并对疫区分型、疫区型变、病人归转与接替现象等提出了独创性的见解。

通过约二十年现场和实验室的工作，陈祜鑫于1975年写成了《洞庭湖的钉螺与灭螺》一书。书中阐述了湖区钉螺呈冬陆夏水的分布特点，并首次提出诸多论点，如一年中连续淹水8个月以上或水淹不到一个月的环境没有钉螺生存；其分布还有单元性、相对高程性和聚集性的特点；有螺区的土地经过垦殖，可在数年内使钉螺密度迅速下降甚至消灭，这为以后的土埋灭螺、水淹灭螺和围垦灭螺奠定了重要的理论基础。

此外，更重要的是根据理论所总结推广的围而不垦、垦即灭螺的"洲滩灭螺"法，取得了湖区大面积灭螺的巨大成效，并于1978年获全国科学大会奖。这项成果，可谓人民政府对陈祜鑫教授等一批湘雅人在送别"瘟神"工作中努力付出的肯定。

中国第一本泌尿外科手术学图谱

漬黄的纸页，边缘处已经向上翘起，书的外包装纸被岁月蚕食，上面爬满了岁月的细纹，散发出岁月的气息。在院史馆的陈列柜里，这本泛黄的书刚度过了自己的花甲之年，封面上的"泌尿生殖系统常用手术图解"几个字却依旧铿锵有力，一笔一划镌刻着属于它的光荣岁月。

1956年10月，俞尧平和谢陶瀛组织编写的《泌尿生殖系统常用手术图解》一书经由人民卫生出版社出版，瞬时轰动全国，各地抢购一空。

它是中国历史上第一本泌尿外科手术学图谱，凝聚了一代人的心血。它是战争岁月年代的经验积累，它是青年外科医师的未来引领者，它更是湘雅泌尿外科地位的奠基石。

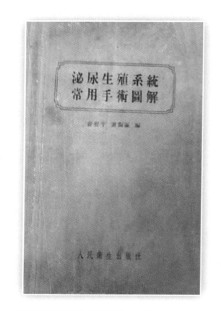

湘雅医院泌尿外科编写的我国第一本泌尿外科手术学图谱

在那泛黄的书页中，朴素的笔调，经过战争岁月的洗礼，蕴藏了许许多多值得铭记的故事。

1943年6月，初入夏，天气已经开始燥热。此时的湘雅师生，已经在贵阳的湘雅村度过了5个年头。教学区的庭院不见一丝杂草，虽然简陋却十分爽朗。正午时分，"长沙张仲景，医学溯先贤……"，院中响起了学生们嘹亮的合唱声。待这曲诞生于战火之中的院歌歌毕，新的一批湘雅学子将走出这里。

此时，抗战形势十分严峻。中国的后方补给线被日军切断，为保卫滇缅公路，战争已经持续了近一年，死伤惨重，前线救援工作人员十分紧缺。刚毕业的俞尧平主动请缨，来到了滇缅公路远征军第九流动手术大队。

大量的飞机轰炸导致房屋坍塌，加之重炮重火力的连日轰炸，此时的第九流动手术队挤满了伤员。在这里，俞尧平接触了各种各样的外伤患者。

此时的伤员中，有很大一部分患者因为外伤感染，开始出现血尿，甚至出现急性肾功能衰竭，而能够进行外科手术的医生却寥寥无几。此刻，俞尧平在心中埋下了一个种子。

1945年，日本宣告投降，战争结束。全国上下，沉浸在一片喜悦之中，可是此时的大外科主任谢陶瀛却紧锁着眉头。

战乱后，阴茎癌患者数目剧增，肾结石发病率异常增高。科室内能够执刀的人却少之又少。谢陶瀛想起了在校表现优异的俞尧平。

听到来自母校的召唤，俞尧平第一时间赶回了湘雅，驰援外科工作。

两个戴着圆框眼镜的湘雅人，一见如故，紧紧地握住了双手，相视而笑。

随后，在两人的合作之下，阴茎癌根治、膀胱切开取石、肾切除等手术逐步展开，形势趋于稳定。

至1950年，俞尧平已从医7年。7年里，经历了许许多多的关卡。回想起自己学习的时候，墙上挂满的各式人体图谱，上面用毛笔标记的图注已经开始褪色、模糊，辨认起来十分吃力。

再者，无论是战时还是战后，依旧有许许多多年轻的外科医师无法拿起手术刀，为病人减轻痛苦。全国上下也没有统一的泌尿外科授课教材，能够供年轻人学习。

此刻，曾经埋下的种子破壳而出，长出了一个惊人的想法。

"咚、咚、咚……"

"扑通、扑通、扑通……"

俞尧平用与心跳同频次的速度，敲开了谢陶瀛办公室的门。

从门外到门里的这段距离，悄悄改变了湘雅外科接下来的历史。

谢陶瀛和俞尧平在办公室里激动相拥，他们达成了一个共识。

"出书！"

为了让更多的外科医师们能够直观地学习这些手术方法，掌握手术要领，造福病患，他们打算将泌尿外科常见的手术记录下来，作为医学院的学习教材，指引年轻外科医师的成长。

1952年，泌尿外科建科，而出书的筹备工作，仍在最艰难的起步阶段。

一穷二白的科室，没有一间独立病房，没有出国学习的机会，更无专业学术期刊可供学习。此时，科室最贵重的仪器便是美国雅礼协会提供给老湘雅医院的膀胱镜。

在艰苦的条件下，俞尧平白天照常看门诊，做手术，晚上便和谢陶瀛在灯下讨论每个手术的细节。经过反复阅览手术学的相关书籍，他们结合自己的实战经验，将常见的手术分门别类整理出来，用图解的形式诠释全书，从手术适应证、术前准备、麻醉、手术步骤到术后处理面面俱到。

俞尧平以病房为天，办公室的书桌为地，这一坚持就是上千个日日夜夜。

1956年，我国第一本泌尿外科专著——《泌尿生殖系统手术图解》面世，泌尿外科教学和手术的蓝本诞生。这一刻，我国泌尿外科发展实现腾飞，追上了落后于西方国家半个世纪的差距。湘雅医院泌尿外科，一炮走红。

破解烧伤治疗的中药密码

20世纪六七十年代，国家倡导中西医结合，走群众路线。湘雅医院烧伤科响应党中央号召，成立了烧伤科研小组，成员包括烧伤科、中医科、药剂科等多个科室的医生及技术人员，到长沙各乡各县搜集民间的烧伤单方、验方。民间的老中医那里有自己常年总结的经验，老百姓那里也有代代相传的治病偏方，科研小组希望能够在中医的基础上，结合现代医学，研制能够有效治疗烧伤的方法。

1960 年，马恩庆赴浏阳抢救成批硝火烧伤患者留影（前排左起第三为马恩庆教授）

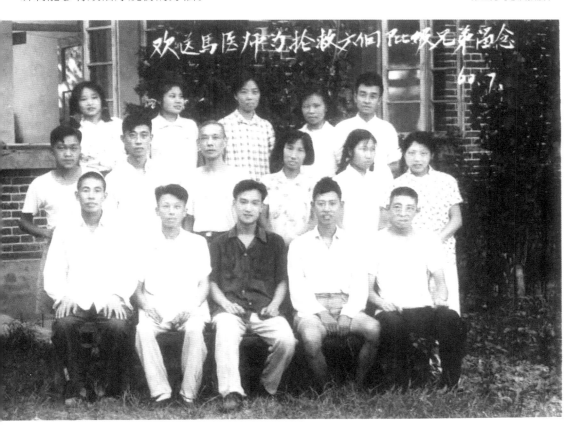

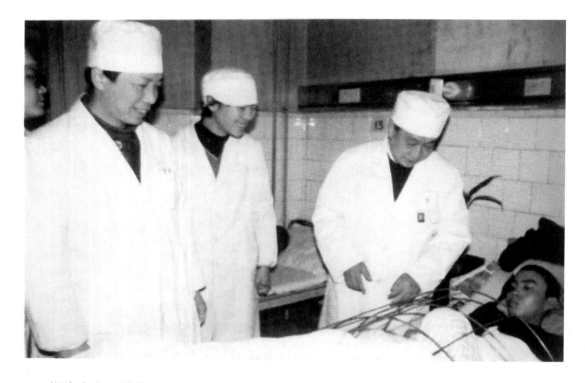

烧伤科马恩庆
教授查房

　　湖南多山，村落零散，道路崎岖，想要踏遍三湘四水绝对不是件容易的事。据烧伤科马恩庆医生回忆，他在1958年到黔阳地区榆树湾（今怀化市）救治一位严重烧伤的病人，当时坐了一辆新产的解放牌货车，花了两天多的时间，颠簸近千里，才到达目的地（第一天到官庄，第二天到辰溪，第三天上午才到榆树湾）。庆幸的是，此次收方子是通过组织去的，除了在路上受点累之外，倒没有很为难。烧伤科研小组去到各个公社后，赤脚医生陪同，就有很多人来献方子，大家对组织的号召都很积极，所以收集起来还算顺利。

　　1971年，科研小组把搜集的药方进行了筛选、整理，出了一本集子，叫《湖南民间中草药治疗烧伤单方汇编》。此外，他们又结合西医，并与湘雅医学院的病理教研室、生理教研室、微生物教研室等几个科室一起合作，对这些方子进行了大量的实验。当时，因为要保密，研制的药方就以数字命名。首先研制了烧伤外用药71号（炉银散），它具有抗渗出、收敛干燥、抗菌消炎、促进创面愈合等作用，有效缩短了烧伤创面的修复时间；而后，又在71号的基础上，增加了活血化瘀的中药成分，经实验证明具有改善创面微循环，促进伤口愈合，消除水肿的作用，并命名为72号（炉芰散，后称肤疾散）。实验成功后，这两种药用于临床，效果很好。同时，他们还研制了内服药，其中有一种叫中药内服3号，又称"金蒲银蛇汤"。由于具有抗原性，可以提高机体免疫机制。在配药制药的过程中，科研小组自己研制，自己采药，每周二烧伤科全科除上班人员外，所有人员有的推着小车，有的拿着扁担，到长沙周边各处采药，运回医院后自己清洗、晾晒，再加工按配方熬制。制成后，工作人员首先试喝[1]，试喝后将各项生理指标认真地记录在记录本上，确认无毒后再给病人服用。除此之外，还研制了中药熏香空气消毒，形成了一系列烧伤治疗的方法和措施，临床应用后效果显著。同时，科研小组以湘雅医院烧伤整形科为基地举办各类专业专题学习班，培训了千余

烧伤科医护人员
进行科研讨论

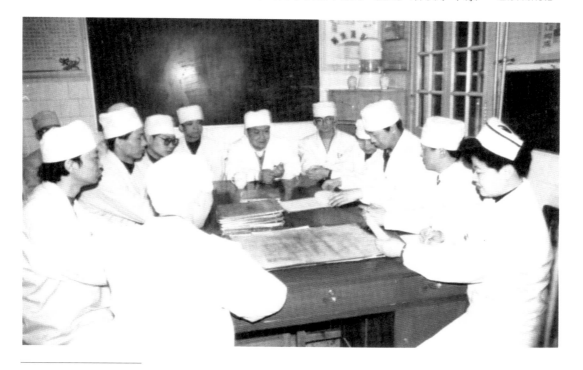

注：[1] 因年代特殊，科研条件有限，在医药领域确实存在科研工作者以身试药的现象。工作人员试药也遵循知情、自愿的原则。

名学员，使本省的烧伤治愈率由过去的70%左右提高到95%以上。

然而，探索的脚步并不曾停止。

在临床上，小面积的烧伤可以从自己身上的其他部位取皮，进行自体皮游离移植手术。但是很多Ⅲ度烧伤患者，创面大，自体皮所剩无几，根本不足以进行植皮手术。尽管可以改进自体皮移植技术来提高利用效率，但是自体皮还是不够。

当时，临床上也有用异体皮来代替自体皮移植手术，可是异体皮的来源也很有限。所以，马恩庆就提出设想：能不能用动物的皮肤进行移植呢？如果移植的动物皮肤能够替代自体皮肤或异体皮肤，那么在理论上就可以完美地解决来源不足的问题。科研小组通过实验比较了猪皮、鸡皮、兔皮、羊皮等诸多动物皮，最终选定了猪皮。并且，在1974年成功应用于临床。为此，建立了"深低温液氮皮库"，专门存储异体皮和异种皮。

但是依然有一个问题没有彻底解决，那就是移植后排斥反应。当时，国际上也在探讨这个问题，并且提出了一个新的议题：人工皮肤。不论自体细胞或异体细胞培养的人工皮肤均不存在排斥反应，烧伤科马恩庆教授与姚开泰教授合作培养的表皮细胞膜片——即人工皮肤，当时在全国是领先技术。

烧伤科的书橱摆着一摞厚厚的记录本，它们见证了这些年挽救的患者、攻克的难题；而今，新的课题又不断涌现，研究的脚步也依然没有停下……

追逐脑水肿患儿的"健康梦"

1968年的一天，大风呼呼地刮着，树叶簌簌作响，豆粒大的雨点击打着窗户，每家每户都关紧了门户，整条街显得空荡荡的，漾着回声。

一位身形瘦小的女人拖着被雨淋得湿透的身体，怀中紧紧抱着一个脸色发白的孩子，出现在湘雅医院门前。

这是一名患中毒性菌痢合并脑水肿患儿，也是虞佩兰印象最深的一个病例。

虞佩兰

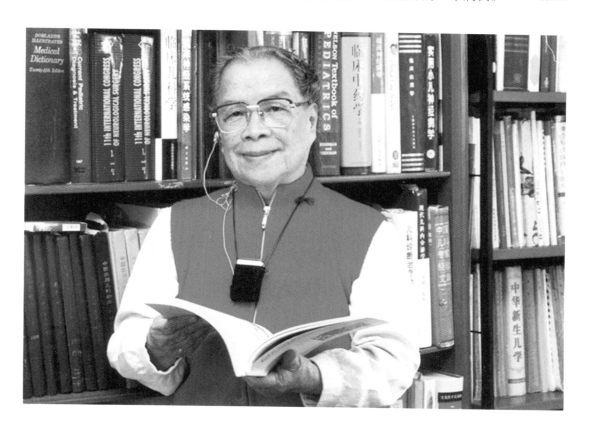

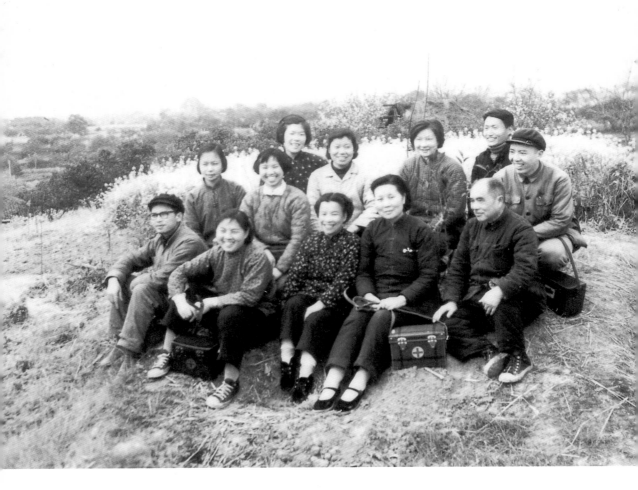

1959 年春，湖南医学院第 28 队医疗队队员在湘西田头合影．前排右起一刘泽民、二孙定祥、三虞佩兰、四彭麓生、五黄健人；二排三张克秀；后排左一钟赛贤

此时的中国，小儿中毒性菌痢流行，其引发的感染性休克、感染性脑水肿病死率颇高。该病成了所有儿科医生不愿面对的禁区、束手无策的"恶魔"。

虞佩兰知道，对自己的考验来了。

眼看着这个6岁的孩子因为严重脱水，休克加重，眼看着孩子母亲面容枯槁，日渐憔悴，同为人母的虞佩兰感同身受，却苦于治疗无方，饱受煎熬。

"孩子现在急需补液治疗！"虞佩兰的脑海中冒出了一个大胆的想法。

可是，所有的教科书上都说，对于此种病例要限制液体摄入量。她的想法无异于"离经叛道"，难以得到其他专家的支持。

小男孩继续保持传统治疗。

没几天，"恶魔"最终带走了孩子，留给虞佩兰无限的沉思。

　　"因循守旧只会迎来下一个悲剧，要想改变这可怕的现状，我们必须对小儿脑水肿进行深入研究。"这一刻，虞佩兰豁然开朗，满目坚定，神情决绝。

　　十年后，《小儿感染性休克》一书面世。虞佩兰运用中医辨证论治的原则，创造性地提出了小儿脑水肿"边补边脱"液体疗法。这一专著一经出版，瞬时轰动业内，成了当时抢救小儿感染性休克的蓝本，救治了不少危重患儿。

　　这一刻，虞佩兰曾在心里默默许下的诺言得以实现，站在曾经的那个病房里，长长地吁了一口气。

　　生命不息，战斗不止。

　　"边补边脱"液体疗法的成功只是研究的起步。虞佩兰深知，要想真正扼住"恶魔"的咽喉，就必须先发制"病"，实验研究势在必行。

　　适时，正逢卫生部实行科研课题招标。

　　这一活动，来得正好。

　　1981年，虞佩兰凭借申报的《脑水肿动物模型》课题获得了卫生部资助的8万元作为实验经费，开始着手建立模型。

　　可是，用什么细菌导致脑水肿？用什么作为判断脑水肿模型成功的指标？国内没人做过，国外文献也极少。虞佩兰一夜无眠。

　　次日，年至花甲、双鬓斑白的虞佩兰撸起袖子、亲临"战场"，带领着研究生一遍遍查阅文献、筛选细菌、观察实验，实验动物从狗做到兔、大鼠，筛选了痢疾杆菌、大肠杆菌、布氏杆菌……

　　在经历近一千个日夜、上万次实验后，"伤寒内毒素导致兔脑水肿模型"成功建立，那一刻，团队所有的成员相拥而泣，留下了激动的泪水。

　　1984年，这一成果呈现在日本东京主办的第6届国际脑水肿会议上。

　　轮到虞佩兰发言时，她用余光扫了眼身边的人，旁若无人。虞佩兰清了清嗓子，提高了音量，从容不迫，娓娓道来。

　　话音刚落，现场掌声如雷。这份完美的成果一鸣惊人，使中国的儿科脑水肿研究在国际舞台上绽放异彩，备受关注。

　　之后不久，"百日咳菌液脑水肿动物模型"也成功建立起来。

　　再一次参加国际脑水肿会议时，虞佩兰感受到了其他人期盼的眼神，跟各国专家分享了经过改进的脑水肿"边补边脱"液体疗法，再次赢得了国际的掌声。湘雅儿科的脑水肿研究由此走向世界前沿。

从临床到实验研究，从形态学到生化、分子生物学研究，虞佩兰主持的小儿脑水肿科研由此全面展开，湘雅儿科的脑水肿研究在国内外名气大振，湘雅儿科的发展迎来了春天。

生命不息，学习不止。

虞佩兰一生笔耕不辍，近80岁时开始学习用电脑发送文件、修改论文，80多岁仍在国外权威杂志发表文章。近90岁时发表了有关小儿脑水肿及颅内高压诊治的综述。

想到自己追逐一生的事业有了好的结果，为数以万计的患儿找回了健康，虞佩兰的脸上露出了甜美的笑容，如清晨的阳光，清澈得不带一丝杂质，温暖得直沁心底。

至今，虞佩兰已有95岁，即将迎来她的百岁人生，她的逐梦之旅仍在继续……

辛追的秘密，至少还可以研究 200 年

1972年12月14日上午8点，湖南省博物馆二楼东南角展厅，40岁的湘雅医学院病理学教研室主任彭隆祥将手术刀切入一具女尸的胸骨上缘。16年来他解剖过200多具尸体，但从没有哪次让他如此紧张而专注。

被解剖的遗体就是后来震惊中外的马王堆汉墓女尸。彭隆祥的这一刀，正式开启了对马王堆千年古尸的研究。每一项发现和研究成果，甚至每一根头发、每一块衣料，对中国乃至全人类而言，都有巨大的价值。

40多年过去，这位名叫辛追的老太太依旧是国宝级文物，国内对她的研究也一直持续着。

女尸的出土，源自偶然。1971年前后，由于湘雅医学院很缺乏人体教学标本，研究人员隔三岔五跑到野外寻找无主遗体。1971年底，有消息说正在进行工程施工的马王堆发现一个疑似古墓，湖南省博物馆工作人员和湘雅医学院研究人员赶紧跑去，将现场保护起来。

次年1月，挖掘工作正式开始，经过极其复杂的工序，古墓被打开，除了大量文物出土外，一具已经保存2000多年的女尸重见天日。人们惊讶的是，她并不是像"木乃伊"一般的干枯古尸，不仅能闻到腐败的气味，连皮肤都仍旧是淡黄色的，按下去甚至还有弹性，部分关节能够活动。

要知道，她已经有2000多岁了。

女尸的发现，立即引起全中国甚至世界的关注。彭隆祥回忆，对女尸的研究还没有开始，女尸千年不朽的消息就迅速传开，人们簇拥着要求去博物馆参观。当时的省革委会说，长沙几十万人，轮流看，只需要几年就能看完，于是开放博物馆，供人们参观。

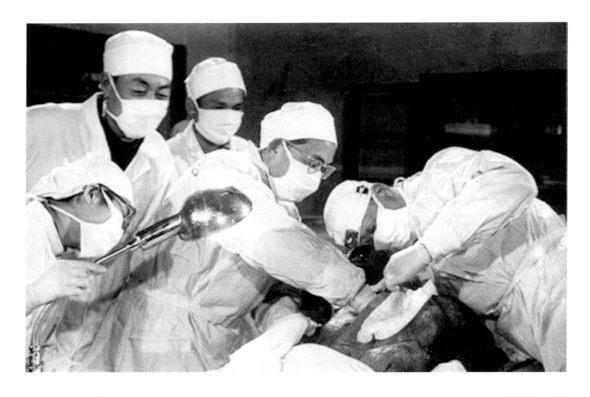

1972年，辛追
解剖时的场景

当时湖南博物馆还来不及清理登记文物。1972年5月22日，博物馆第一天开放女尸参观，80多名警察、200个民兵都无法维持秩序，陈列室的大门被挤坏了。

周总理批示立即对女尸进行妥善保护。博物馆连夜将女尸悄悄运出来，另找地方暂时保管。

当时，湖南医学院受国务院和湖南省革委会委托，主持出土古尸的研究工作。抽调了科技人员和干部50多人，由张士林、李亭植、王鹏程为首组成了研究组，并设立解剖、放射、病理、组织、化学检验、病源、中医中药、临床、防腐等8个研究小组。

他们的主要研究包括古尸保存程度、病理变化和死因探讨，墓内中草药研究，古尸内脏防腐的研究，古尸防腐研究等。

周总理批示，1972年12月14日对女尸进行解剖。

湖南的专家们都没有做过这种解剖，谁也不敢自告奋勇。这种情况下，有16年解剖经验的彭隆祥毛遂自荐，刚举手，专家们马上热烈鼓掌同意。

解剖开始，在手术台前，还有湘雅医院神经外科的曹美鸿教授和彭隆祥的助手王福熙女士，有当时的国家文物局局长王冶秋和中国科学院考古研究所领导。彭隆祥回忆说，自己当时非常专注，根本感觉不到现场是否有人说话，也记不起尸体气味是否浓烈。他从尸体的胸骨上缘入刀，沿中线直至下腹，感觉古尸比一般的新鲜尸体硬一些。胸腔被打开后，他发现器官都有完整的形状，心中暗喜，感到上级要求的古尸病理研究任务，应能圆满完成。

解剖之后，他们得到的第一项研究成果是基本确定女尸的死因：2000多年前的一个夏天，她吃完甜瓜的3个小时内，胆结石突然发作，引起反射性心脏痉挛，猝然死亡。

辛追身上还带有血吸虫卵。血吸虫病以前称为"日本血吸虫病"，因为是日本学者发现的，最早的病例在1904年。"老太太"的出土，印证了我国《内经》等古代著作中对血吸虫病的论断，把这种病的发现时间提前了2000年。

彭隆祥说，有些外国专家跑到中国来，要参与研究古尸，甚至只想要半根老太太的头发。党中央没有答应，说我们中国人自己可以研究。

解剖完成了，但对女尸的研究才刚刚开始。她身上有太多的秘密：她的真实身份、死前的病理状态、生活环境、饮食习惯、服饰文化等等。对研究人员来说，每一个课题背后都藏着巨大的宝藏。最令人们感兴趣的自然是她千年不朽的秘密。

对古尸的研究是个巨大而长期的系统工程，仅仅在古尸病理变化方面，就确诊了这个2000多岁的"病人"患有冠心病、血吸虫病、胆石症、肺结核、慢性铅汞中毒等11种疾病。

在古尸不腐秘密方面，研究人员从社会因素、外界条件、内在因素等多方面进行探讨，还对棺液进行了无机物和有机物的化学分析。

这次研究的成果，集结成《长沙马王堆一号汉墓古尸研究》专集，拍摄有彩色电影。研究成果得到了周恩来总理的亲切关怀。1973年，基本完成了当时确定的研究任务。

此后，研究工作暂时告一段落。

1977年，湖南医学院（今湘雅医学院）组织科研人员进行总结，向即将召开的全国科学大会推荐了30项科学成果、5个先进集体和3名先进个人。在1978年3月召开的全国科学大会上，湖南医学院有潘世宬、陈祜鑫两位教授获得先进个人。"长沙马王堆一号汉墓古尸研究"获得科研成果奖。

曾主刀解剖古尸的彭隆祥，虽然已经完成了研究工作，但他此后的工作和生活，与古尸结下了"不解之缘"。

1984年，彭隆祥去美国进修时，特地将解剖纪录片时收集的废片带去，制成了幻灯片。他还争取到导师的支持，参加了当年4月的古病理学学术年会。他关于马王堆女尸的病理研究报告引起了轰动，随后被邀请到美国几所大学作了5场演讲。

1998年英国剑桥大学出版的名为《木乃伊，疾病与古代文化》的书中，还收录了他和武汉同济医科大学武忠弼教授共同撰写的《马王堆型古尸在中国》的文章。

彭隆祥认为，后来他之所以利用各种机会介绍马王堆女尸，是因为他深知女尸于人类的贡献，决不止于旅游和人体防腐技术。许多外国人都知道木乃伊、冰尸，却不知道中国的马王堆女尸。从医学研究和环境研究等角度来说，中国的湿型古尸，保存十分完好，是不可替代的研究对象。

如今，彭隆祥仍在收集整理马王堆的相关研究资料，他希望通过各种方式，让人们了解马王堆于中国、于人类的价值，更想以此激发后来者，运用最新技术进行深度研究。

2004年8月6日至10日，来自美国、英国、加拿大、日本、韩国等国家及中国多个省份的97位知名学者齐聚长沙，召开纪念马王堆汉墓发掘三十周年研讨会。

为了这次研讨会，2002年6月，湘雅医学院应湖南省博物馆的邀请，派出解剖学、组织学、病理学、微生物学、放射学和外科学等专家对女尸做全面系统的检查和评估。历时两年努力，专家们在研讨会上公布了一份马王堆女尸的"体检报告"。

这份报告显示，通过光学显微镜和电子显微镜观察，女尸皮肤、肌肉组织、肝组织大部分结构与三十年前的检查结果基本一致。尤其是女尸的骨结构基本正常，三十年前注入血管的造影剂依然清晰可见，古尸体的外形、肤色无明显变化，皮肤仍具有弹性。单独保存的器官无细菌生长，也没有分离出霉菌。

时至今日，中国乃至国际学术界对马王堆汉墓文化源流、汉墓墓主、大量出土文物、古代尸体保护、古尸病理学等诸多课题的探究仍在继续。

彭隆祥曾说："目前的技术能让女尸保存至少200到500年，后来者一定能发掘更多秘密。"

一生都是研究者

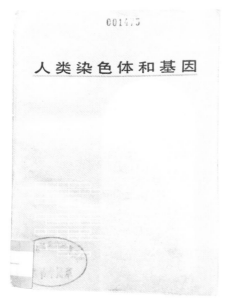

张敦厚编译《人类染色体与基因》由湖南科技出版社出版

在20世纪40年代后期，湘雅医学院生物科内，曾爆发了一场激烈的、针锋相对的舌战。舌战的一方是专长为昆虫学的张敦厚，另一方则是专门从事哺乳动物研究的某老师。争论的焦点是老鼠身上的一块骨头，两位都是学生物的，各据理由，互不相让，都几乎到了要动拳脚的地步。学术的争论原本就是非常正常的，但谁对谁错还是要弄清楚。当时任湘雅医学院院长的凌敏猷对这场争论早已听闻，无奈自己学的是人体，专长是精神病学，也很难从中调停。于是他坐渡船往河西湖南师范学院，找当代中国著名生物学家董爽秋先生讨教。董先生在听取凌院长对双方争论论点的介绍之后，立即作了回答："那当然是张敦厚说的正确，张敦厚是个什么角色，他的功底有多深，你凌院长是清楚的。他书读得很扎实，虽然他专长昆虫，但对哺乳动物也弱不到哪里去。"30年之后，凌敏猷院长曾对张敦厚的长子说过："就是那一回争执后，我才真正了解了你父亲的学业水平。虽然他从宜昌华英中学应聘到湘雅才两年功夫，我还是将他提升到副教授的最高一级。"

张敦厚到底是什么人？他是湘雅原生物教研

组的一位教员。关于他，认识他的人也就是知道他是蚊虫学家。他不善言谈，一辈子离不开书，离不开野外采集，也离不开实验室工作。他有一句人生的格言："在科学领域里没有属于自己的发现、创造的大学教授，这个教授的名称是欺世盗名之名。"

1971年，张敦厚退休，回到上麻园岭142号的家中。对于一个长年习惯学习、研究的学者型专家来说，这种退居生活应该是很难适应的。他当时就预感到了，生物遗传学将是一项有远大前景、能改变人类的伟大科学。于是他给上海复旦大学的一位中国首席遗传学家去了一封信，希望能跨进这个领域并作些贡献。他的这纸信立即得到了回应，遗传学家鼓励张敦厚，现代遗传学并不是探不可测的。他在信中写道："像你这种铁杵磨针的实干型科学工作者，一定会达到目的的。"

张敦厚立马钻进了这个学科里，从识字开始，在苦干十二年后，综合当代遗传学方面最杰出的十篇科学论文、巨著，编译了一本40多万字的《人类染色体与基因》，由湖南科技出版社出版。

当接到出版社出版通知的时候，他已被当时医学最先进的设备CT诊断为重度脑萎缩。张敦厚老师竟在重度脑萎缩的情况下，攻下了一门学科，并以一本专著向世人展示了一个科学家、一位学者与疾病抗争，钻研科技知识，勇于攀越，不畏艰苦的可贵精神。

这样的湘雅精神没有随着老一辈湘雅人的逝去而消失，而是长久地、永久地活在与人类共存的图书馆的著作索引卡中。

耕耘的果实

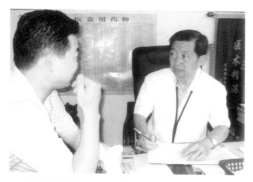

李家邦教授在为病人诊病

李家邦教授展示健胃愈疡片的临床研究成果

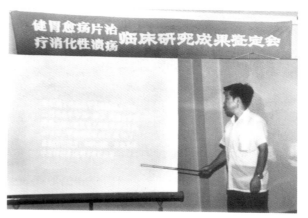

20世纪70年代末开始，中国进入改革开放的时代。社会的发展加快了人们生活的节奏，长期在高压工作环境下，人们容易精神紧张、忧虑。"怒伤肝、思伤脾"，噪声和压力影响植物神经系统，造成肝脾不和，又会进一步影响消化系统导致胃部不适。所以常常听人说，穷的时候吃什么都香，生活条件好了，吃的东西好了，结果一不注意，反而胃受不了了。殊不知是生活环境和工作状态给胃造成了不良影响。

1964年毕业后，李家邦被分配到湘雅医院内科从事中西医结合工作。消化内科里胃溃疡患者总是络绎不绝。当时治疗胃溃疡会使用一种西药雷尼替丁，虽然见效快，患者服药后症状有所缓解，但往往过一段时间胃溃疡又会复发。看着备受折磨的患者，他意识到光靠西药治标不治本，无法治好胃溃疡。既然西医治不好，李家邦试图基于"疏肝健脾"的中医理论，研制一种调和肝脾的中药来治疗消化性溃疡等疾病。

这一想法经讨论通过后，他的研究方案正式确立，一切从零开始——采草药。最初他对研制的新药也没有具体认识，于是带着研究生先后去岳麓山、平江等山区认药、采药，

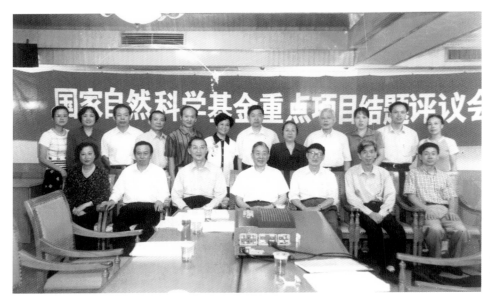

李家邦教授将
课题研究成果
在全国推广

进而增加对野生中草药的认识，并进一步研究药效及药理。他参考历代资料及结合临床经验，组方为疏肝健脾汤，最后研制出新药——健胃愈疡片。随后李家邦和他的团队申请"健胃愈疡片抗消化性胃溃疡复发的临床疗效及其分子机理研究"的课题，为1987年省科技厅重点课题，他们也开始进一步研究健胃愈疡片抗消化性胃溃疡临床疗效。课题碰上的第一个难题便是动物实验对象，为了保证实验的有效性，他们率先建立消化性溃疡复发的动物模型，为全国首例。

实验第一阶段，养老鼠。实验室位于湘雅医院单身宿舍西四楼和东四楼之间的通道旁，大家每天都在病房和实验室之间往返。因为实验需要大批量、不间断地供应老鼠，李家邦在白天查房、晚上抢救病人后，还要挤出时间赶来喂老鼠，对它们比对自己还要照顾得周到细致。制作老鼠胃溃疡模型，首先要给老鼠胃浆膜注入1毫克的冰醋酸，灼烧引起胃黏膜溃疡，3天后形成穿透胃壁的胃溃疡。然后，将得了胃溃疡的老鼠分为两组，一为对照组，二为研究组。对研究组营造吵闹的环境，对照组则是安静的环境。为了拟造吵闹环境，他们白天、晚上都拿着碗、碟、筷子坐在老鼠面前敲敲打打，一边搞得它们不得安宁，一边观察老鼠的情绪。发现吵闹环境下的老鼠显得焦虑狂躁，导致胃溃疡越来越严重。相比之下，安静环境下的老鼠通过自身的免疫能力，大多数在20多天后就会自动痊愈。这一阶段为下阶段实验提供了基础模型和资料。

　　实验第二阶段，服药。为了研究药效，他们给患有胃溃疡的老鼠喂食健胃愈疡片，然后再分成两批解剖。第一批在服药后7天，第二批在服药后15天，以便观察胃溃疡愈合及复发情况。通过反复实验，结果表明健胃愈疡片抗胃溃疡复发疗效良好。几年来无论是上班还是节假日，实验室里都有李家邦他们围着老鼠转的身影。这期间，曾有多个单位来函聘调李家邦，他都婉言拒绝，一心投入研究中，经过不懈努力，证明了健胃愈疡片对动物模型治疗效果好。

　　实验第三阶段，对比研究。结束动物实验后，李家邦获准进行临床研究。在临床研究中他给139例胃溃疡病人服用健胃愈疡片，给50例胃溃疡病人服用雷尼替丁，用以对比服用西药、中药后的疗效。一段时间后，通过胃镜检查，他发现服用雷尼替丁的病人复发率高达30%，而服用健胃愈疡片的病人复发率仅9.35%。研究证明健胃愈疡片比雷尼替丁能更有效地抗消化性胃溃疡复发。

　　经过6年的耕耘，李家邦及其团队成功研制出健胃愈疡片。为了让更多的人认识健胃愈疡片，李家邦决定将课题研究成果写进他研究生的论文中，并公布了八味主药、辅药的成分、药理和药效。之后，该药广泛用于临床，得到病人的一致好评。健胃愈疡片被评为省科技进步二等奖，并被写进药典，在全国范围内普遍使用。它良好的治疗效果，让众多饱受胃溃疡折磨的病人重获健康，这便是李家邦收获的最大的果实。

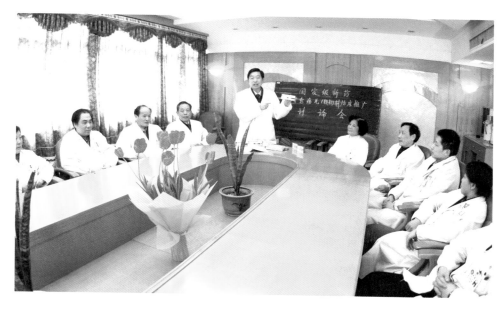

国家级新药
讨论会

《临床误诊100例》：由错误写就的真理

　　1982年，电视还未普及，各种电视节目方兴未艾，录制一个片子需要背着厚重的胶卷带一起走，非常不方便。但也就是在这个时候，湖南电视台特意派出了一队人马来到了湘雅医院感染科。

　　他们来拍一部与一本书有关的专题片。这本书不太大，32开，也就一个手掌的厚度，定价不过6角4分钱。但一经发行，就在全国的医疗界引起了巨大反响——不仅《健康报》《人民日报》《解放军报》等报刊纷纷以《家丑也可外扬》《失败的价值》等为题进行报道，许多医院也仿照这本书的模式出版了同类型的作品。

　　这本书没有记录什么开天辟地的伟业，也没有谱写什么惊天动地的奇迹。这是一本由经验和教训写就的书，叫做《临床误诊100例》。

　　说起1978年5月11日，《光明日报》发表本报特约评论员文章《实践是检验真理的唯一标准》，引发了全社会一场关于真理与实践关系的大讨论。在医疗领域，疾病本身的复杂性和特殊性、医务人员的能力经验和医疗设备的限制，还有患者个体差异等诸多因素都影响着医务工作者对患者病情的判断。就比如"发热"这个绝大多数感染性疾病和部分非感染性疾病的共同症状，由于常伴随着身体某个或多个组织器官的病理过程而出现，临床表现有时明显，有时隐晦；有时一般，有时特殊。各种病症相互间错综复杂的关系，也导致诊断非常困难。甚至有极少病例，即使经过医院详细检查，直至患者痊愈出院或者不幸病故，都始终未能查明发热的根本原因。因此作为医生，在疾病的诊断上必须如临深渊，如履薄冰。

　　湘雅医院历来有对疑难病例、误诊病例、死亡病例进行科室大讨论的传统。20世纪70

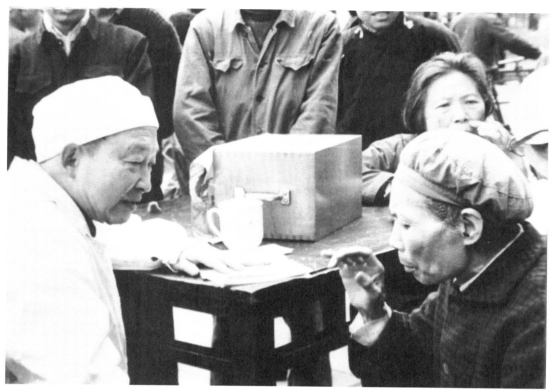

熊宏恩教授 70 年代参加巡回医疗

年代末，感染科的专家们在讨论中发现，虽然许多误诊在诊疗过程中被及时发现并得到更正，没有给患者的病情带来重大影响，但的确延误了患者的诊治时间。他们更通过与同行们的交流得知，不仅仅是湘雅，由于医疗条件与医疗环境的限制，全国各家医院都普遍存在着对一些疾病的误诊现象。于是，感染科的专家们不由得思考：是不是可以把我们科室的误诊病例汇总，总结经验教训并编辑成书，以此给医疗界其他同仁们用作借鉴，使大家一起吸取经验，避免类似的错误再次出现呢？

患者能否理解医生将误诊公开？公开误诊会不会影响到湘雅的声誉？真要进行编写，那选择的误诊病例都是大家亲自过手的，要说没有顾虑是不现实的。但作为医生，要承认医疗也会发生错误，这是客观存在的；但医疗也贵在勇于吸取教训，在每一次错误与失败中成长，才对得起患者。"如果能使相似的误诊病例由100例减少至50例、20例，甚至更少，那么我们的目的就达到了。"于是在张铮、熊宏恩、邬若楠等专家教授的主持下，传

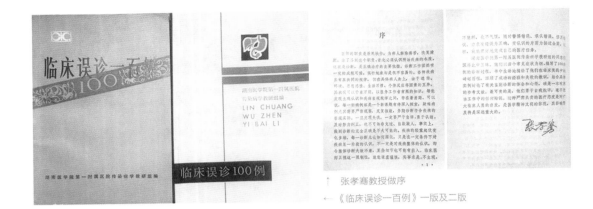

↑ 张孝骞教授做序
← 《临床误诊一百例》一版及二版

染病学教研组决定编写《临床误诊100例》，由胡国龄、欧阳颗、杨家芬、任培上等人负责具体章节撰写。

不到200页，32开本的小书，却涵盖了在发热、黄疸、肝肿大和腹泻等临床工作中经常遇到的典型症状，每个章节下又分出若干小节，系统地对典型误诊病例进行了追根溯源的分析。这100个病例全都是负责每个章节的医生从自己负责过的患者中一例例挑选出来的，在工作之余，将本该用来休息的空闲时间都拿出来，对一个个病例进行整理、分析：病程如何、误诊成了什么、如何纠正、得到哪些经验，最后系统地进行阐述。没有人有异议，也没有人中途放弃。

胡国龄回忆，她在编这本书的过程中还曾"光荣负伤"。当时她负责"发热"一节的撰写，需要去病历室查资料；病历被放在了高层的柜子里，她只好架上梯子去找——结果脚下一个不小心，从楼梯上摔下，一头撞在了地上，当即血流如注。跟着她一起来找资料的欧阳颗见状赶忙将人送去了急诊科，生怕造成严重的脑外伤。最后幸而只是皮外伤，这倒也成了编书过程中的一段难忘的回忆。

1982年1月，《临床误诊100例》由湖南科学技术出版社出版面世，反响之热烈几乎超过了湘雅医院感染科专家们的预料，紧接着再版、三版印刷——同年10月再版印刷时，远在北京的张孝骞教授特意为《临床误诊100例》写了序。"诊断工作固然有一定的成规可循，实行起来却是很不容易的。"他在序中写到，"事实上，做到诊断的完全正确是不大可能的……一旦发现失误，一定要严于自律，勇于认错，及时努力纠正……"临床医师正视这一限制性，就能谦虚谨慎，实事求是，不主观，不臆断，也不气馁，随时警惕错误、承认错误，力求变错误为正确，变认识的片面为接近全面，这样，就能更好地完成自己的医疗任务。"

他对书中所体现出的精神尤是赞赏："最可贵的是，他们勇于自我批评，毫不隐晦工作中的任何殆误。这种严肃负责的医疗态度是对广大临床人员的启发，是医学精神文明的体现，其影响所及将是深远重大的。"

人们常说："发现错误的意义不亚于发现真理。"对于医学这门经验科学来说，尤其如此。任何名医都是从年轻医生开始，通过一例例积累经验，经历各种失误，不断总结经验教训成长起来的。不仅医生如此，医学的发展、医术水平的提高也是这样，医院严格的规章制度、医疗严厉的防范措施，都是从医学诞生那天开始，经历了无数的经验教训而逐步成熟起来的。从1982年的《临床误诊100例》至今，湘雅一直保持着针对误诊、死亡病例进行全科讨论的传统，说明湘雅人为了"求真求确"从不惧直面错误。

破解肾移植"命题"

1985年1月26日，湖南医学院第一附属医院（即今日中南大学湘雅医院，后文均称湘雅医院），一位名叫王庆娟的30岁女子被推进手术室。她即将接受的是肾移植手术，也就是民间俗称的"换肾"。

王庆娟是在1984年12月入院的，她患上慢性肾炎已有11年，双肾失去正常排泄功能，出现尿毒症，病情危急。

躺上手术台的那一刻开始，她就直面着生死攸关的命运转折点；从拿起手术刀的那一刻开始，医护人员也直面着"只许成功不许失败"的沉重使命。

在医学技术高度发达的今天，做出这个手术决定，是一件很平常的事情，而在当时的情况下，这个决定是非常大胆的。

因为在王庆娟之前，湘雅医院的肾移植手术从动物实验转到临床应用才短短6年，之前实行过的少数几例肾移植手术，患者都只获得了短期存活。

20世纪40年代，湘雅医学院已开展了膀胱切开取石、尿道修补、阴茎癌根治、肾切除、前列腺切除等手术。从40年代到王庆娟接受手术的1985年，为了破解血液透析及肾移植等难题，湘雅医院一直进行着艰苦卓绝的努力。1958年，曹圣予、俞尧平、申鹏飞到湘雅二医院创立了泌尿外科。

肾脏移植和血液透析，两者紧密结合，缺一不可。当时受经济发展和科技水平限制，医疗条件差，医院没有血液透析机，国内也没有经验，湘雅医院泌尿外科发挥团队精神，全体上阵，查阅了大量文献资料，查找透析的方法。到1978年4月，湘雅医院建立了湖南省首家血液透析室，并将其应用到临床上，张时纯、王维鑫等专家开展透析治疗肾功能衰竭病人。

据史料记载，当时，湘雅接到一个特殊的病人，海军航空兵某部飞行大队长发生危重型流行性出血热，并发急性肾功能衰竭，针对这种极其罕见、救治率极低的疾病，泌尿外科张时纯、齐范和传染科熊宏恩受命进行救治。由于患者有严重出血倾向，国内外尚缺乏血液透析经验，张时纯、齐范主张果断采用血液透析，后经过5天5夜连续作战，患者获救。这是全国第一例以血液透析方法抢救成功的危重型出血热并发急性肾功能衰竭的患者，这一经验迅速在全国推广。

要知道，在这之前，我国重症流行性出血热并发急性肾功能衰竭患者抢救成功为零。

在肾脏移植方面，1970年，湘雅医院泌尿外科开始承担卫生部器官移植的科研课题，展开了肾脏移植研究。从20世纪70年代中期开始，湘雅医院泌尿外科为肾移植做了大量工作。肾移植，也就是俗称的"换肾"，越来越为公众所熟知，且不再是一个神秘而充满危险的词。但是起初，肾移植手术不断在狗身上做实验，全科所有成员（包括手术学的老师）都必须参加每周五的动物实验。

1979年7月，泌尿外科正式开始临床的肾脏移植。在张时纯的指导下，齐范编写了湘雅医院第一本《肾脏移植常规手册》，该常规手册多年来指导湘雅医院泌尿外科的肾脏移植临床工作。1983年成立器官移植研究室，甲状旁腺移植、胸腺移植和胰腺移植等均获得成功。齐范、张时纯等尿毒症伴急性左心衰及流行性出血热伴肾功能衰竭患者的透析问题进行了深入的探讨，并还就药物中毒的血液透析问题进行了深入研究，处于当时国内领先水平。

这些工作虽然让湘雅医院在血液透析和肾脏移植研究上取得了巨大进步，但在王庆娟进行肾移植手术之前，湖南还没有一例进行肾移植后成功长期存活的案例。在肾脏移植正式应用于临床后，首次肾移植的2例患者均只获得了短期存活。

1985年1月26日，王庆娟被推进手术室，医务人员将1个无血缘关系的肾脏植入病人的髂窝，之后进行动、静脉吻合。经过半年的治疗和护理，王庆娟康复出院，并上班工作，医院对其进行了跟踪随访。王庆娟术后存活了8年时间，她幸运地成为湖南首例肾移植手术后获得长期存活的患者。王庆娟的成功案例，令湘雅医院的专家们倍感兴奋。该案例为湘雅医院进一步开展器官移植提供了新的经验，注定被载入史册。

1993年4月26日，湘雅医院泌尿外科同时为两名肾功能衰竭的男性患者实施了同种异体肾移植手术，获得成功。这两名患者，分别为25岁和26岁，均为尿毒症晚期患者。经过7个小时的紧张工作，医生们将两只同种异体肾脏分别移植到了这两位患者腹腔内。至此，湘雅医院已做12例肾移植手术。1994年4月26日、1995年12月9日，都在同一天同时完成了4例肾移植手术。

目前，肾脏移植已经是临床医学常用于治疗糖尿病肾病、肾功能不全等多种疾病的手段，而肾脏移植之后如何让病人存活得更久，始终是医学界全力探究的课题。湘雅医院在肾移植手术方面取得的成果，对于攻克肾移植"命题"无疑具有极其重要的意义。

一辈子一本书

　　"文革"结束后，国家百废待兴，物质条件极其匮乏，而医院也无力给教研室提供开展科研的专门设备和资金。除此之外，当时几乎所有的医护人员都日夜奋战在临床一线，晚上加班属于家常便饭，常常是工作什么时候结束，便什么时候回家。其中有不少湘雅人，在临床过程中也启动了科研计划，立志成为一名有贡献的好医生。

　　"王医生，你口袋里的小本子和小卡片不会是有什么秘密吧？"

　　"哪儿有什么秘密，只是想总结一些医疗病例，将来看能否有幸出书。"

　　"干啥子呢？临床工作这么忙，哪儿有时间出书哦？再者，'仓廪实而知礼节'，出书也是教授们的事情，我们主要负责搞好临床工作就行了。"

　　"鲁迅不是说过，时间是海绵里的水，挤挤还是有的。我个人觉得，门诊和病室固然是我们的工作阵地，病人固然是我们的工作对象，但我们还应该把门诊和病室以及手术台当作科研的基地，把疾病当作研究对象。临床与科研不是彼此隔绝的关系，而应该是互补关系。医学事业后继有人，离不开学术研究，只有把所思所学传递下去，培养更多的医学人才，医学才能蓬勃发展，你说是不是？"

　　1980年初，王成业在门诊第一次看到一位服用乙胺丁醇导致眼部病变的病人。事后他查阅文献，发现国内仅一例报告，国外普遍认为这种中毒现象多发生在使用剂量较大或服药时期过长的情况下，才会引起球后视神经炎。实际上，临床并非如此，国内使用小剂量、短时间服用，也有导致视功能障碍的情况。为了引起广大临床工作者的警惕与重视，王成业将资料总结成文献综述《乙胺丁醇中毒的眼部表现》一文，发表在1981年5月《国外医学·眼科分册》。后来他又收集两例，撰写成《乙胺丁醇中毒性视神经病变三例报告》，发表在《中华眼科杂志》1982年第1期。

　　为了进一步了解乙胺丁醇在临床的应用情况，王成业对长沙市结核病医院服用此药的住院病人50余例进行全面调查与眼部相关检查，发现中毒率相当高，还有严重至近乎失明的病例，在建议加用保护视神经药物或停用观察后，病情好转。他遂将调查资料总结成《小剂量乙胺丁醇对眼部的损害》，发表在国家一流的《中华医学杂志》1982年第8期。从一个病例入手，发表三篇论文，让医生们了解到乙胺丁醇对眼科病人的副作用，这既是临床医生的职责，也是临床医生开展科研的有效途径。

在手术台上、无影灯下耕耘了20多年，王成业深知眼科手术并发症的严重性，但论及如何预防、减少与处理这种危害极大的并发症的专业书籍在国内尚无出版。于是，他产生了撰写《眼科手术失误、并发症及其处理》一书的想法。

医院的临床任务繁重，每周单休，每天几乎从早到晚都在临床一线，根本没有多余的时间，因此王成业只好充分利用晚上的休息时间和休息日：每逢周日便跑到图书馆，一坐便是一整天，从来没有觉得累；每天晚上，将几十年整理出来的卡片按照一定的逻辑排在书桌上，选取具有代表性的病例，分析论证，然后誊写成文，常常工作到深夜。

终于，1985年6月，眼科专著《眼科手术失误、并发症及其处理》付梓，出版后在眼科界引起很大反响，被视为是目前眼科最有实用价值的专业书籍之一。王成业也成为了湘雅眼科首位著书人。

由于内容紧密结合临床，能解决实际问题，该书受到广大眼科医生尤其是青年和基层医生的特别欢迎与喜爱。由于该书实用性强，应广大读者要求和同行的建议，该书在1996年杭州举办的全国眼科会议上向全国名校的十多位名医教授发出邀请，请他们参加编写工作，1998年全面修订为《眼科手术并发症原因与处理》，付梓出版。

因为该书是针对眼科手术并发症方面的专题研究，应该与时俱进，隔一段时间就应该修订。一晃十八年过去了，王成业仍然没有忘记该书的修订工作，于是找到现在的眼科教研室主任，把版权全都交给他们，希望他们组织人员重新修订该书，使其永久地成为眼科的财富。

王成业是许多湘雅人中的一个代表，他们在治病救人的道路上坚定前行，同时充分利用自己的专业知识和临床经验，出版著作，不求闻达于世，但求给更多的病人和医生带去福音，实现了作为一名湘雅医生的夙心往志。

争光霉素的应用

1978年年初，虽然全国上下都被严寒天气包裹着，但对科学界来说却是一个温暖的春节。因为在春节之后不久，将有一场场面空前的盛会召开。此刻，5500多名代表已准备好行囊，踏上轰鸣的绿皮火车，从四面八方汇向一处——首都北京。

3月18日，第一次全国科学大会在北京人民大会堂隆重召开。此次大会是中国共产党在粉碎"四人帮"之后，国家百废待兴形势之下召开的一次与科学有关的会议。大会堂内坐无虚席，这其中，也有湘雅医院（当时称湖南医学院附属第一医院）的代表团。

在这场"科学破冰"的表彰大会上，知识界的先进单位和先进人物，以及优秀的学术成果一一受到表扬。湘雅医院代表团更是凭借"争光霉素的应用研究"这一成果，载誉而归。

拿着奖状的湘雅代表团走出大会堂时，十里长街已是灯火通明。路灯下的影子唤起了他们的回忆。这份荣誉的背后，承载着湘雅医院肿瘤科众人的共同努力和辛勤汗水。

20世纪70年代初，肿瘤的治疗技术还很不成熟。然而国内恶性肿瘤患者与日俱增，治愈率低、病死率高的现状令人忧思。于是，湘雅医院肿瘤科于绝处新生，齐振华、张义渊、费慧娟、肖健云、雷衍凡等来自各个外科的医师汇聚在一起，开始了艰难的科研工作。

从事肿瘤外科工作，对于39岁的费慧娟而言，有着不一样的意义。在临床的治疗中，费慧娟发现，比自己年长的很多女性饱受着乳腺癌的伤害，且发病率呈上升趋势，而临床却没有行之有效的治疗方案。

这一方向，值得深入研究。

此时，机会摆在了眼前。

1969年，中国医学科学院药物研究所从浙江平阳土壤中分离得到一种新的抗菌素类抗

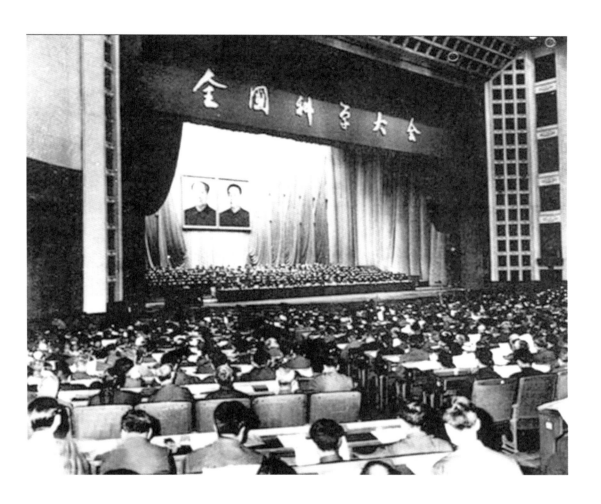

肿瘤药物，被命名为争光霉素，并于1971年3月鉴定投产并广泛使用于临床。随着研究的深入，争光霉素的成分发生了变化，而其原本的抗肿瘤作用、药理及临床使用方面，需要进一步的研究。

于是，湘雅医院肿瘤科义不容辞地接下了这个任务。1972年，与中国医科院药物研究所、河北制药厂、昆明制药厂协作，将抗肿瘤药物争光霉素-3（现名平阳霉素）进行临床研究。在费慧娟的强烈建议下，研究的方向被确定为乳腺癌治疗药效研究。

在对争光霉素进行临床试验之前，肿瘤科对乳腺癌治疗进行了深入的对比用药治疗研究。1973年5月，费慧娟等人将科室收治的80名乳腺癌Ⅱ、Ⅲ期

1978 年 3 月 18 日，第一次全国科学大会在北京人民大会堂隆重召开

患者，分为化疗组和对照组两组，进行秋水仙制剂——秋水仙酰胺临床疗效与药物实验观察。经过两年的对比研究，费慧娟等人对于乳腺癌的治疗有了深刻的见解，对化疗过程中出现的各种问题了然于心。

1976年9月，费慧娟等人进一步在临床中进行了争光霉素-3治疗癌症疗效的观察。当时，凡被确诊为乳腺癌的病例，术前均采用争光霉素-3治疗。经过8个月的临床观察发现，药物的有效率达81.3%。经过争光霉素-3治疗的患者，经用药后肿瘤明显变小，转移的融合的腋淋巴结可缩小而分离，更有利于手术的切除。

争光霉素-3的使用，使乳腺癌患者的肿瘤变小，临床分期降低（Ⅳ期变为Ⅲ期或Ⅲ期变为Ⅱ期），为乳腺癌手术创造了有利条件，为乳腺癌晚期患者带来了生的希望。

术前使用争光霉素-3化疗，在控制病情后进行手术，成为当时乳腺癌，尤其是晚期乳腺癌患者最有效的治疗方案。这一创举，与目前国内外倡导的术前化疗的新观点不谋而合。费慧娟、张义渊、齐振华、肖健云、雷衍凡等人的共同努力，为湘雅医院赢得了1978年3月的全国科学大会奖，以及随后的全国医药卫生科学大会奖和湖南省科学大会奖，也为乳腺癌晚期患者赢得了生的希望。正如全国科学大会的召开，带来了中国革命的春天，人民的春天，科学的春天，为百废俱兴的中国指明了发展的方向。

"争光霉素的应用研究"成果的出现，以星星之火，掀起了湘雅医院改革的燎原之势。

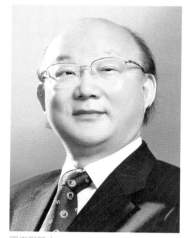

周宏灏院士

遗传药理学之子

2005年，周宏灏评上中国工程院院士，被许多同行誉为中国的"遗传药理学之父"。但他却表示："这个学科不是我创立的，我只是在中国最早开始并随后始终坚持学习、研究和推动的人而已。如果要说我和这个学科的关系，我倒愿意被称为'遗传药理学之子'。"

从决定学医，到在军队、工厂行医，他与"医"的缘分越结越深，不可分割，但是在"医"这条路上怎么走，周宏灏还需要自己判断：是当个纯粹的医生，在技艺的道路上重复、提升，最终成为一代救死扶伤的"名医"；还是当一个医学科研工作者，在学术的领域拓深、求新，或许成为开医学研究一脉之先的"大家"？周宏灏选择后者，尽管不一定能够成功，但这是心之所系。

于是进入湖南医学院（今湘雅医学院）后，周宏灏根据自己的条件，特别是在他前几年阅读一些国外医学书籍和医学杂志的时候所了解到的学科状况，选择了当时刚刚起步的临床药理学作为主要研究领域。湘雅，这个他医学之梦开始的地方，也成为了他人生的另一个新起点。

药理学历史悠久，主要是研究药物和机体之间的相互作用和规律。临床药理学则以药理学和临床医学为基础，研究药物和人体之间的相互作用规律。20世纪30年代，医学界提出了临床药理学的概念。1947年，美国Gold教授在康纳尔大学举办临床药理学讲座，从而使其作为一个学科确立起来。1959年，西德各地出生过手脚畸形的婴儿，伦兹博士经过调查研究后，认为是妊娠期间的母亲为了防止、治疗怀孕早期的呕吐而服用的一种药物——反应停造成了婴儿畸形。1961年，伦兹博士公开发表了文章——《畸形的原因是催眠剂反应停》。一时间，人们大为震惊，药物毒性危害引起了广泛的关注。国际上对临床药理学

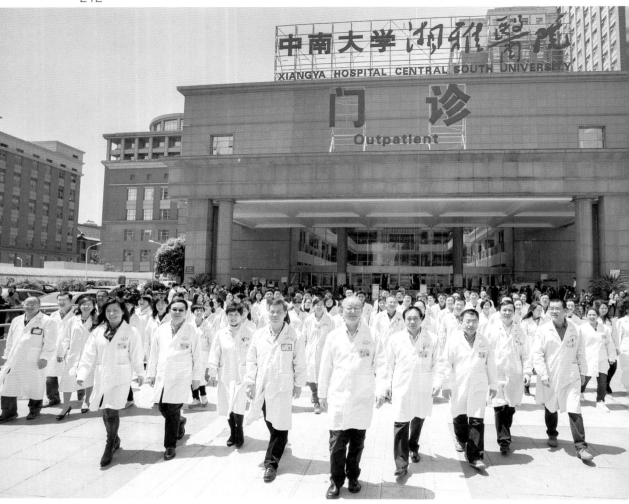

周宏灏院士带领的湘雅药学团队

的研究由此大力推进。而中国，直到1978年，卫生部召开了一个临床药理学的座谈会，临床药理学的研究才正式起步，比国际上的其他国家晚了几乎20年，这片领域还是亟待开发的"荒原"。

周宏灏就是在这样的情况下开始接触临床药理学的。因为有十多年的临床经验，所以，周宏灏觉得自己的研究方向的决定是非常合适的。但这条国内还没人走过的"路"显然是不好走的。没有老师、没有资料，一切都只能边走边看，边学边摸索。1981年10月，周宏灏凭借在教学、科研方面的成绩，晋升为讲师。

1980年后，国家加大了在临床药理学专业追赶国际水平的步伐。世界银行也开始在中国支持一些大学开展临床药理学研究。1982年，国家卫生部首先在湖南医学院设立了国家临床药理培训中心，周宏灏被分配到了这个培训中心工作。于是，周宏灏开始了与临床药理学毕生相伴同行的旅程。1983年9月，因为有英语的基础，周宏灏顺利通过美国中华医学会（CMB）的英语测试，作为湖南医学院派出的访问学者，前往中国香港大学进修临床药理学。

1984年，从香港大学进修回国的周宏灏奉命负责组织第一期临床药理全国培训班。他以香港期间建立的关系，请来了美国、加拿大、澳大利亚、日本等6个国家的知名临床药理学家担任首期培训班教员，参加学习的学员都是当年全国各主要大学的资深教师、医师，他们大多都已成为我国临床药理学的学科骨干和带头人。

周宏灏在香港大学进修临床药理期间，除了系统学习药理学和临床药理学课程，合格后取得了香港大学医学院颁发的结业证书外，还主动利用玛丽医院的临床资源开展了药物临床药理学研究，他以"只争朝夕"抢回失去的时间的精神，一年内同时完成了新型抗菌药头孢三嗪(Ceftriaxone)在中国人体内的系统药物代谢动力学研究、新型降血压药硫帕米（Tiapamile）的 II 期临床试验两项研究。在玛丽医院做临床药理临床服务时，周宏灏注意到：同样的高血压病人，医生在给中国香港病人和英国病人开普萘洛尔（心得安）处方时，剂量不同，中国病人用每天3次，每次10毫克，但英国人却要用到每次20毫克、40毫克甚至80毫克。药物教科书或药物手册上强调中国人用药量通常要比西方人小，因为中国人体重较小，就连他主审的一本英译中的药物手册的序言也都特别提到"本书的药物剂量是国外病人使用的剂量，由于中国人的体重要比外国人小，在用药时要适当减量使用"。但是，这个药用量相差2～8倍，显然和两个种族病人体重之差不匹配啊！难道还有别的原因？周宏灏结合临床观察，大胆假设：决定用药量不同的不是体重，而是种族固有的内在差异！

为了验证他的假设，他努力利用有限的条件，将科学研究向他的关于求证药物反应种族差异假说的研究方向靠近。从中国香港到美国，从美国再回到湘雅，回顾周宏灏走过的30多年的学术之路：他发现和证实了药物作用种族差异，从蛋白表型到分子基因型，系统阐明了这种差异的发生机制，发现和证明了药物作用相关蛋白的基因剂量效应；查明了药物相关基因和环境相互作用规律；查清了许多药物相关基因变异对常用药物作用的影响。他的这一系列研究形成了具有我国国家和民族特色的遗传药理学和药物基因组学理论体系。

2006年，第十五届世界药理学大会遗传药理学分会在长沙召开，周宏灏给这个会议定下的主题就是"个体化药物治疗"。面对来自27个国家和地区的包括130多名国外学者在内的超过400名学者，周宏灏在他的主题讲演中向世界宣布，中国开始了个体化医学新时代！国际友人说"世界将会记住长沙，记住湘雅"。

生命之泉的守护神

视频10

视频 10 血液
中的生命搏动

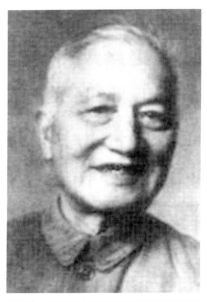

易见龙，1904 年 9 月 29 日（农历甲辰年八月二十日）出生于湖南省湘阴县（今属汨罗市）。生理学家和血液学专家，是中国输血救伤事业的奠基人、现代血库的创始人

1941年秋天，一位身形瘦小却有着高挑鼻梁、浓眉大眼的中国人来到美国纽约中心医院血库实习。在白肤金发碧眼的人群中，这位穿着中山装的年轻人端着黑色笔记本不停记录的样子给大家留下了深刻的印象。

他就是湘雅学子易见龙。

当院中的树木在悄悄增加第二圈年轮的时候，易见龙已经将输血、检验、防腐、消毒以及干燥制造血浆等各项操作及程序——掌握。他私下联系的美国医药援华会捐赠的设备也已经到位。1943年6月7日，易见龙在纽约华尔街组织成立了第一个由中国人主持的血库。中国留学生、华侨及美国友好人士竞相献血，捐献的血液随即被制成了血液制品，运回国内支援抗战前线。

1944年的昆明依旧硝烟弥漫，战火不断。日军犹如困兽，在做最后的挣扎。前线浴血奋战的士兵，饱受炮火的伤害。此时的输血救伤工作亟待开展。易见龙说服众人，带上所有的设备，启程回国，近距离支援抗战。1944年7月12日，易见龙率众在昆明成立军医署血库，迅速采集血液，为受伤将士输血治疗。

这是中国的第一家血库，也是输血医学的开端，更是湘雅医院临床用血、治病救人的灵魂支柱与精神指引。

可是，生命之泉开辟容易，要守护好却是个难题。

在新中国成立后的30年间，全国各大城市纷纷建立起血站，向医院提供血液。一种不知名的血液传播疾病传播开来。

1989年，一种曾在献血群众中广为传播的非甲非乙型肝炎病毒被分离出来，并被命名为丙型肝炎病毒。

丙型肝炎病毒，成了威胁用血安全的劲敌。

在接下来的几年里，全国上下针对输血者开展了丙肝病毒检测工作。

丙肝虽然得到了重视和控制，但是这一病毒的出现与蔓延，敲响了用血安全的警钟。

这种紧张的情绪，同样蔓延在湘雅医院输血科内。

"要如何使我们的生命之泉得到科学合理的利用？"每个人都在心中默默思忖着。

1996年夏，闷热的空气令人躁动不安。可是血液科的一间病房里，却是静悄悄的。路过病房的输血科医生李碧娟擦去额头上的汗水，伸长脖子往里面看了看，不由得屏住了呼吸。

病床上躺着一位面无血色、呼吸微弱的年轻女子。床边守着一位男子，汗水浸湿了后背，可是他一动不动，睁着疲惫的双眼深情地望着病床上几近昏睡的妻子。

李碧娟放轻了脚步，任由额角的汗水经由脖子流下，转身向血液科医生办公室走去。

经了解，病床上的女子患有严重的自身免疫性溶血性贫血，生命垂危。

回到输血科的李碧娟，结合自己从北京301医院学习的血细胞分离技术，向科室主任王智纯提出了心中构想已久的"血浆置换"治疗概念。

当时，血细胞分析机只是在国内少数几家大医院使用，仅仅用来采集造血干细胞，而用来进行血浆置换，理论上可行，但是效果和影响却未可知。

李碧娟再次回到病房，向在病床前守候的丈夫说明了自己的来意，征求家属的意见。

眼看着妻子的生命迹象一天比一天弱，男子思索再三，同意尝试新的治疗方案。

第一场血浆置换手术就这样开始了。

男子就守在病床前，与病床上的妻子十指紧扣。眼看着妻子脸上血色回复，神志回复，逐渐清醒……男子抬起头看着李碧娟，咧嘴一笑，将所有的感谢写在了眼中。

经过80分钟的手术，用了2000ml血浆，病床上的女子奇迹般地康复了。

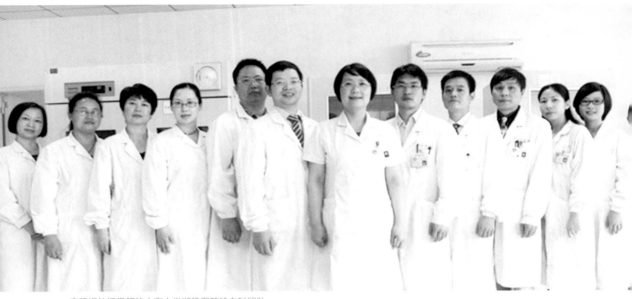

李碧娟教授带领的中南大学湘雅医院输血科团队

那一日，输血科热血沸腾，生命之泉漾起了涟漪，"血浆置换技术"得到了大家的认可。

但在接下来的临床实践中，血浆置换治疗效果却并不显著。

2000年，李碧娟结合免疫学的相关知识，针对免疫性疾病提出"淋巴血浆置换治疗"的构想。

李碧娟和科室的一名技术员合作，将机器的操作程序按照预想一步一步进行调整，达到了淋巴血浆置换手术所需的技术要求。

2004年，第一例淋巴血浆置换手术开展并圆满完成，仅用1000ml血浆，他们用最少的血再次点亮了业内的奇迹。

此时已经成为科室主任的李碧娟深知，"曾经的成功只能代表过去，重度溶血性贫血问题仍待解决"。普通的血浆置换效果一般，"全血置换"值得尝试。

2010年，二十多岁的小勇（化名）被送往湘雅医院急诊科。患有PNH重度贫血的小勇脸色蜡黄、奄奄一息。看着守在小勇病床前双鬓花白的父母，李碧娟上前表明了自己的来意。

在家属同意的第一时间，科室成员推来经过改进的仪器，开始了手术。这一次，手术中的80分钟，过得很快。眼见着小勇血色恢复，双眼睁开，在场所有的人都抑制住内心的激动，听着时针滴答滴答走过。

全血置换技术的重大成功，为小勇进行造血干细胞移植赢得了时间，也成为湘雅医院输血科的里程碑事件。

至此，湘雅医院输血科的淋巴血浆置换和全血置换技术日趋成熟，享誉业内。

秉承着"用最少的血，救更多的人"的宗旨，湘雅医院输血科还针对大量出血的病人制定出一套行之有效的输血方案，用血少，抢救成功率高，成为行业公认的金标准。

自2007年起，湘雅医院连续9年用血量逐渐下降，2010年的红细胞用量为7.5吨，平均每台手术用血量为0.69单位；2011年为7.15吨，平均每台手术用血量为0.61单位；至2015年红细胞用量为7吨，平均每台手术用血量为0.21单位，赶超国际先进水平。

湘雅医院输血科赋予了血液活的灵魂，成为当之无愧的生命之泉守护神。

湖南第一例活体肝移植记

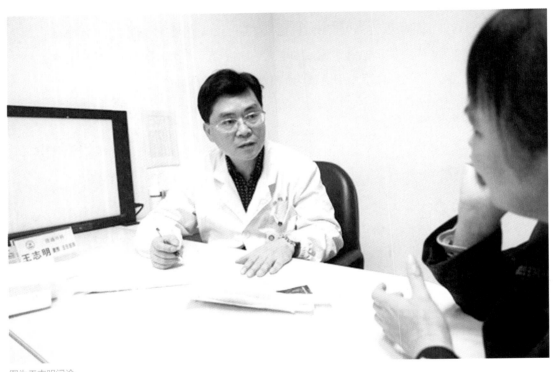

图为王志明问诊

2007年春节前夕，一个叫刘红慧的女人走进王志明的办公室。她说："王医生，我看到网上说现在可以做活体肝脏移植。我也想做，把我的肝给我大姐。"

她的姐姐叫刘伟莉，刚过完52岁生日，就被诊断为肝硬化晚期。住院以来，刘伟莉的病情迅速恶化，生命垂危，唯一能救她的办法就是马上进行肝脏移植手术。但是，春节期间是供肝来源最缺乏的时段。如果找不到合适的供肝，病人就只能等。刘伟莉的生命已经进入倒计时阶段，遥遥无期的等待对她来说就意味着死亡。

听到刘红慧说起活体肝脏移植，王志明并不觉得意外，因为他也动过这样的念头。虽然活体肝脏移植在国内还没有普及，湘雅医院也没有过类似的案例，但是结合医院整体的医疗水平以及现有的技术手段，他是有信心进行这样的手术的。并且就刘伟莉的病情来说，活体肝脏移植确实是一个更好的选择。不过，王志明并没有同意刘红慧的要求，而是劝她要慎重考虑，毕竟与尸肝移植相比，活体肝脏移植的技术难度更大、风险更高。尤其作为捐肝者，她要面临的可能是死亡的风险。当时在全球范围内，至少已经有12例捐肝者死亡的案例。

没过多久，刘红慧再一次找到王志明。她说："我已经下定决心了。只要能救我大姐，我什么都不怕。"这次，她是辞了工作来的。

刘红慧是家里四兄妹当中年龄最小的，大姐刘伟莉最疼爱的也是她。但是，她的生活也最坎坷。她先是与丈夫离婚，独自抚养女儿，过得很艰难。不久之后，她又遭遇下岗，失去了生活来源。一直以来，都是大姐尽力接济照顾着她们母女。八年前，刘红慧好不容易找到一份收入不高但还算稳定的工作，拉扯女儿长大，上了大学。正当她的生活慢慢好起来，大姐却出事了，甚至濒临死亡。

刘红慧因一次偶然的机会从朋友那里听说亲属间可以进行器官移植。她就立即上网查询，知道国内有过活体肝脏移植的先例。于是，她暗下决心要把自己的肝脏捐给大姐。刘红慧曾经和大姐提过捐肝的事，但是遭到了刘伟莉的强烈反对。

刘伟莉说："我一个人生病就算了，不能再拖累一个。"她宁愿选择等待。

但是刘红慧一心只想救回大姐的性命，她说："我不能眼睁睁看着大姐因为没有肝脏来源而死去。"她瞒着女儿辞掉了工作，再次来到医院，要求进行手术。为了让刘伟莉尽快安心地接受手术，刘红慧作为供肝者，要求医院替她保密。她们之间的姐妹情深让人动容，而作为医生，王志明及其团队能做的只有全力以赴。

在王志明看来，医学上并没有百分之百成功的手术，但在心理上，他要做的准备必须百分之百地保证患者与供肝者的安全。

虽然肝脏移植在湘雅医院开展得比较早，经验丰富，但是活体肝脏移植，在湘雅乃至湖南省都是第一次，而且这也是我国第一例同胞姐妹间的活体肝移植。

关于活体肝移植，有一个计算公式，就是取下来的肝脏重量，一般要占到病人标准肝脏重量的40%。特殊情况下，大于35%也是允许的。但是如果真正从安全的角度来考虑，至少要达到40%以上。人体的肝脏分为两个部分，左半肝和右半肝。通常情况下，左半肝只占整个肝脏体积的30%，右半肝占70%，所以，肝脏移植一般都是切取右半肝。

为了做好这一例活体肝脏移植手术，医院专门组织了各有关科室的专家会诊，对手术方案以及手术中有可能遇到的问题，进行了充分的讨论。

术前评估是手术成功的关键之一，结合各种影像学的检查，王志明及其团队发现刘红慧的肝脏属于左肝优势型，胆管血管有变异。经计算，左半肝占到患者标准肝体积的40%，更能够满足移植的要求，因此他们决定取供者的左半肝进行移植。

手术在春节前八天进行。

手术从上午9点开始，分别在两个手术室进行。一个负责切除刘伟莉坏死的肝脏；另一个由王志明主刀，从刘红慧身上切取肝脏，然后进行移植。术中通过胆道照影和阻断了支配右边肝脏血流的血管进行观察，证实了他们术前评估决定的切除左半肝是安全的。

一个小时后，刘伟莉完全坏死的肝脏顺利地切除下来了，但刘红慧的肝脏切取手术，却进行得非常缓慢。

肝脏手术的一个主要技术是控制出血，但是做切割手术不行。因为在切割手术中，既要保证切取下来的肝脏的正常功能，也要保证留下来的那部分肝脏的正常运作。所以在技

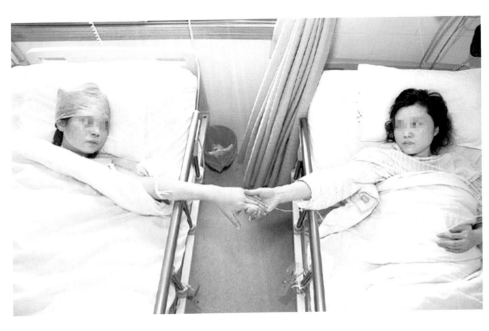

图为刘伟莉（右）刘红慧（左）姐妹（湖南日报记者刘尚文／摄）

术上，他们不能阻断血流，只能借助专门的手术器械一点儿一点儿，慢慢、慢慢地把肝脏分开。这是一个非常精细的工作，需要更长的时间。5个小时后，刘红慧的后段左肝脏终于被切取下来，可以移植进刘伟莉的体内。但这是一个更加漫长的过程。肝脏是人体内血流量最丰富的器官，在移植过程中，医生们需要在放大镜及显微镜下将两部分肝脏的血管及胆管全部衔接吻合，容不得一丁点差错。

16个小时后，移植手术全部完成。当完成动脉吻合以后，黏稠呈金黄色的胆汁从胆管中溢出，他们就知道刘伟莉的肝脏功能恢复了。

但他们悬着的心还只落下一半。比起手术，病人术后的恢复情况更让他们担忧。经历十几个小时高强度的手术，医生们都已经精疲力尽，可谁都不敢松懈，就守在特护病房里等着她醒过来。6个小时之后，病人还没醒，他们开始着急了。根据以往的经验，肝脏移植手术后病人从苏醒到拔管所需要的时间一般不超过8个小时。他们在病房里焦急地等待，反复检查刘伟莉的血压、脉搏等各项生化指标，但是她还没有一点儿苏醒的迹象。

活体肝脏移植属于半肝移植，病人的肝功能恢复的时间要比全肝移植的时间长一些。但这是他们第一次做活体肝脏移植手术，所以看到病人迟迟不醒，他们心里原本快要落下的大石突然之间又悬到半空中。将近二十四个小时过去了，病人依然没有苏醒，他们内心的压力也越来越大。

就在他们变得沮丧时，刘伟莉醒了。他们兴奋地看着她慢慢睁开的眼睛，尝试着和她说话。当她给予了微弱但是清晰的回应时，所有人心里的石头终于落地了。看到她的各项指标都在恢复，他们才意识到自己有些饿了、困了。

眼前的种种，都在告诉人们：医生和患者是同甘共苦的。9年过去了，刘伟莉依然活着，而且活得很好。前几天，她给王志明发了一条微信。里面是一张照片：她抱着孙子，旁边站着她的妹妹刘红慧。

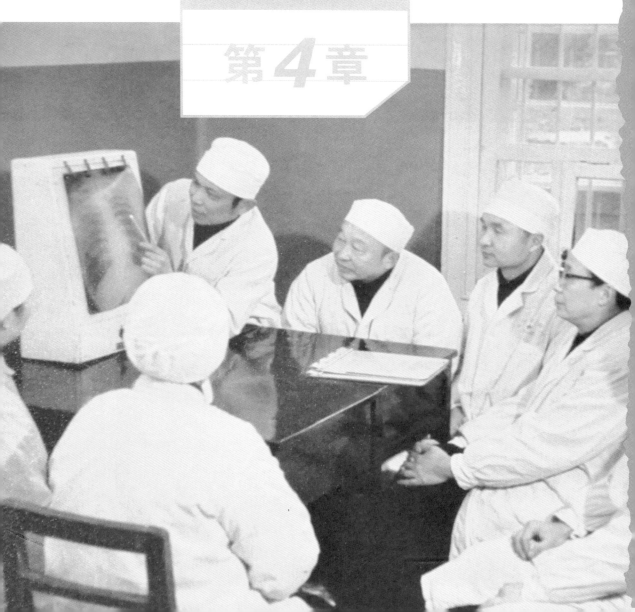

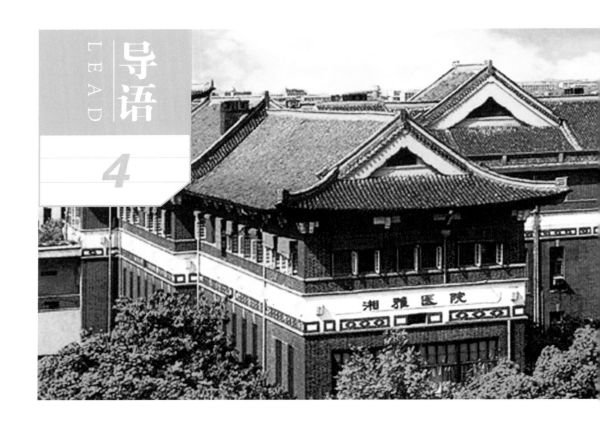

大道之行始于敬畏

一代宗师水无香

百年来，湘雅代有名医出，在湘雅群英谱中，"我"印象深刻者，有一"茗"一"憨"。

先说著名的一"茗"——中国神经外科开先河者、神外"一刀"、湘雅医院神经外科第一届主任曹美鸿。

上世纪初，武汉第一糕点老字号曹祥泰已经闻名全国。1920年，曹祥泰老板喜得一子，取名美鸿。含着金汤匙出生的曹美鸿，放着养尊处优的少掌柜不当，非要学医，考

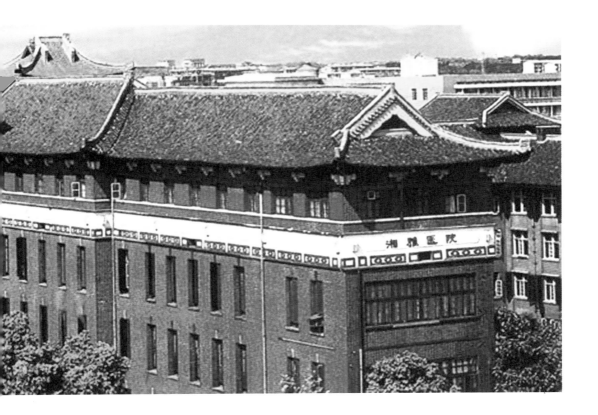

上岭南大学医学院，周围人摇头不解，背地里用湖北话笑他"茗"（傻）。

抗战，广州沦陷，岭南停课。曹美鸿的"茗"又来了，他毅然离开父母，独自追随坚持办学的湘雅医学院，千里迢迢，一路向西。期间，曹少爷被偷了数次，衣物行李盘缠尽失，真不知道他怎么能走到贵州，成了湘雅医学院的一名插班生。按曹教授自己的说法，当年他的成绩只是中等，但据同学回忆，曹美鸿十分勤奋刻苦。

湘雅的医学教育，一直以严苛著称，即使是在贵州湘雅村那段艰难岁月里，湘雅标准也没有一丝一毫的降低。这一点从曹老关于查房的回忆中可见一斑。

当年的下级医生曹美鸿，每天必须先行到场，提前准备。为了能应对上级医生的点名提问，他必须详细写好英文病历，并且一字不漏地全部背诵下来，通常要准备到凌晨。这种日复一日近乎残酷的训练，不仅强化了学生的技能，更重要的是，培养了学生面对生命如履薄冰的敬畏之心，很多像曹美鸿这样的医学泰斗，一辈子也不敢有哪怕少许的懈怠。

再说那一"憨"，鲁恩赐。

1936年，鲁恩赐考入湘雅医学院，1941年，随张孝骞院长西迁贵阳。当时也迁院至此的中央医院院长沈克非，承担了湘雅医学院的外科临床教学。沈克非对湘雅学生施行的是外科艺术教育，他要求手术操作轻柔细致，止血彻底完善，一割、一剪、一针、一缝都如同艺术创作。深得沈教授真传的鲁恩赐，手术时从容不迫，耐心细致，解剖清楚，术野整洁，一招一式都是沈氏家风。

鲁教授没把握时绝不上台，上了台就一定能做好，他的手术刀下，血管肌肉层次分明如艺术品。这种手术对组织损伤极小，很难出医疗事故，但就是慢，鲁恩赐因此得名鲁憨子。鲁憨子真正憨出境界的案例，是他花了4个多小时，去找12根手术线头。

20世纪60年代，一位妇科病患者，手术一个半月后，手术口仍在流脓，迟迟不能愈合，请鲁教授会诊。上午8点，门诊手术室，鲁憨子用一把弯钳，在手术口里不停探测。9点半，一无所获的鲁恩赐自言自语：48天了，还在流脓，肯定有东西在里面。10点，他取出了第一个黑色线头，接着是第二个、第三个……12点，他一共取出10个线头。

手术室护士不耐烦了：鲁憨子，找出10个蛮不错了，下班收场噻……

他头都没抬地说：外科医生有什么上下班？手术记录里明明写着缝了12针，应该还有……

12点40，找到最后两个线头。5天后，病人的伤口消炎、愈合。

自此，鲁憨子的名号更响亮了，大家当面背后都这么叫，似贬实褒，因为同事们都知道，憨子不憨，关键时刻，身手了得。据张伦笃先生回忆，1968年，他作为实习医生，协助鲁恩赐做一台脾肾静脉吻合术。术间，病人大出血，动脉血管喷出一尺多高的鲜血。当时张的位置正在鲁恩赐的右侧，说时迟那时快，他将张伦笃挤出了手术台，迅速夹住血管……

千载杏林，总有出类拔萃的得道者，观之，未必是天纵之才，却必定敬畏生命，平日信奉台上一分钟，台下十年功，水滴石穿，业精于勤；事到临头则能厚积薄发，当机立断，手到病除。

一事专注便动人

子曰：君子不器！湘雅的医学教育重道，有良知如旗，定可统御良能。如此，医者用器而非器。

抗日战争时期，湘雅著名皮肤科专家刘泽民被任命为沅陵湘雅医院院长。在闭塞的湘西山寨，刘院长亲自动手修筑竹篾茅屋，布置病房，接诊病患。在简陋恶劣的工作环境中，坚持湘雅的各项规章制度。其时，当地霍乱、痢疾、脑炎等烈性传染病流行，医疗设备药品又奇缺，在这种情况下，刘泽民凭借严格规范的医疗流程和高超医术，带领着医护全力以赴，将大批濒死的病人抢救过来，创造了神奇的临床效果。为此，湘雅沅陵医院获得了国际联盟霍乱委员会的特别嘉奖。若干年后谈及此事，刘院长云淡风轻地说：没有奇迹，一切都是水到渠成，因为这是在湘雅，因为这是湘雅培养出的医生。

20世纪四五十年代，中国的心脏外科尚处于萌芽状态，而在此之前，心血管外科更被认为是外科手术的禁区。但是，湘雅心胸外科医生谢陶瀛不仅用一把锋利的手术刀，为病人去除心脏上的顽疾，更成为了我国心胸外科的奠基人之一，赢得了"心脏雕塑师"的美称。

1957年，谢陶瀛在低温麻醉状态下，成功地为一名患者切除了一段缩窄了的主动脉，并将一根十余厘米长的人造血管移接上去，使患者恢复了健康。彼时的中国物质条件极度匮乏，进行如此高难度的手术，谢陶瀛靠的仅仅是一台出国学习时从国外带回来的心泵，利用5根铁棍，通过电力驱动，有节奏地在充满血液的硅胶管上挤压滚动，推动血液循环，而氧合器则是一个直径5厘米、长1.5米左右的硅胶管。就是在这样简陋的条件下，谢陶瀛开创并领导了体外循环的研究。1963年，谢陶瀛又在低温麻醉下成功施行了心内直视手术。这项成果，成为我国七种心内直视手术的基本方法之一。

这位一生从事心胸外科研究的心脏雕塑师，去世后，仍将自己的身心献于医学。"死是自然规律，活应为人民服务，我为党为国工作，愿捐身体作解剖。"这是谢陶瀛弥留之际用笔写下的最后一句话。如今，湘雅医学院病理陈列室里，谢陶瀛的巨型肝脏标本依然在见证湘雅的辉煌。

20世纪60年代，湘雅青年女医生虞佩兰目睹了一个六岁男孩因中毒性痢疾合并脑水肿死亡的过程，医生的职责和母性的慈悲促使她从此开始了小儿脑水肿的研究，最终成为这一学科当之无愧的创始人，使该病死亡率从70%下降到20%，在国内外获得高度认可。她还为小儿感染性休克的治疗拓展了一条世界性道路，甚至有专家感叹，虞佩兰教授的这项成果，完全有资格被命名为"虞氏学说"。

湘雅百年，湘雅人练就的第一重品质，就是为爱而行医，为医学而专注。刘泽民如此，谢陶瀛如此，虞佩兰如此，千万湘雅人，始终如此！

一生只做一件事，一事专注便动人！

一脉传承不了情

一部湘雅历史，记录着很多的医学世家，家学渊源的薪火接力，让湘雅文化氛围在代际传承中，日渐浓郁。百年间，湘雅"一家班"的美谈从不曾中断。其中不乏吴执中、易见龙、卢惠霖这样的泰斗级大师之家。向往湘雅，献身湘雅，就是湘雅子弟从小到大耳濡目染、日久生情的情之所至。湘雅人对湘雅的感情，只可为知者言，难于为外人道。

泌尿外科齐范教授曾收到一本书，看到作者的名字，记起了这位几年前患肾癌的中学教师。当年齐范为了保全患者生命，选择与患者共担风险，冒险采用剜割术。

几年后，这本名为《走过苦难》的书，勾起了他对那台成功手术的记忆。作者在书中写道："2004年5月5日，从早上8点钟进手术室到下午5点被推进病房，9个小时之中，湘雅医院创造了一个生命奇迹，作为奇迹的受益者，我永远不能忘记湘雅医院十八病区泌尿外科的齐范主任、范本祎博士……"看到这里，齐教授的眼睛湿润了，心里不自觉地想起自己的父亲，湘雅血液专业先驱，齐镇垣院长。受过良好的家庭熏陶，天然带有医学"基因"的齐范，18岁高考时，报考的是物理，父亲知道后，只是淡淡地说："能用所学去救治苦难病患的人，能治病行善不求回报的人生，才是有价值的。"于是，他临时改填医学志愿，并以状元的成绩被录取。

一句话，成就了一位名医，也造福了一批病人。

神经外科刘志雄的父亲是中国神经外科创始人之一、湘雅医院前院长刘运生教授。刘志雄曾对友人说过，当年父亲在他们家族中选择由谁来继承柳叶刀时，可谓颇费周章，而他入选的理由竟是——心细、胆小。

心细可以理解，毕竟神经外科，精微至极，失之毫厘谬之千里，可胆小该作何解释呢？他说：父亲一生做人如道家，退让、圆融、自在；行事似儒家，勤谨、正气、规矩；修心如佛家，包容、宽大、慈悲。在他的眼里，生命如花，脆弱美丽而又盛衰无常，容不得一丝一毫的胆大妄为，唯有临事而惧，三思而后行的人，才能拿手术刀。

湘雅医院孙虹教授，也是出自典型的湘雅世家，他的家族至今已传三代。他曾有一个设想，在湘雅院史馆里，辟出一块温暖的空间，专门陈列那些传承三代的湘雅家庭，他说：这是传奇，更是感情。

很多的湘雅子弟兵，都与他们一样，已经成长为湘雅栋梁。相对于其他人，他们也许更自重、更谨慎、更勤奋，因为他们不愿意让父辈声誉蒙尘，不愿意让湘雅品牌蒙尘。于是在湘雅，青出于蓝的故事很多。

也许因为行路艰难，才更需要世代相传的文化激励吧。传承，就这样成为湘雅百年的不变主题，在湘雅百年时间轴上的每个时段，都有一批又一批闪光的群像，用超常的奉献，续写着湘雅故事，有精神引领，不着一字，却尽得医者大爱。

颜福庆的"第一课":
公共卫生

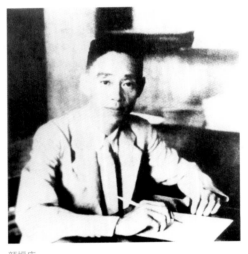

颜福庆

1910年2月的一天，汉口码头，寒风贴着江面袭来，码头上每个人都裹紧棉袍，匆匆赶路。簇拥的人群中，一个叫胡美的美国人连察觉寒冷的心思都没有，他伸长脖子，等待一个极其重要的人的出现。胡美等待的就是美国耶鲁大学医学博士颜福庆，他加盟雅礼，于湖南乃至中国西医史而言，都具有里程碑式的意义。

3年后，一所名为"湘雅医学专门学校"的高等医学院校在长沙成立，颜福庆正是推动建立这所学校的人物之一，并担任该校的第一任校长。

颜福庆深知中国传统医学精华的要义是治未病，所以湘雅从创办之初就把公共卫生摆在了突出位置。1914年第一次签订湘雅合约时，条款中明确写明一条："设立一个研究中国特殊疾病和公共卫生问题的实验室。"因此，湘雅医学专门学校一创办，就开设了预防医学、公共卫生学课程，由颜福庆亲自授课。

很多的历史细节，均能体现颜福庆重视公

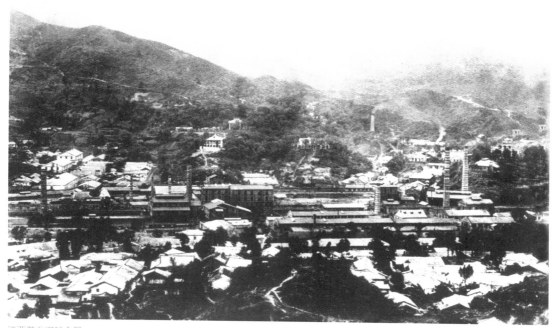

江西萍乡煤矿全景

共卫生的医者思想。

1916年4月，颜福庆申请到了中华医学基金会资助，赴美国哈佛大学公共卫生学院进修一年公共卫生学。在进修期间，他又专门到拉丁美洲参加钩虫病的防治工作。

1917年春，洛氏基金会国际卫生委员会的黑塞博士(Dr. Heiser)和诺立斯博士(Dr. Norris)来华考察，发现中国中部地区钩虫感染率很高，他们呼吁中国政府和煤矿主对此引起重视。颜福庆抓住机会，代表湘雅医学专门学校向洛氏基金会国际卫生委员会提出申请，希望在控制钩虫病感染方面得到委员会的帮助。委员会选择了当时中国最大的萍乡煤矿进行实验。

萍乡煤矿位于湖南江西交界处，是当时中国最丰富的储煤区之一。雇用各类工人一万两千多人，其中70%是井下矿工。煤矿的地理位置、地质结构和气候条件都为钩虫病的传播提供了温床。

为摸清井下钩虫病的感染原因，颜福庆深入150米下的竖井调查，井下伸手不见五指，最低温度在28.9摄氏度，湿度平均达97.7%，终年潮湿、泥泞、闷热不堪，常人在井下哪怕待上半分钟，都会失去方向感。这种与世隔绝、地狱般的感觉，是第一次下井的人都曾有过的经历。

在矿井下，他发现工人的工作环境非常糟糕，矿工卫生习惯也很差，尤其缺乏基本的公共卫生常识。他们在井下裸着身体，渴了喝几口生水，随地大小便。当粪便中的钩虫卵感染土壤后，便在适当温度下发育成幼虫，裸露的皮肤一接触到土壤，幼虫就会穿透皮肤进入体内，逐渐发展成钩虫病。在对井上的调查中，颜福庆也发现了问题，工业和家庭用水都来自矿井，水源地土壤已被钩虫卵污染。而矿工和家属的粪便未经处理就随着水沟排走，最终也污染水源地。

大部分钩虫病人仍然能从事日常工作，如果事先没有宣传，他们绝不会主动前来接受检查。因此，颜福庆在矿上做了为期半个月的宣传。给矿工们做通俗演讲，展览钩虫标本，在矿工聚居地张贴宣传图片和海报。在整个宣传阶段，共进行了39场关于钩虫病的通俗演讲，发放了6611张传单、821张海报和6606本宣传小册子。为了让矿工们有直观的印象，颜福庆还在办公室放了一台显微镜，邀请矿工们前去观察钩虫的活动。

宣传普及阶段结束后，开始标本取样和化验。化验结果令人触目惊心，矿工的钩虫感染率高达81.6%。颜福庆得出的调查结果和宣传过程唤醒了矿工的一般环境卫生意识，尤其是防治钩虫病方面的意识。通过努力，他推动所有井下工人接受强制检查与治疗，对于新来的矿工更重要。另外，他推动该地成立了一个环境卫生部，有自己的工作人员、医院，每年有将近9000美元的预算。干预之后，煤矿钩虫感染率下降到39.5%。

为此，颜福庆写成了两篇英文论文《湖南萍乡煤矿钩虫病感染报告》《江西安源萍乡煤矿钩虫病的控制》，前后发表于《国际卫生专刊》和《中华医学杂志》。这两份报告是颜福庆在公共卫生领域的代表作。这不仅是中国工业卫生史上开拓性的杰作，也是世界工业卫生史上不可多得的文献。

在离开湘雅之后，颜福庆创办了国立上海医学院和中山医院，依旧将公共卫生作为最重要的事业目标。在上海医学院建校之初，他组建了公共卫生科并主持业务，创办"吴淞卫生公所"作为公共卫生教学实验区。

时至今日，学界对于颜福庆的简介中，"预防医学与公共卫生学专家"是不得不重点提及的头衔，这也是后人对他为公共事业所做贡献表达尊重的方式。

战火中的执着

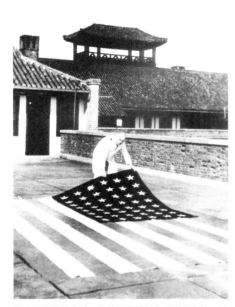

珍珠港事件发生前，为使湘雅医院免遭日机轰炸，该
院院长顾仁在病栋楼顶上铺美国国旗

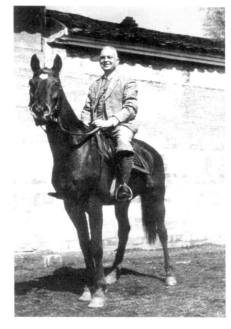

顾仁毕业于美国哈佛大学医学院，获得医学博士学位。1923 年，顾仁来到中国工作，作为雅礼协会在长沙的代表

　　"七七事变"后，日军逼近长沙，战争的硝烟弥漫天空，日军的飞机时而低吼着撕破夜空，大街小巷满是恐怖的气息。

　　湘雅医院里，医生和实习学生仍在紧张工作，楼顶铺着一面硕大的美国国旗。放置国旗的是当时湘雅医院院长美籍教授顾仁。在顾仁看来，当时美国是中立国，日机来前只要在医院楼顶上铺一面巨幅的美国国旗就可保平安。

　　然而，1937年11月24日，日机4架飞机第一次轰炸长沙，一枚炸弹落在离湘雅不远处小吴门的火车站，声音虽然不大，但从教学楼的窗户望去，可见被炸后腾起的浓烟，教学

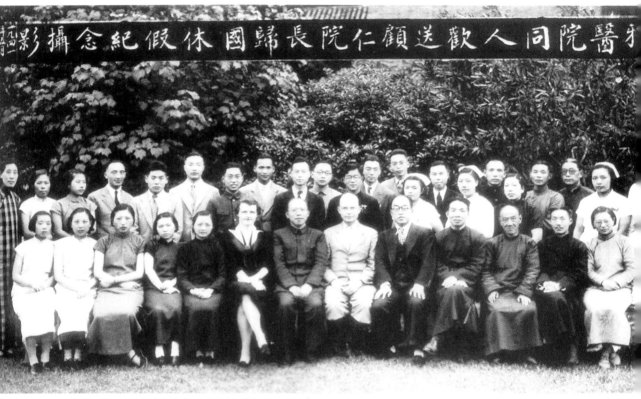

湘雅医院同仁欢送顾仁院长归国休假纪念留影

楼里有震感，连显微镜的焦距都变了，标本也被震得移了位。战火开始给湘雅师生带来巨大的恐慌。于是，湘雅医院、湘雅医学院、湘雅护校三家单位的去留，成为当时最大的争论，顾仁是选择坚守的人员之一。他认为，战争一线定有大量伤员涌入，留下是医生救死扶伤之责，更是外科医生进行学习的绝好机会。

随着战争的深入，迁址与否的争议愈演愈烈。当时的湘雅医学院院长张孝骞主持召开了校、院董事会，请大家表决。争论最终落定，迁址成为定局。但是，顾仁和医院大部分外科医生选择了留下。顾仁的执着，除了是执行雅礼协会的决定外，更多还来自于他高度的敬业精神。

关于顾仁这个美国人，老一辈湘雅人对他有极深刻的印象。他教学极其负责，是一位对中国人极其坦诚的美国医生，因此在同学中威信极高。此外，顾仁什么手术都做，都敢做。有一次为一名右膝关节血管瘤的病人手术，他让谢陶瀛协助在病人患处用他自制的橡皮带止血。谢陶瀛协助手术完成后，直到回家还念叨这样做手术有后怕，会不会出什么问题。但最终手术很成功。或许正是这种胆大心细的外科医生特质，让顾仁这么执着和自信的选择了坚守。

1938年11月13日凌晨，长沙这座千古名城因误判敌情，横遭烈焰之灾。百年缔造，付之一炬，历史上称作"文夕大火"。刚西迁到贵阳的湘雅医学院师生事后听到消息，庆幸逃过了这一劫数。而从大火中逃生的难民同样也庆幸还有留守在长沙的顾仁以及他所带领的湘雅医院外科人员。当时全长沙城沦为一片火海，全城被焚十分之九，烧毁房屋5万余栋，烧死百姓两万余人，除了城北外的湘雅医院，其他医院尽数被烧毁。大火连烧五日五夜才自行熄灭，难民如潮水一般，涌入湘雅医院和学院，人员爆满，拥挤不堪。顾仁领导着湘雅医院员工，承担着超乎想象的难民收留、医疗救护及财产保护等任务。他们的坚守足可以说明以仁术为本的湘雅人对战乱中难民的仁爱与关怀。

1941年6月，已在中国工作近20年的顾仁离开湘雅，应召回到美国。1943年，已回到美国两年的顾仁受到当时的民国中央政府给予他表彰并奖励一万元法币的奖励，他随即将这笔钱捐给了湘雅医学院，用作湘雅学生基金。有老湘雅人在回忆录中写道：雅礼协会人员中以外科教授顾仁夫妇服务最久，热情最高，直到医学院迁移贵阳，还远道来院短期任教。这些都足以窥见顾仁对湘雅医院、湘雅学生的情感之深。

两次西迁，湘雅在炮火中保存了希望的种子

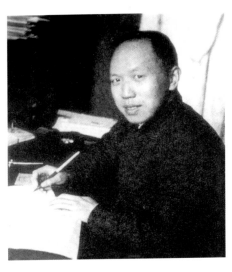

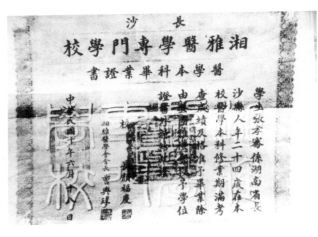

↑ 湘雅医学专门学校的毕业证书

← 医学家——张孝骞（1897-1987年）

1944年，因日寇侵袭，湘雅医学院被迫从贵阳迁往重庆，大家都希望院长张孝骞乘坐那辆唯一的救护车，但最后张孝骞的选择让众人大吃一惊——他竟用救护车装运了尸体。

在那个颠沛流离的时代，张孝骞不止一次这么做，此前湘雅医学院从长沙西迁贵阳时，张孝骞带着教学尸体一同西迁，为的就是保证4人一组一尸体的教学条件。

作为湘雅医学院第三任院长，在他任职期间，先后两次组织湘雅往大后方转移，让湘雅安然地度过了最为困难的时期。张孝骞，这位毕业于湘雅的高材生，在烽火连天的岁月中保存了湘雅，并给予了湘雅精神和信念，他与湘雅已不可分割。

1987年8月8日，张孝骞因病逝世，后人写了一副挽联，以祭奠张孝骞彪炳史册的一

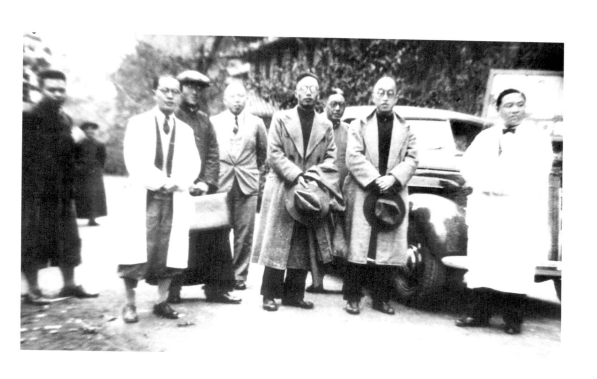

生："协和"泰斗，"湘雅"轩辕，鞠躬尽瘁，作丝为茧，待患似母，兢兢
解疑难。"戒慎恐惧"座右铭，严谨诚爱为奉献，公德堪无量，丰碑柱
人间。

汤飞凡来校与
张孝骞等合影

战乱西迁，浩劫逢难，含辛茹苦，吐哺犹鹃，视学如子，谆谆无厌倦。
惨淡实践出真知，血汗经验胜宏篇。桃李满天下，千秋有风范。

战火蔓延，他由京返湘保全湘雅

1897年，张孝骞出生于一个书香世家，如果放在当代，只有一个词能形
容求学时期的张孝骞——"学霸"。

在湘雅医学专门学校组织的严格入学考试中，张孝骞曾是应试总成绩第
一名。1916年6月27日，顺利完成了预科学习任务的张孝骞，参加了该校第一
班预科毕业式。在仪式上，张孝骞以操行成绩列甲等，学期学业成绩平均达
90分以上的成果，获得了代理校长、教务长胡美博士亲自颁发的预科班毕业
证，并以免缴下学期学费的待遇进入医本科学习。

1921年，张孝骞成为湘雅建校以来首届毕业生的状元。他身着特制的医学博士服，第一位上台接受毕业证书及医学博士学位证书。

"九·一八"事变后，日寇节节进逼，且南京政府不加抵抗，使华北已半沦于敌手，国亡可虑。张孝骞下定决心，投入抗日救国的伟大斗争中去。卢沟桥事变发生后，他毅然放弃了优越的工作条件和安定舒适的生活，义无反顾地离开北平南下，愿和全国人民一起共赴国难。因为形式紧迫，交通中断，只得轻装首途，携妻子儿女，冒着北国的风沙，循平绥铁路先到山西大同，再乘敞篷汽车转道太原，折经石家庄回到长沙，随即接任了湘雅医学院教务长、院长职务，勇敢地承担起保存和发展母校的艰巨任务。

首次西迁，贵阳唱响湘雅弦歌

可是，随着日本侵略势力的向南推进，战火阴霾密布长沙上空，引发了湘雅师生对是否迁校的讨论。当时，有人认为必须迁校；也有人认为，战争环境下，外伤病员增多，是外科实习的绝好机会，不主张迁校。

为应对迁校争论，张孝骞主持召开了校、院董事会，就是否迁校请大家表决。结果是决定迁校并组成迁校委员会。为此，张孝骞院长为迁校的选址进行了专门的考察。经对昆明、桂林、贵阳三地考察后，张院长与前校长、时任民国政府卫生署署长的颜福庆博士反复磋商，于1938年8月初决定：湘雅医学院西迁贵阳，只不过应湖南省政府的要求，五、六级学生，护校二年级以上的学生以及湘雅医院全体留湘。

在社会秩序混乱不堪，道路堵塞，交通工具奇缺的年代，张孝骞凭着严密的运筹和计算，在1938年8月18、19日两天内，将湘雅各部仪器、标本、图书及办公要件共约400箱稳稳当当地转移至贵阳。

9月，教职员工及一至四年级学生和护校一年级学生分两路向贵阳进发：一路乘火车至广西金城江，转乘汽车至贵阳；一路乘汽车循公路经湘西、黔东直抵贵阳。10月13日，当年的中秋节这天，18班学生劳远琇等到达贵阳，落脚在城东门外约五六里地的东山上的一座庙宇，标志着湘雅的西迁之路暂告结束。

1938年10月24日，湘雅的师生在贵阳上了第一堂课。

1939年4月，湘雅在贵阳市次南门外的石硐坡建临时校舍，竣工后迁入授课，该地从此叫湘雅村。是年7月2日，湘雅举行贵阳临时校舍落成仪式。至此，湘雅从长沙迁往贵阳约9

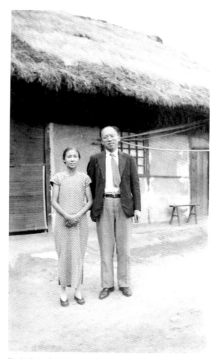

张孝骞和夫人在贵阳合影

个月。8月16日，校董会公选代理院长张孝骞教授继任院长。

学校迁至贵阳后，为了解决学校经费的问题，张孝骞来往奔走于当时教育部、地方政府和雅礼会之间。终于，1940年8月1日，当时教育部下达批文：湘雅医学院终于由私立改为国立！张孝骞随即在全院发起了征集院训的活动。于是"公勇勤慎、诚爱谦廉"的院训诞生了。次年，"国立湘雅医学院院歌"也在校园里传唱开来。

八年流亡，培养了新中国成立前近一半的湘雅毕业生

1944年12月8日，是湘雅医学院建院30周年纪念日。然而，在这原本应该欢庆的日子里，张孝骞却要宣布一项残酷的决定：再次迁校重庆。

原来，1944年冬，日寇从广西入侵贵州独山，贵阳陷于一片慌乱。学校里已经人心惶惶了，师生纷纷自动离校，有着整整30年历史的湘雅又一次面临崩溃之势。为了挽回危局，张院长只得改变主意，决定再度迁校。

流往何处？这一次，张孝骞心里却没有底。但他清楚，只能向黔西、昆明方向流亡。经过又一次多方奔走、四处联系、找车、装箱的周折后，一车车的仪器、图书运走了。

时值严冬，湘雅人就这样一路逃荒到了重庆。那时候，重庆这座山城已经人满为患。湘雅大批人员携物资器材至此，几乎走投无路。

张孝骞奔走于山城，寻求各种可能的支持。他

打听到，有一个中学时代的同学在重庆兵工署工作。张孝骞找了去，以湘雅医学院为他们提供医疗咨询为条件，最后才在杨公桥兵工署借到一所仓库作为学生宿舍；不久又获得高滩岩重庆中央医院的支持，用竹子盖起了简陋的教室和实验室，使高年级临床教学得以照常进行。同学们则住在医院附近某机关废弃不用的草棚里。就这么东找西凑，名声赫赫的湘雅医学院，才暂时找到了一个栖身之所，终于在重庆安营扎寨了。

1945年3月，湘雅在重庆正式恢复上课。据相关资料统计，在张孝骞领导的八年流亡办学中，先后毕业了六年制本科生174名，是新中国成立前湘雅毕业生的49%。

1945年秋，抗战取得全面胜利。湘雅医学院也开始筹划返迁长沙事宜。1946年夏天，在张孝骞的指挥和带领下，迁校任务全部完成。1948年，经过在全国自下而上的广泛推荐评选，张孝骞被评选为中央研究院首批中国院士。

湘雅医院的"白求恩"

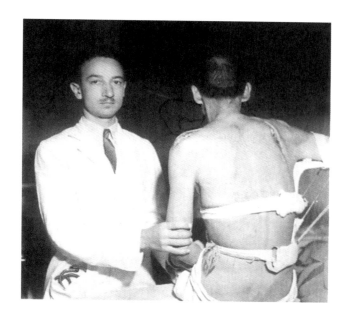

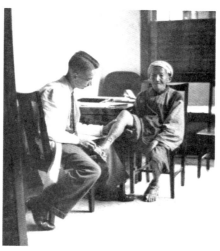

裴文坦医师在门诊为病人进行检查

裴文坦救治被日军刺伤的伤员

　　1940年初夏时节，长沙一连数日天色阴沉，半年前湘北会战的战火硝烟味仍未散去，"昨日战场"遗留的累累弹痕随处可见。

　　此时，几乎没有想要踏入这座易攻难守的千年古城之人。

　　此时，大西洋深处，偏偏就有人正乘着远洋轮向长沙进发。

　　船上这位穿着黑色夹克、身材瘦小、头发四六分的美籍小伙便是裴文坦。为了避开日本军队和飞机，裴文坦与妻子玛迪带着行李、书籍和医疗物资，几经曲折，耗时一个月，于1940年6月20日抵达长沙。

　　这并不是美籍小伙裴文坦第一次踏上中国的国土。

　　毕业于耶鲁大学医学院的裴文坦，血管里留的是西方人的血，却是地地道道的中国人——出生于上海，在北京、上海待了17年，有地道的中国名字，说得一嘴流利的普通话。

离开纽约，来到战火纷飞的长沙。裴文坦此行的目的只有一个，那就是支援湘雅医院。此时的湘雅师生和医务工作人员已经撤退到贵阳。

时至八月，尽管赢得了湘北会战的胜利，一架架飞机仍时不时地盘旋在长沙上空，飞机机翼掠过的地方，还升腾起一团团炮火和硝烟。仅有八十张床位的湘雅医院，收满了在空袭中受伤的百姓和士兵。

细心的裴文坦发现，血液供应不足是目前治疗重伤患者的一个重大瓶颈。意识到这一点后，裴文坦身先士卒、带头献血，鼓励身边的同事及朋友一起为患者献血，成功地促成70余人献血，成立了小型的"血库"，解决了燃眉之急。

解决医院燃眉之急的裴文坦，又来到了西迁贵阳的湘雅医学院支援外科教学工作。1941年3~6月，湘雅村多了一丝不一样的生气，裴文坦的能说会道与青春活力深深影响了避难在外的湘雅师生。

当裴文坦9月份再回到长沙的时候，日军发起了第二轮攻击。有美国身份庇护的裴文坦和湘雅医院就此躲过一劫。

第三次会战发生在1941年12月末，湘雅医院被日军占为瞭望台，裴文坦等人不得不离开医院。经过长沙士兵一周的苦战，日本人被赶出了长沙，但是临走前却放了一把火。

1942年1月4日后，裴文坦赶回长沙时，眼前剩下是满目疮痍，湘雅两个校区的建筑更是焚毁殆尽，几近片瓦不存。

裴文坦站在废墟中，感受着刮来的阵阵北风，紧紧地捂住了胸口。

痛定思痛的裴文坦拿出相机，拍下了眼前的惨状，并在第一时间向中外各界写信、发电报控诉日本的无道行为。另一方面，迅速带领工人们清理现场，修复湘雅资产，在最短的时间内开始收治病人。

在裴文坦的指挥下，湘雅医院迅速开展起医疗工作来。

1943年2月，因感染血吸虫病，久治不愈，裴文坦不得不离开中国，跟随妻子回美国进行治疗。

裴文坦的此次离开，却是为了更好的相遇。

在接下来的一年半时间里，裴文坦拿下了飞行员执照和胸外科医生证书。

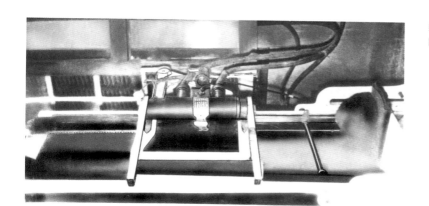

装文坦从芷江运
回的X线机

重洋另一头，中日战争已经到了白热化的阶段，日军正酝酿着对长沙发起第四次攻击（史称长衡会战，1945年5月27日爆发）。此时的中国和湘雅医院比以往任何时候更需要外科医师的支援。

1944年11月，装文坦挥泪告别妻子和两个年幼的女儿，再次登上那趟远洋轮，再次跨越重洋，驰援湘雅。

1945年1月，装文坦几经辗转，经成都抵达湘雅医学院所在的重庆，并为湘雅师生带来了近一吨的药品、设备和书籍。装文坦开始忙活起来，除了为医院接收的伤患做手术，承担医学院的外科教学工作外，同时还四处奔波为湘雅医院重建争取援助，并尽可能地筹集医疗物资。

1945年8月，日寇投降后，湘雅决定迁回原址，装文坦成了勘察校园情况的先行者。9月4~5日，装文坦亲自驾驶飞机，飞到长沙的湘雅校园上空视察情况，经三次尝试后，在橘子洲（原称水陆洲）着陆后，步行至校园内实地勘察。

回到湘雅校园的装文坦，经过一位美军陆军上校的帮助，指挥200名士兵，历时两周，清理了校园。10月11日，湘雅医院重新开业。

此前，装文坦多次辗转奔波于重庆、芷江、沅陵、上海、昆明和长沙，为湘雅医院重建筹集到的资金和物资也一一到位，他先后5次往返芷江长沙，开回两辆美军救护车、三辆美军十轮大卡车共五车药械，为湘雅复员办学创造了部分设备条件。可还是有大量物资等待运输。

由于战时运输系统毁坏严重，湘雅医院的重建和搬迁工作进行缓慢。装文坦前往印度的加尔各答，欲说服美军以极低的价格出售两辆飞机给湘雅。

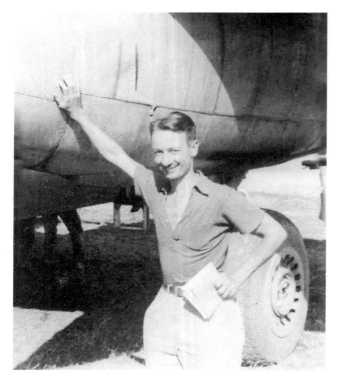

裴文坦将他一生最灿烂的时光献给了最动乱
的湘雅，却在湘雅即将安定的时刻不幸离世

11月13日，裴文坦驾驶两架中的其中一辆L5型飞机，带着湘雅重建的部分资金和物资从重庆飞往贵阳。恶劣的天气迫使裴文坦在贵阳停留了三天。

三天的漫长等待，使裴文坦心急如焚。11月16日，裴文坦再次驾驶L5飞机上路。行进过程中，空气中的能见度越来越低，飞机渐渐被大雾所吞噬。L5飞机不得不在云层与高山之间狭窄的空间中穿行，危险一步步逼近。在途经贵州黄平县境时，飞机还是未能免去灾难，不幸撞山，裴文坦献出了年轻的生命。

谁曾料想，再有三个月，就是裴文坦的34岁生日。

谁曾料想，裴文坦的妻子和女儿正在万里之外的家中收拾行囊，准备与丈夫、与父亲相见。

谁曾料想，裴文坦将他一生最灿烂的时光献给了最动乱的湘雅，却在湘雅即将安定的时刻不幸离世。

裴文坦，湘雅医院的"白求恩"，动乱中的天使。

湘雅组建救护队，赴战场抗击日寇

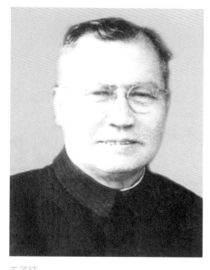

王子玕

"号外、号外，南满铁路被炸，日本栽赃中国军队，炮轰沈阳北大营……"1931年9月，古城长沙的大街上，一名报童手拿报纸，边跑边播报最新消息。听到这则消息，不少路人停下了脚步，喊住报童买份报纸。

在湘江东岸，古城长沙城北门外的麻园岭，由中美医学教育家共同经营的私立湘雅医学院，三五成群的学生还抱着书本漫步在校园中。

"同学们，日军公然侵华了……"一名男学生拿着报纸跑进教室，安静的教室顿时沸腾起来。王子玕也早已获知了这件事，他在办公室内踱着步子，眉头紧锁。

1931年12月10日，湘雅医学院时任院长王子玕接到政府要求，把体育课改授军事医学和战伤救护，开始为将来抗战做准备，进行医学人才的教育。

一腔爱国热血的王子玕欣然同意，立即组织湘雅医学院教师协助湖南高中以上学校军事训练委员会办理战地救护讲习班，为抗战储备医学人才。从这一刻起，原本不穿军装、不拿枪炮的湘雅医学教育阵线开始参与中华民族抗战准备。

　　湘雅医学院位于古城长沙城北门外的麻园岭，授课地点选在了长沙城南门外的湖南省立第一师范礼堂，从城北到城南相距几十里，需要穿过古城长沙才能到达。

　　那时候的长沙没有现代的公共交通工具，长沙街头最多的是穿梭的人力黄包车，湘江边上渡船码头排满了人，几艘正在捕鱼的小渔船在江面上漂摇。

　　在这段特殊时期里，长沙城里四处可见湘雅医学院老师奔波的身影，他们要么选择步行，要么坐人力黄包车，要么借湘江水道逆流而上，下船后步行去授课。

　　从1932年1月9日到4月上旬，历时15周，湘雅医学院任课老师风

原图载于耶鲁校友周刊1933年5月3日报道。图中为湘省人民抗日会、长沙市商会、学生抗日会暨艺芳、圣功以及雅礼、湘雅各校校董及各校学生2000余人，于小吴门外火车站，欢送湘雅东北救护队的场景。图中第一排左起第四、五两位是女护士彭文亮与丁绶梅，第六位是王子玕，二排左起第三是萧元定医师，第五是齐镇垣医师

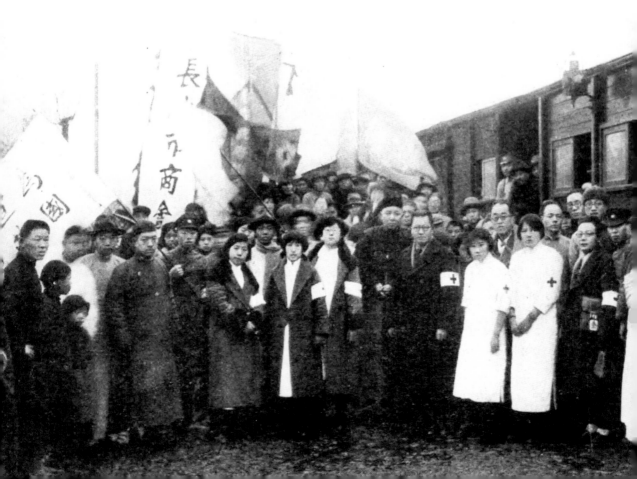

雨无阻，将战地救护知识传授给大家。

1933年3月份，东北前线战事吃紧，一阵阵轰鸣的炮火声过后，浴血奋战的士兵急需医疗救护，但是当时的医疗条件并不乐观。

这一消息传到了长沙，湘雅决定立即成立东北救护队。得知这个消息，湘雅医院的骨干力量纷纷请命。最终，经过层层选拔，由王子玕亲自带队，此外有谭世鑫、齐镇垣、孙国钧，女护士彭文亮、丁绥梅等共15人。

在临行之前，王子玕组织学院主要人士商议，如果战事紧急，第二队立即北上。如果战事延长，湘雅医学院学校学生仿照欧战时各国办法，缩短就学年限，以供国用。

临行前几天，救护队忙着将轻便手术床及开刀器具等器材打包，能带的尽量都带上，到达当地后可以就地成立小规模的野战医院。行李准备好后，救护队随时待命。

救护队临行之际，在长沙小吴门外火车站，湘省人民抗日会、长沙市商会以及众多学校校董、师生共计两千余人自发前往送行，现场赠送了食物、锦旗等。湘雅医疗队从小吴门外火车站出发，乘湘鄂路车，赴汉转平，北上前往前线实行救援。在东北战场，常见王子玕带领的湘雅救护队的身影。

在湘雅东北救护队出发前，何健致电北平张学良、何应钦两氏查照，原文如下："倭寇凶顽，热河复陷，野心未戢……湘省民气，尤为激昂，特派湘雅医院王光宇院长，率同精于外科医生暨护士等是余人，即日北上，实施救护工作，并为后方医院报告前方战况，三湘人士，素号忠勇，秣马厉兵，枕戈待命……"

直至同年4月，这支救护队才从前线返回。王子玕率领湘雅在民族危亡之时，投笔从戎，手握柳叶刀，浴血战火第一线；悬壶济世，救助难民，解黎民百姓于倒悬。

1933年2月18日，《天津益世报》第二版上有这样一篇报道："湘雅医院组织东北救护队，王光宇任队长出发北上，设立野战医院实施救援。"这里的王光宇指的是王子玕院长。这年3月27日，《湖南通俗日报》报道，"湘雅救护队二批队员准备北上"。文章说"湘雅医院东北救护队第一批队员，系由王兼队长光宇率领北上，现又继续组织第二队，已由医师张理正君负责进行。听说队员……比前次多十名，大体已组织好了，不日由张君率领北上。"文中所称的张理正原为湘雅1921级的学生，属第8班，肄业于湘雅，在他校毕业后效力于母校。

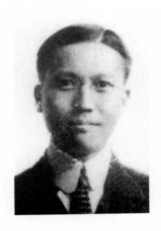

王子玕是江西永新人，医学博士，教授，医学教育家、公共卫生学家。1927—1937年期间，任湘雅医学院、湘雅医院两院院长，湘雅护校校长。后任国立中正医学院院长。

王子玕出身于贫寒家庭，后在长沙跟随英籍医师Kailer习医。不久，获公费赴日本东京明治大学学习。归国后，王子玕把毕生的精力献给了我国的医学教育事业，桃李满天下。

在战乱的环境中，物资匮乏，人才短缺，王子玕以惊人毅力克服巨大困难，率国立中正医学院师生携设备先后辗转迁移永新、广西、昆明、贵州、赣南、福建长汀等地，坚持办学。

日本投降后，中正医学院迁回南昌，王子玕继续担任院长，兼中华医学会南昌分会理事长和中国防痨协会江西分会理事长。

王子玕是典型的在"旧道德，新知识"下成长起来的一代，他的身上也就有着新与旧的剧烈碰撞。他接受了现代西医的教育，却始终坚守悬壶济世，医者父母心的传统医德。他接受了新知识，新思想，却以行医为解救民族危亡贡献了一份力量，展现了天下兴亡匹夫有责的传统志士精神。

王子玕在战乱中坚持办学，更是"科教兴国"这一理念的先导。正如广大师生对于他的评价——是爱国的知识分子和艰苦备尝、努力奋斗、成绩卓著的医学教育家。

危难时期机智保湘雅

　　1938年的秋天，日军大举进逼湖南，一时间战火纷飞，民众流离失所。当时的湘雅医学院被迫西迁贵阳，在此期间，湘雅医院院长顾仁、教授萧元定带领高年级学生与医护人员继续留守长沙。

　　1942年1月，日军发动了长沙巷战，整个长沙城弥漫在硝烟当中。不少民众的房屋被付之一炬，街头到处是四处避难的难民。湘雅也没能逃过一劫，房屋、设备被焚毁一空，损失不下两千余万。

　　日军在城内到处烧杀抢掠，我方军队也在奋力抵抗，经过一段时间的巷战一步步击退敌军，收复被占领的区域。最终，日军被击退。

　　此时的长沙城弥漫在悲壮的氛围中，到处是残破的围墙，倒塌的墙壁，前线伤员被分批运到了后方。这时，萧元定、裴文坦等立即率领湘雅医护人员，带着急救箱，救护前线受伤的将士。

　　1944年4月，日军再次进犯长沙，当时为阻止日寇南下，长沙铁路已被破坏，汽车被征调军用。在萧元定的带领下，湘雅医院员工及家属只得走水路。他们租了一条木船，装上几箱简单的手术器械和医药用品，便匆忙沿湘江逆流而上。

　　木船有了，没有船夫怎么办？萧元定等人商议后，决定从同行的医院员工当中，挑选出13名年轻力壮者充当船夫，摇橹背纤前行。由于木船泊位有限，只能坐下一部分职工，剩余职工和亲属只得扶老携幼，沿着湘江一路南上。

　　三天后，萧元定带领大家抵达湘潭市，但是他们得到消息，日寇已达株洲逼近衡阳。萧元定决定立即折向西行，改走湘江支流涟水。3天的行程到达了湘潭县的石潭镇。此时，日军已到达湘乡县城。

　　在石潭镇，大家已经四面临敌，但是连日奔波，不少同行人已经吃不消，萧元定等人

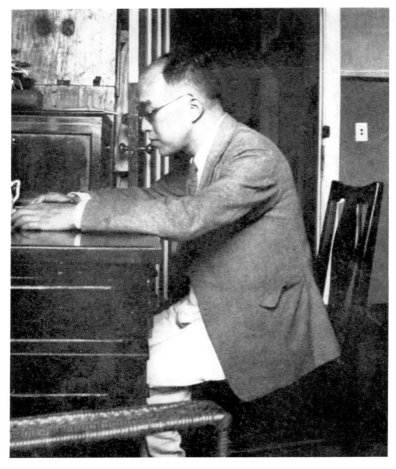

萧元定代院长

最终决定就近在张家祠堂安营扎寨。

开始几天，员工及其亲属在山间拾柴火做饭，由于人数众多每天只能吃个半饱，在坚持了几天之后，身上带的钱物用光，无米下炊，这时，大家打出了湘雅医院的招牌，在当地开诊行医。

白天日军飞机轰鸣，到处狂轰滥炸，大家只能四处躲藏。到了晚上，被当地人称为"虎狼队"的国民党忠义军就会出来抢劫奸淫，鱼肉乡民。到处都是受伤的难民，萧元定带领湘雅医院的员工，冒着生命危险为当地受伤难民看病。

在张家祠堂，萧元定带领湘雅人住了3个月。不幸的是，周边已被日军包围，四面楚歌。日军随时会进攻，萧元定决定带领湘雅人突围。

为了突破日军的层层封锁，到了深夜时分，湘雅员工便挑着药械和行李，带着老幼病残，趁着朦胧月色分两批出发。在连续行走5天后，一行人终于到了桃江县的马迹塘，最终到达安化县的东坪镇，并在此落脚。

让所有人庆幸的是，早在两年前，萧元定院长就有先见之明，派人将100多箱药品及小型医疗器械运到了安化小淹村，以备后患，这次果真派上了用场。

到达安化后，湘雅医院的员工们前往小淹村将药品、器械全部搬了过来，在当地再挂出"湘雅医院"招牌，对外开展医疗救护工作。

抗日战争胜利后，萧元定率领四、五年级学生与临床教员先行回到长沙，参与了湘雅医学院的修复与重建。

1897年萧元定出生于长沙，17岁时考入湘雅医学专门学校，24岁获得医学博士学位，并留校任教行医。曾任湘雅医院院长、湘雅医学院代院长，国家二级教授、我国首批国际外科学会会员。

作为湘雅医学专门学校首届毕业生之一，36岁的萧元定担任湘雅医学院组织的支援抗日华北医疗队第八医疗队队长，赴华北支援抗日军队达半年之久。

1946年暑假，张孝骞院长应邀赴美讲学，萧元定被委任代理湘雅医学院院长职务，直至1948年4月1日，由凌敏猷接任院长止。

除了校务、医院管理工作之外，萧元定主要从事外科临床与教学，1950年即可施行胸廓改形及甲状腺手术等，是国内知名较早的外科学者、我国首批国际外科学会会员。新中国成立后，萧元定被国家定为二级教授，还兼任湖南省第一、二、三届政协委员。

办分校，湘雅恩泽惠及抗战大后方

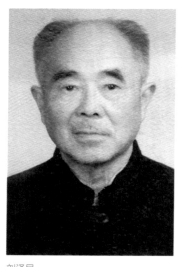

刘泽民

20世纪30年代，国外文献记载霍乱的死亡率是20%，但在同时代的湘西沅陵，霍乱的大流行病死率却只有3.7%。

这一成绩的取得，主要归功于沅陵湘雅医院及其院长刘泽民。当时日寇侵袭长沙，湖南省政府不得不往湘西地区迁移，为遏制传染病疫情的扩散，刘泽民于1939年5月在沅陵增设湘雅传染病医院。沅陵的湘雅人夜以继日地工作，在简陋的设施条件下，用高超的医技挽救国人于旦夕之间，一个个形若枯槁的病人送进院来，一番治疗后都能自己走出医院。因此，在那段时间，当地人把沅陵湘雅医院的医护人员奉为"活菩萨"，每当一些重要的节日，老百姓都会把原本到寺庙朝拜的食品送到医生手中。

1937年"七七卢沟桥事变"发生后，日军侵华的步伐大大加快，已近疯狂。1937年11月24日，日机4架飞机第一次轰炸长沙。随后，长沙上空，战火阴霾密布，湘雅的教学活动经常受到干扰，师生的生命受到威胁。

根据沅陵县志记载，在1938年省政府搬迁到沅陵后，"江浙和本省大批难民涌来湘西避难，部分省属机关、工厂、学校亦迁沅陵，一时城镇人口倍增，机关林立"。

粗略统计，这一年县城人口由两万人陡增至20余万人，房屋、商铺均不够用。当时来沅陵开生活书店的负责人记录："最近湖南省政府已去增设行署，长沙的银行和政府机关以及学校等也大多迁去，人口激增，房屋已经不够分配，我经多方设法，勉强在沅陵最热闹区域的中南门廿一号湘西教育分社租得一间门面和后进三间。"

涌入的人口大多从水路而来，沅陵中南门的码头上日日川流不息，人满为患，省政府搬来后不得不重新增加跳板，整修出分流式码头；同时，省政府还给县城重新铺设了路灯。

县城人口激增，医疗短板显露出来。1938年12月，长沙文夕大火后，湖南省政府担心日军占领粤汉铁路，将湖南分成东西两部，特地指令湘雅医学院，要求其在沅陵的东树湾增设湘雅医学院沅陵医院，由1923年该校博士毕业生刘泽民担任院长。

最初在沅陵的交通要点——汽车站之驿码头开设战时救急门诊的是学院实验诊断学讲师吕静轩医师、湘雅医院护理部主任陈焱如，以及同行的一位外科医师、五位护士，检验、药剂、工友等各一名。1939年1月，湘雅医学院、仁术医院附设高级护士职业学校，召集流散到沅陵的本校学生，收容常德流浪至沅陵的学生计55人，正式复课于沅陵医院。由此，开启了湘雅、仁术两家医事机构在抗战年代，异地联合办理护理教育的历程。

起初，沅陵医院房屋困难，医院院长刘泽民亲自设计并率领民工建造竹编泥糊或木板房，使医疗用房、教室、图书室以及生活用房一应俱全，病床由数十张增加至150张左右，门诊每日百余人增至200余人，并在县城中心中南门借用当地宏恩医院房屋两间另辟门诊一所，每日应诊病人也有200人次左右。开始医院没有电灯，晚上来了急诊，马灯、手电筒一齐上，剖腹术、截肢术、难产产钳术或剖宫产术等照常进行。由于消毒严格，外科手术伤口都是一期愈合，极少有感染者。

沅陵地处川湘公路要冲，战时人口流动频繁，1939年春夏，霍乱大流行。是年5月，沅陵医院又在县城东郊的三吾古寺内增设湘雅传染病医院，以应对当时霍乱的流行。

沅陵湘雅医院和湘雅传染病医院的医护人员全力以赴，日以继夜地抢救霍乱病人。无床时，竹板、木板当病床；输液瓶不够，以灌肠筒代替。就这样，创造了沅陵医院的奇迹。因此，沅陵医院曾受到国际卫生联盟霍乱委员会的特别重视和赞赏。此外，沅陵医院还先后扑灭了流行性脑膜炎及痢疾等传染性疾病。

1945年7月1日，奉私立湘雅医事中心董事会决议，湘雅医学院沅陵医院改称沅陵湘雅医院。抗日战争胜利后，刘泽民随即带领全体职工复员长沙，投入重建湘雅校园的工作，对促使湘雅很快走上正常发展轨道作出了贡献。

心脏直视手术的开拓者

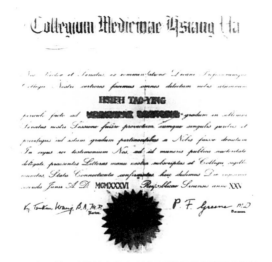

1936年，美国康涅迪克州政府授予谢陶瀛的医学博士学位证书

1941年5月，软禁于贵州的张学良将军罹患急性阑尾炎。经请示蒋介石后，张学良被批准前往贵阳中央医院进行阑尾切除手术。送到时，张学良将军的阑尾已经穿孔，情况十分危急。经过紧急手术，张学良将军转危为安，而为张学良将军主刀的，是一个来自湖南医学院（湘雅医学院前身）的年轻专家，他叫谢陶瀛，时年仅31岁。

谢陶瀛是湘雅复办后的首批学生，他主持了全国最早的低温冷冻技术开展心内直视手术，在他的领导并亲身参与下，湘雅的心胸外科实现了从无到有、从弱到强的巨大飞跃。

尽管现代外科学奠基于19世纪40年代，但心脏外科学的发展却直到近100年以后才逐步得到发展。在此之前，心血管外科被认为是外科手术的禁区，直到1897年，由Ludwig Rehn第一次尝试缝合心脏伤口获得成功。中国的心脏外科在20世纪40年代尚处于萌芽状态，直到1949年中华人民共和国成立后，才有了进一步的发展。

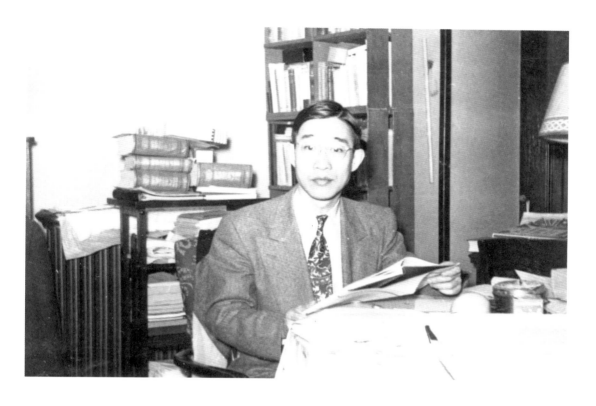

1948 年，谢陶瀛在美国耶鲁

　　1955年4月20日，洁白明亮的手术室里，无影灯下的谢陶瀛平和而笃定，他用手术刀将一名确诊为主动脉瘤的患者剖开胸腔，阻断心脏的血液循环，成功切除动脉瘤，而病人的体温维持在33摄氏度，这是共和国首次采用人工低温麻醉与复苏手术。1956年，《健康报》头版报道了《应用低温麻醉成功》一文后，1957年9月29日《新湖南》头版、第五版再次专门报道了这一事件。谢陶瀛工作的几个小时，跨越了中国医学发展的一个世纪。

　　谢陶瀛永远不会满足于已有的成绩，他不断扩展自己的治疗范围，用一把锋利的手术刀，一次又一次地去除病人心脏上的顽疾。1957年，他在低温麻醉状态下，成功地为一名患者切除了一段缩窄了的主动脉，并将一根十余厘米长的人造血管移接上去，让患者恢复了健康。而在当时物质条件极度匮乏的条件下，谢陶瀛完成如此高难度的手术，靠的仅仅是一台从国外学习时带回来的心泵，利用5根铁棍，通过电力驱动，有节奏地在充满血液的硅胶管上挤压滚动，推动血液循环，而氧合器则是由一个直径5厘米、长1.5米左右的硅胶管构成。

如此简陋的条件下，谢陶瀛开创了体外循环的研究。在这一实验基础，开展了心外科有关的医生、护士、麻醉师的培养。20世纪60年代初，在南京召开的全国心胸外科学术会议上，谢陶瀛在大会上报告"脑灌注局部深低温结合部分体外循环进行心内直视手术"成果。这项研究成果，并列成为我国七种心内直视手术的基本方法之一。

谢陶瀛秉承了"公勇勤慎，诚爱谦廉，求真求确，必邃必专"的湘雅精神，在治学方面，谢陶瀛甚至可以用"锱铢必较"来形容。1978年，谢陶瀛的消化道大出血，生命危在旦夕，必须立即输血。可谢陶瀛的手臂静脉已无法插针，医生只好切开腿部的大隐静脉。忙乱中有的医生忘了戴帽子和口罩，这点细微之处被谢陶瀛发现了，他严肃地说："没有戴口罩帽子的都不要进来，你们怎么连基本的外科操作规则都不遵守呢？"

正是在谢陶瀛严谨的治学下，湘雅心胸外科成为培养全国心胸外科人才的"黄埔军校"。在谢陶瀛的主持下，湘雅的外科系统完成了四件大事：第一件是进行医院大外科学科分支，并亲自带头做了一些湖南医学院从未做过的手术，这些手术谢陶瀛只在国外看过一眼，仅靠自己钻研书本完成；第二件事是建立了外科实验室，放眼全国，这是最早的一个；第三件事是办了两期外科专科班，培养了大批赴前线的外科医生，为抗美援朝作出直接贡献；第四件事是主持了全国外科学教学大纲的建设，为后来的外科教学奠定了基础。

中山大学附属第一医院心脏外科主任医师孙培吾曾用一句话总结了谢陶瀛在中国医学界的地位："他不但是湘雅医学院，亦是我国心胸外科奠基人之一。"

在神经线上翩然起舞

1953年2月底，长沙街头的年味依旧浓厚，很多商铺仍在歇业中，穿着黑色棉袍的曹美鸿却提着行李箱疾行在寒风中。

前方的目的地只有一个，火车站。

听闻卫生部组织神经外科专科医师培训班，外科医师曹美鸿第一时间向医院毛遂自荐、主动请缨，得到了前往天津参加全国第一届神经外科学习班的机会。

在外科工作五年的曹美鸿发现，医院收治的脑外伤患者日渐增多，但是却没有明确的诊断标准和治疗方法。不仅是湘雅医院，20世纪50年代的中国，神经外科基本处于空白状态，患者从入院到明确诊断都要经历一个相当困难的过程。

空白的现状激发了曹美鸿的血性，"开山取道"的决心由此着床发芽。而这趟前往天津的火车，通向的便是神经外科的未来之路。

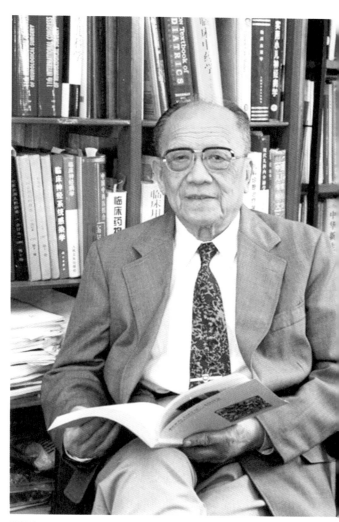

曹美鸿

来到天津后，曹美鸿白日里除了学习，就是与来自其他医院的22位代表交流切磋；到了晚上，曹美鸿便裹紧身上的军绿色大衣，坐在书桌前沉思着，时不时地挥动手中的笔，写写画画……

1954年，曹美鸿带着学习与思考的成果，回到湘雅，主持并创建了神经外科。当时的神经外科仅有曹美鸿和邵殿华两位医师，病床10张。作为湖南省第一家开设神经外科的医院，湘雅还义务承担了全省甚至江西与广西部分地区脑外伤患者的抢救工作。

开始工作时，曹美鸿只能通过细微的神经系统检查，对病人做出初步的病灶定位，然后根据脑血管造影和脑室空气造影的结果来作出定位诊断和确定手术入路。这是一项对病人和医生而言都很辛苦的有创检查，稍有不慎，就会使检查结果作废，甚至危及病人的生命。

尽管在学习班里，曹美鸿学习了一些有关颅脑损伤的诊治及其他较大手术的治疗原则，但此时，神经外科的诊断工作依旧处于在黑暗中摸索的时期。

20世纪60年代，曹美鸿发现，利用体位的变化将碘油导入三脑室与四脑室，可以更明了地对脑室系统中线部位占位性病变进行定位诊断。"利用碘油脑室造影，可以提高定位诊断水平。"得出实验结果的那一刻，曹美鸿像个孩子一样，高兴得手舞足蹈。

在CT尚未出现的那个年代，这是一项医学诊断领域的重大突破。

在定位准确度得到提高的同时，有一个更为头疼的问题摆在曹美鸿的面前——对脑室系统有阻塞的患者进行气脑造影后，会引起患者的颅内压升高，严重时甚至危及生命。

70年代，曹美鸿便把脑水肿—颅内高压的临床与基础研究作为主攻方向，进行系统的研究。通过临床经验的积累和实验分析，曹美鸿首次在国内介绍了"颅内压监测在严重颅脑外伤的应用"及"比重法测定脑组织的比重"，首次发表了《国人正常脑组织的水分含量与比重》一文。

这一系列脑水肿与颅内压研究成果为湘雅医院赢得了1988年全国第一届脑水肿与颅内压会议的主办权，奠定了湘雅神经外科的地位。

后来，在美、日交流学习的过程中，曹美鸿凭借《严重颅脑外伤患者不同颅内压水平脑水肿液的廓清》一文，在国内外首次证明脑室引流可廓清脑水肿液，并与脑脊液同时排出体外，从而有效降低颅内压，得到了国际认可。

湘雅医院神经外科，由此闻名。

与此同时，作为神经外科创始人的曹美鸿意识到，"一个人的能力是有限的，神经外科的未来需要更多的力量共同创造"。收获各项名誉的曹美鸿悄悄退回幕后，甘为人梯育英才，把全部的精力放在培育神经外科接班人身上。

曹美鸿在专心研究颅内压问题的同时，注意到显微镜的重要性，从日本引入了高端显微镜，全力支持自己的学生袁贤瑞去参加神经外科技术培训。神经显微技术，后来成了湘雅医院神经外科的又一块金字招牌。

在曹美鸿的精心呵护下，神经外科茁壮成长。

80年代，神经外科手术开展时间比较长，医生们大多是三班倒，轮流进行手术。为了让学生们安心开展手术，曹美鸿总是会站在台下指导，有时一站就是两天。那时，老手术室红楼2楼的6间，白色的手术室，蓝色的身影构成了一道靓丽的风景线。

"生命至上，医非小道。"

在学术研究、临床诊断方面，曹美鸿要求学生们严谨客观，以爱己之心爱病人，解决实际问题，解除患者病痛，进而产生一些对学科、医学有贡献的东西。

"术业有专攻，举止有方寸，处世有追求。"

这是曹美鸿留给神经外科最宝贵的精神力量。

这样的神经外科，将永远立于不败之地。

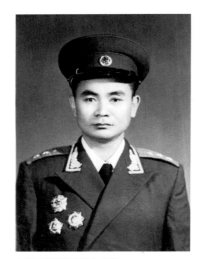

老红军蒲润获奖时的英姿

老红军蒲润
三过草地

　　历史上，来湘雅工作过的老红军有王久兴、陶鸿进、罗年丰、秦雨平、蒲润等。湘雅医院（当年为湖南医学院第一附属医院）第一任党委书记蒲润是这批老革命的长寿代表，享年103岁。他经历了第二次国内革命战争、抗日战争和解放战争，曾跟随红四方面军在长征中三次穿越草地、爬过雪山，被授予过二级八一勋章、三级独立勋章和全国解放勋章。

　　一直以来，蒲润都把弘扬、传承长征精神作为自己的义务和责任。他撰写了《新的希望》《三过草地》《一匹枣红马》等多篇革命回忆录和纪念文章；并经常应邀给长沙市中小学生讲红军长征、抗日战争时的亲身经历，教育青少年要懂得美好生活来之不易，勉励他们勤奋学习，报效祖国。2011年，他还配合湘雅关工委制作了《三过草地》光碟，用于对青年一代进行红色教育。下面是这篇文章的片段摘录：

　　当时我们排担任后卫，排里的干粮都吃完了，连干粮袋上粘的一点面灰和下雨淋湿后结成的面疙瘩，也拿去洗下来和着野菜煮着吃了。一次，营部分下一块马肉，就用来熬汤喝。熬了又熬，最后连骨头渣子也分给大家吃了。到了实在无法解决吃的时候，大家就把穿的各种皮褂子，牛皮板鞋和腰带也拿来煮吃；有的连煮也不煮，放在火里煨一煨，烧掉毛，一人撕一块就放在嘴里嚼，一个个嚼得满嘴乌黑。这时，饥饿确实成了我们这支革命队伍的一大威胁。说实话，我们的同志在战斗中牺牲的还不太多，大多数都牺牲在冻、饿、疾病和恶劣环境的拖累中，有的人议论说："反正跟着红军走，死了为人民也值得。"这时，我自己也得了水肿病，全身肿得很厉害。这是我第一次过草地的经过……

第二次过草地是从廻涡河返回南下的时候。我们已经在草地行军十多天了，许多同志的身体拖垮了，有的人晚上一躺下第二天就起不来了。我们排里的老战友何芝礼和徐芝青，都是和我一样的受苦人，在阆中一起参军的，就在一个风雪夜晚牺牲了。头天宿营时，他们还找了野菜吃。可是第二天早晨我去叫他们时就不见答应，一动也不动，我用手一摸全身冰凉，已经停止了呼吸。我无法相信他们就这样牺牲了！我从他们僵硬的身体边站起来，大家喊着他们的名字，眼泪禁不住往外淌，多么希望能唤醒他们啊！可是不行了，他们已为革命耗尽了最后一份力，献出了宝贵的生命。当时，我只得忍住悲痛，用被单将他们盖好后再追赶部队。我走几步，又回头一看，终于离开了他们。一连几天，我们排就这样牺牲了七八个同志，已经僵硬的就挖个坑掩埋好，有的还没僵硬，不忍心埋掉，便给他们盖上被单……

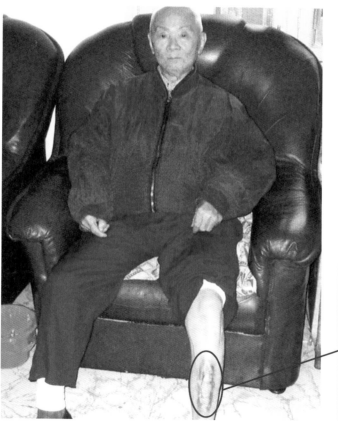

1937年"七七事变"后，日本侵略者轰炸中国，在对日作战中，蒲润左腿被日军弹片所伤，带着伤口，他经历了抗日战争、解放战争，至今未能愈合。为了新中国的解放，蒲润多次受伤，其右手的手掌关节被敌军的子弹打伤后，致其右手拇指永远无法伸开

到第三次过草地时，虽然有了前两次过草地的经验，但是由于大家的身体拖得更虚弱了，行军显得更艰难，一路上牺牲的同志不少。

草地行军半个月后的一天下午三点左右，是大家休息的时候。二十五师师长吴承忠将来到部队中间给我们讲话。听说师长要讲话，大家都围拢来，有的站在小草丛上，有的就站在近膝深的水里。师长宏亮的声音回响在草地上空："同志们辛苦了，你们参加革命为的是打土豪分田地，为穷人闹翻身。现在长征北上抗日也是为了革命。这次十几天来的草地行军，我们红军战士表现都很好，减员不算多。大家还要努把力，再走三四天就出草地了。行军时一定要跟上队伍，不要掉队，班排长要切实负责。党员干部要带头，把伤病员抬扶好，背也要背出草地。牺牲的阶级兄弟一定要掩埋好。"他还说："我们干革命总是有苦有甜，现在爬雪山过草地没吃没穿这是苦，等到将来消灭敌人，解放全中国那才甜哩！"说得大家乐呵呵的，振奋起精神又继续前进了……

一九三六年九月，我们终于冲破了敌人的堵截，过腊子口经上包坐到哈达铺。我们在川康边界荒凉地区转战一年，三次跨越渺无人烟的雪山草地，历尽艰辛，到哈达铺才见到了聚居的汉人。我们走上了公路，看到公路两旁生长着的麦子和老乡们的住房，觉得格外新鲜，似乎只是在这时大地才显露出生机，我们这支革命队伍也才有了新的希望。

百分之一与百分之百

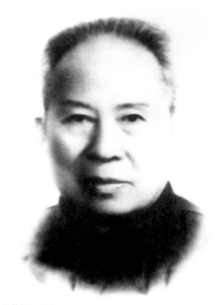

林筱周，教授，1934 年湘雅医学院第十届毕业，我国耳鼻咽喉专业创始人之一。湘雅医学院耳鼻咽喉科教研室首届主任，湘雅医院副院长，全国先进工作者，第三届全国人民代表大会代表

历经110年的风风雨雨，湘雅，现在已经成了医界里一片郁郁葱葱的森林。一棵一棵的老树在贡献了力量之后，化入泥土，给新木以营养和力量。

恍然回首，耳鼻喉科肖健云已经在湘雅的怀抱中度过了数十个春秋，当初的青年学子如今已变成两鬓斑白的老人。看着书桌上的一叠稿纸，肖健云忆起那段往昔的岁月，那段在林筱周老师的谆谆教导下披荆斩棘的日子……

林老师平时是一位很和善的长者，但他又是一位严师，他常常告诫我们：选择了医师这个职业，你将会辛苦一辈子，你的成功是在失败的基础中总结出来的，而失败就意味着患者的损伤。他平时非常严格要求自己，不管白天还是深夜，只要手术室或病房有患者需要他来指导和处理时，他会随叫随到，从来不在电话里作指示。他也要求我们：不到现场，不检查患者，就没有发言权。

在之后六十年的行医工作中，我一直遵循着林老师的这个原则。我也告诫自己的学生要谨记这一点，这是作为医师医德的基本点。

20世纪70年代初，我接诊了一位巨大鼻咽纤维血

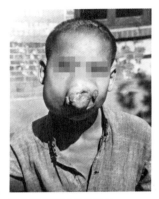
巨大鼻咽纤维血管瘤患者

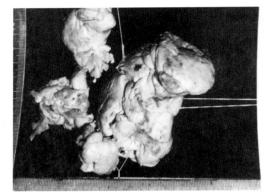
重达 900g 的瘤体

管瘤的年轻患者。巨大的瘤体由鼻咽部突至鼻外，面部已高度畸形，口咽部也充满瘤体，患者只能进流食。由于多次失血，患者已呈中度贫血状态，身体消瘦。面对这样一位患者，应该如何处理？

他的父亲告诉我：“因为家里穷，一直没有钱到医院检查。最近一年瘤子长得特别快，向村里同乡借了钱，才能到医院看病，可县医院不肯收治我们，只能到湘雅来了。”

我壮着胆子把患者收治入院，入院检查后，发现患者瘤体已广泛侵蚀颅底，鼻咽、口咽、喉咽间隙，部分瘤体已紧靠破裂孔区（颈内动脉区）。能不能做手术？敢不敢冒手术风险？在全科查房时，讨论意见不一。

最后，林老师仔细分析了各项资料后，提出：“这次手术风险很大，但我们有以前手术的经验，这次术前做好充分的准备（包括血源和麻醉术中监测的配合），我们还是有把握争取成功的。假如我们放弃，患者将不久于人世，他还很年轻。今天，我们是在冒很大风险去救这位只有百分之三十、百分之二十，甚至只有百分之一希望的患者。假如我们放弃而不去尽力，那患者就将百分之百的死亡，作为医师，我们在有准备的情况下，应该去冒这个险。”

在林老师的指导下，历时4个多小时，术中经历数度风险，输血12 000毫升，终于将重达900克的瘤体全部摘除。术后当晚，我在病房守护和观察患者，防止因大量输血和大量失血引起的并发症。

清晨，我站在值班室的窗前仰望着一片深蓝色的天空，遥远的星辰在闪闪发光，我又沉溺在手术中血如泉涌的紧张场面中，也沉思着百分之一到百分之百的深刻含义。

2011年，我们收治了一位从外地转来的口咽部蝶螈癌患者。蝶螈癌是一种非常罕见的恶性肿瘤，国内外文献仅有个案报道，总例数不超过20 例。

该患者在外院已做过一次手术，术后不到一个月，局部就复发了。入院后检查，口咽侧原手术切除区已有瘤体复发，口咽侧间隙、颌下间隙已有瘤体侵犯。蝶螈癌对放疗不敏感，手术广泛切除瘤体并加大剂量放疗是唯一的治疗方法。经过充分的准备后，我们采用口颌内外联合手术方案，术中尽量广泛切除了病灶，为防止蝶螈癌再次复发。伤口愈合后，立即开始了全量的放射治疗。治疗后，手术创面愈合良好。

半年后复查，局部原发灶区又有可疑病变。病理证实，蝶螈癌复发。由于复发病灶靠近脑干和脊索，而患者半年前已接受过大剂量放射照射，再放射很有可能因放射而引起脑干水肿和脊索损伤，这对患者也是致命的。怎么办？放弃治疗，意味着这位还只有20多岁年轻人生命的终结。

“争取百分之一的希望吧。”我似乎又听到林老师在我耳边嘱咐。

经反复会诊，我们决定充分利用湘雅医院目前先进的放疗设备，精确定位。尽量保护患者的脑干和脊索，并密切观察患者反应。在大家的共同努力下，患者的病灶得到了控制。年轻的患者已恢复工作，最近也准备结婚，我们也创造了国内第一例蝶螈癌患者经治疗后仍存活六年的奇迹。

几十年过去了，每当肖健云在处理一些疑难患者时，总会不自觉地想到林老师的那句：“你尽力了吗？”同时，他也不断地告诫自己的学生，在一生的行医过程中永远应该自问：“你尽力了吗？”

十二个手术线头

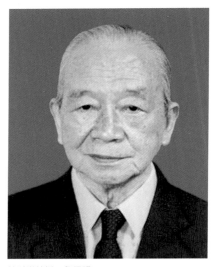

外科学教授：鲁恩赐

　　对医学的执着、对技术的精益求精和对病人的细心耐心是一名爱岗敬业的医生的毕生追求。鲁恩赐教授就是这样一位全心全意为病人着想的医学大家。

　　鲁恩赐在贵阳的中央医院时师从沈克非教授，当时中央医院是湘雅医学院的教学医院，沈克非对湘雅实习生进行外科艺术教育。鲁恩赐回忆说：沈克非的手术操作非常细致轻柔，他重视一割、一剪、一针、一缝，止血彻底完善，为了尽量减少组织损伤，他从来不过多钳夹和结扎组织，能用细线时绝不用粗线。他手术时从容不迫，耐心细致，解剖清楚，术野整洁。协助他手术的医师和护士，必须聚精会神，小心翼翼，绝不允许随便谈笑。沈克非的口才也极好，讲课绘声绘色，深入浅出，逻辑性和条理性极强，特别注重理论联系实际，尤其在讲授外科手术应用解剖学时给同学们留下了深刻的印象。

　　在临床实习中，沈克非手把手地传授鲁恩赐各种外科手术操作细节的动作和技巧，如在深部组织打结或血管结扎时如何压线而不增加对组织的牵扯张力；手持血管钳和剪刀的正确姿势和动作；做手术时手腕前臂肌肉如何用力，等等。这些细微细致的学问与技巧，鲁恩赐学起来也是一丝不苟。

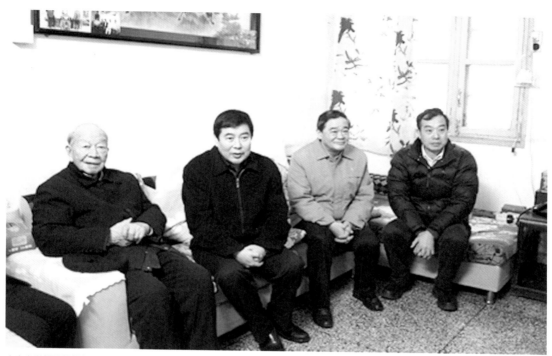

中南大学领导看望鲁恩赐教授

鲁恩赐的手术以细致著称。与其说他是在做手术，还不如说他在进行人体的艺术创作。他手下的手术野和生物学中解剖白老鼠的视野一样层次分明：筋脉是筋脉，血管是血管，肌肉是肌肉。他做手术，往往耗时稍长，但对组织损伤很小，从未发生过医疗事故。湘雅二院的房献平教授说："他是没把握绝不上台，上了台就一定能做好。"

20世纪60年代，一个妇科病人手术后一个半月了，手术口仍在流脓，迟迟不能愈合。鲁恩赐答应给她看看，在湘雅门诊手术室里，全副"武装"的鲁教授用一把弯钳，在手术口里不停地来回探测着，一个钟头过去了，一个半钟头过去了，什么结果也没有。

手术间里的护士不耐烦了，嘀咕着："鲁教授，找了这么久，什么都没有。你想做什么嘛。算了吧！"

"那你说说看，48天了，为什么手术口还在流脓，不能愈合呢，肯定有东西在里面作怪。"鲁恩赐轻声地、不紧不慢地说道。

又这么过了半小时，他取出了第一个黑色的手术线头，接着，第二个、第三个……又过了两个小时，一共取出了10个线头。这时，隔壁的时钟传来了12下声响。值班护士开始显得有些焦躁了："鲁憨子哎，12点了咧，下班哒。"鲁恩赐抬起了头，朝那位护士瞟了一眼，还是细声细气地说："你急什么，到了点，你只管下班就是。接班护士不是已经来了吗？我们外科医生有什么上不上班，下不下班的。他手术记录里说缝了十二针，我现在只找到十个，还有两个没出来，都出来了，我就下班。"然后他又只顾低头做事，用弯钳在伤口里，左探一下，右钳一下。接着，他又花了一个小时四十分钟才找到另外两根线头。

这个病人的伤口五天之后就愈合了。

"鲁憨子"是鲁恩赐的外号。一提起这个外号，他的同事们总会说：鲁憨子一点都不憨，手脚惊人地利索。学生时代，学校进贼，捉贼的时候，他的反应可快了。其实，他只是耐烦，对病人和学生更是如此。"真没见过像他那样耐烦的人，手术操作像绣花一样，换了别人早就扛不住了。"他的同事费慧娟回忆。

"不为良相，只为良医"是鲁恩赐教授秉承一生的信念，他始终保持着宽厚低调的秉性、妙手仁心的医者情怀、严谨细致的治学态度、以身作则的师者风范。在70余年的医学生涯中，鲁恩赐一心为病人服务，尽自己的力量为病人解决问题，践行他"为良医"的信念。

那些"第一次"的背后

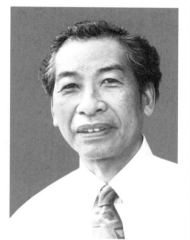

外科学教授：韩明

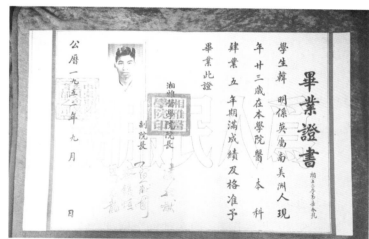

韩明的毕业证书

　　韩明教授行医数十年的岁月如包罗万象的史诗电影一般精彩纷呈。这些故事在湘雅的百年记忆里都是浓墨重彩的篇章，值得后人铭记。在湘雅，韩明教授参与了很多的"第一次"案例，光鲜亮丽的背后，也有着常人所未看到的酸甜苦辣。

大胆创新，在探索中不断进步

　　新中国成立初期，血管手术还比较少，用人造血管替代动脉血管的吻合手术也才刚开始进行尝试。由于没有很好的人造血管能替代肢体血管，韩明及其团队觉得可以采用死亡婴儿的主动脉[1]来做替代血管行肢体血管吻合手术。

注：[1] 受时代限制无法遵循医学伦理学。

"如何有效保存替代用动脉"成了他们进行血管吻合手术前要面对的关键难题。

查阅了大量的文献资料，韩明在一本国外文献中看到可用75%浓度的乙醇保存血管。"对啊！用这个方法就能在有效消毒的同时，将血管的蛋白质凝固，不引起排异反应。"他恍然大悟，使用这个方法将死亡婴儿动脉完整地保存下来。

随后，1958年他完成了数例代替肢体血管吻合手术。这项研究突破了当时的技术，成为我国国内第一例用乙醇保存死亡婴儿主动脉案例，也奠定了湘雅血管外科发展的基础。血管外科的发展关系到整个大外科，乃至整个医院的进步。湘雅在湖南省首开先河进行肾脏移植手术，可最开始的几例都没能成功，问题就出在整台手术最关键的一步——血管吻合。

专家们一番讨论之后，都认为韩明的血管手术做得比较好，便把他叫了过去，让他协助给患者做血管吻合手术。有了之前的经验积累，经过和泌尿外科医生的共同努力，他们完成了血管吻合，成功进行了湘雅医院第一例肾移植手术。

坚持到底，处处身体力行

20世纪80年代，韩明和同事们开始了肝移植研究领域的探索。

参照国内的相关报道，首先他们在狗身上做肝移植实验。因为与狗长时间接触，韩明多次被狗咬伤，先后打过14次狂犬疫苗。但毕竟狗的肝脏还是与人的肝脏不相似，实验数次都没有得到一个满意的结果，只能放弃狗，换成别的动物。

换成哪种动物才合适呢？韩教授和同事们发现，猪的肝脏与人的肝脏很相似，而且猪的免疫功能较好。解剖后发现，猪的肝脏是最适合做肝脏移植的，于是，他们最终选择了用猪来做实验。

为了在每一步上都精益求精，那段时间，他几乎天天守在管理动物的地方，选猪、喂猪、观察猪，晚上也不离开，就在猪棚休息。

这种坚持最终还是有所回报，进行猪原位肝移植后，存活时间长达6个月。湘雅的肝移植研究起步不算最早，但是却开创了动物在肝脏移植手术后存活时间最长的先例。

不计得失，医疗事业贵在专一

1987年，广西召开了一个全国重要的学术交流会议，知名专家云集，是个长知识、增

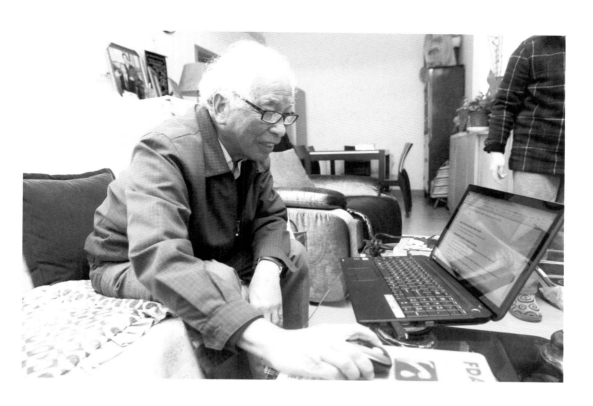

韩明教授在
家中学习

见闻的好机会；然而同时，湘雅正在做国内第一例全胰腺移植手术。

科室的大部分人都去参加交流会议了，作为一名医生，韩明也很想参加，但他的那名患者还在术后观察阶段，毕竟是第一例全胰腺移植手术，患者需要熟悉他病情的医生仔细观察。

韩明心想："交流会虽然对我很重要，可相比之下患者更重要；交流会以后肯定还有机会，我可以等，但是患者的治疗不能等，我不能让病人有任何闪失。"最终，他放弃了参会学习的机会。他认为，凡事都要专一，特别是在治疗患者的时候，是不能出一丁点儿差错的。

韩明对病人总是认真负责。曾有位甲状腺功能亢进的患者来湘雅求医，术前给他使用了一种名叫"心得安"的药物。心得安作为甲状腺功能亢进术前准备药，能够帮助患者降低心率。但使用后，如果患者心率降得过低，将可能发生心跳骤停；此药还需每隔8小时给患者换一次，每一次都有严格的要求，需要按比例增加剂量。因为具有一定的危险性，全国还没有医院开先河，使用这种药物。

鉴于新药的特殊性，一切工作韩教授都没有让护士做，而是自己来给患者输入和监测。每次患者换药前还需要测量1分钟内的脉搏是否稳定，为了确保万无一失，哪怕是夜里12点，患者需要换药，他都默默陪着患者，时刻观察患者的情况，直到患者完成手术，康复回家。有了这次的经验，此后才得以采用这种方法为很多甲状腺功能亢进患者完成手术前治疗。

韩明从小在国外生活，受父母信教的影响，在教会学校念书。虽然他并不信教，但教会里教的那句"人为社会做了善事和贡献，才能上天堂"时刻在他心中闪现。少年时期的他就立志要做个外科医生，他相信帮助患者便是为社会做了善事和贡献。他说："在湘雅，我实践了我坚定一生的梦想，这一世，我来过；医生这个职业，我当过。不求所有的人都能记得我，只求这一世行医的脚步能永不停歇。"

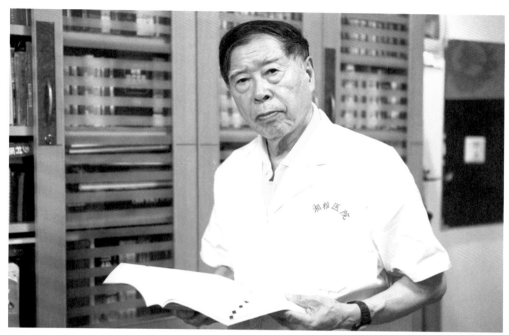

孙明教授

一枚勋章与一世医德

20世纪60年代的一天，邮差递给孙明一个包裹严实的盒子，里面装的是一枚抗美援朝的勋章。这是一个江西的老兵在去世前寄给他的。

1958年，孙明被派往江西支援当地医疗工作。那里有一批病人是参加过抗美援朝战争的老战士，其中有一个老兵得了非常严重的肺结核，不断地咯血、咳嗽、发烧。有一次孙明就问他："你身体差成这样，怎么自己不注意啊？"他回答说："我在前线怎么注意？"老兵的一句话说得孙明哑口无言。后来，老兵还说，要是打仗的时候吐血了，就自己刨一个洞，吐在洞里面，然后用泥巴盖起来。孙明对他充满了敬意，因此也对他特别关心。老兵的性格硬朗，脾气也很大，动不动就骂人摔东西，但他唯独没有对孙明动过气。当时的医疗物资不足，孙明为了帮他止血、止咳，缓解他的痛苦，翻遍了手头所有的医书，千方百计地帮他配药，但仍然无济于事。后来，孙明被调回湘雅医院，离开了江西，老兵也在那之后不久就去世了。虽然孙明最终没有治愈老兵的疾病，但是他所做的努力，老兵都看在眼里。因此弥留之际，老兵把自己最宝贵的东西——勋章，送给了孙明。这大概就是一个军人所能送出的最贵重的礼物，也是他所能表达的最诚挚的感激。

收到这枚勋章，孙明的内心受到了极大的震动。他开始庆幸自己没有放弃学医，因为他确实这样干过，只是没有成功。

孙明出生于医学世家，高祖曾是清朝的太医，为慈禧太后看病。他的爷爷是湖南有名的中医，一生行医济世，最擅长医治清瘟症（现称为急性脑膜炎）。他从小就跟随爷爷学习各种中医古籍，观察爷爷治病的全过程，但是，他对理科的兴趣远远超过医科。

可是，在家人的强烈要求下，孙明仍然报读了医学，并且以第二名的成绩考入湘雅医学院医疗系。入学已经一两个月，孙明仍"蓄谋"通过联考转读理科。可进了考场，他发现监考老师竟是湘雅医学院的主任。老师认出了他，二话不说就把他赶出了考场。这样的结果是他没有想到的。从此，他老老实实扎根于医学。

医学世家的背景并没有让他在学医的路上轻松一些，湘雅前辈们的严谨与严厉更是他没有料到的。湘雅的教授们平时和蔼可亲，但是对任何关于工作、关于病人的事情都不允许有一丝马虎。开例会时，他们会不停地问关于病例的问题，如果学生回答得稍有迟疑或者含糊不清，还不等教授张口批评，光是看着他们犀利的眼神，学生就会羞愧得满脸通红。

有一次急诊来了一位病人，脸色发乌，有水肿现象，尿常规检查过后发现尿里有蛋白。孙明心里掂量了一会儿，在病历上写上了"肾炎"，并将他收进病房。第二天早上查房，教授看完病人和病历后，毫不留情地质问他："这个病人发绀，怎么会是肾炎？肾炎会产生贫血症状，你不知道吗？你连肺心病和肾炎都分不清了吗？"当时屋子里站满了人，面对严厉的训斥，孙明恨不得找个地缝钻进去。正因为这样，孙明一辈子都忘不了肾炎和肺心病症状的区别。

还有一次，孙明跟着导师去查房，导师要他帮病人测血压，可他摸了老半天都没有摸到脉搏。导师顿时厉声斥责："当了两年医生，你连脉搏都摸不到？"自尊心很强的孙明羞愧不已，心里也暗暗发誓：一定要做一名好医生。从此，他24小时泡在病房，对自己的要求也变得更为严格，每次开处方都要反复检查才交，不敢再有任何差错。

暗暗许下的誓言，孙明做到了。如今，他年逾八十，行医六十载，早已名声斐然。但每每回首往事，他对自己的成就极少提起，反而对湘雅前辈们的训诫和老兵的那枚勋章念念不忘。因为那才是能传承不息的湘雅精神之所在。

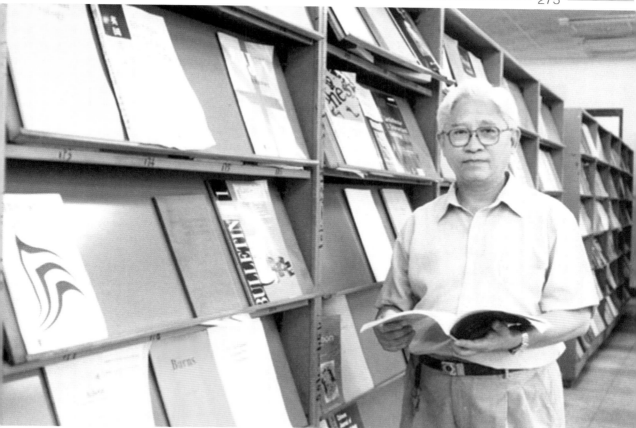

周江南

尺度自在心间

　　周江南出生在福建鼓浪屿一个穷苦的家庭，1951年考入中国医科大学，他选择医科的理由非常简单：在当年，学医可以由国家提供衣食住行。

　　他读大学期间正值抗美援朝，一年级的他服从组织分配，随后勤队伍辗转各地救治伤员，参加防治美帝细菌战。尽管当了一年的卫生员以致学业延误，但严格的组织纪律让他懂得了服从大局的重要性，对爱国有了更深刻的理解。毕业后，周江南留在中国医科大学第一附属医院外科，3年后被调到湘雅医院。他在多个外科科室轮转了十几年，最终确定留在了骨科。周江南深爱医生这份职业，"爱"字之下有付出和汗水，但带给他更多的是内

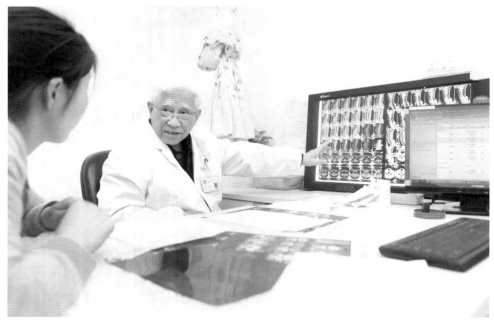

周江南教授
为病人诊病

心的充实快乐。

　　外科是一门实践性很强的学科，要成为一名好的外科医生，必须打好八大医学基础，即循证医学、经验医学、心理医学、精准医学、康复医学、预防医学、转化医学及人文医学，而"修炼"的途径，一是不停阅读最新文献，二是不断总结诊治经验。无论在术前、术中还是术后，都要做到胆大心细、认真筹备、细心操作、胸有成竹、敢于创新。湘雅医院病理科有位老教授，六十多岁时股骨颈骨折，第二次大转子又骨折，周江南为其做了两次手术。过去认为骨折愈合后就可以负重活动了，但考虑到以往此类情况下股骨头坏死率很高，周江南要求他三到五年内拄双拐行走，不要负重，并定期复查。29年后，这位老教授的股骨头没有坏死，如今年近九旬也不需拐杖、行动自如。在周江南看来，这次成功的探索源自"经验医学"。

　　所谓"经验"，需要将间接经验与直接经验结合起来。周江南说他的很多手术技巧是当年老师传授的，而他也传授给了更多的学生。培养人才，导师一定要亲自参加、经常参与，而且无论是尸体解剖，还是到各地提取基因，他都会经常参与，不是为了名利，而是教学相长。在这个过程中，他不仅能够指导学生，自己的水平也会相应提高。

来湘雅求医的病人中，有很大一部分来自农村，他们家庭贫困，生病了常常一拖就是几年甚至十几年。周江南在诊疗过程中，往往会"精打细算"，选用最简便有效的方法、花最少的钱和最短的时间给予治疗。他常告诫学生，在选择用药时不能千篇一律，应该因人而异、因病而异，开药动笔前一定要想想价格，让每个人都治得起病，不要因治不起病而放弃治疗。医生如果能在任何时候都与病人平起平坐，与他们及家属详细解释、沟通病情和治疗方案，懂得相互理解、尊重，医患关系也会好很多。

"周教授，真的是您啊！"今年五月份坐诊时，一位中年女子刚进诊室，握住周教授的手激动地说。

"是。您是？"

"32年前，我患有严重胸椎先天性脊柱侧弯，父母带着十几岁的我来湘雅，就是您做的手术。当时手术非常成功，而且只花了1400块钱。前两天我从网上查到您还在看门诊，所以特地挂了您的号来复查，更是为了来感谢您！"

听她这一说，周教授才恍然大悟。为其检查发现，病人手术后脊柱侧弯得到有效矫正，融合牢固。

"我现在在常德一个小学当老师，三十多年来，跟正常人一样结婚、生子，女儿都上大学啦！"

望着眼前这位女士，周教授心里既感动又欣慰。跨越三十二年的时间，特地找到他复查，只为说一声感谢，能获得患者如此厚爱，这辈子作为医生，值得欣慰。

众所周知，骨外科是一门高技术、高风险且易引发神经系统并发症的手术学科，周江南总是向学生强调一个原则：严格控制手术指征，把手术并发症降到最低限度！他行医近60年来，没有1例病人发生严重并发症。将并发症降到最低限度，不仅靠精湛的技术，最重要的还有综合处理的能力和团队的整体水平。为提高手术的安全性，他的团队会在术前对每一个病人进行严格的手术评估，同时制定出详尽的术后康复方案。正如张孝骞教授所说，如果你选择了行医，便注定一生都要如临深渊，如履薄冰。每天睡觉前都要反复回忆为病人治疗的全过程，自问各个环节是否有纰漏？每一步骤是否都严格按程序进行？明天是否还需要调整治疗方案？只有这样才能无愧于医心。

多年前，曾有一位患前臂桡骨巨细胞瘤的病人，伴有炎症、充血、化脓等症状，由于医生错误地判断为恶性肉瘤，差点采用上臂截肢这一治疗方案。由此可知，作为医生，在诊断和治疗上一定要慎之又慎。从医几十年来，周教授有一个习惯，就是包里会夹很多小纸条，如"右肱骨干骨折髓内钉固定拔钉24天并发右桡神经损伤"、"腰4-5椎间盘术后右足下垂一年，不能恢复"等等，每张纸条上不仅详细记载病人的姓名、住址、电话，对处理不当的地方也会做简要分析。他说：医生的经验都是从病患中来，所以理应怀有感激之心，同时把这些经验教训积累下来，后来者就可以少走很多弯路。

除了实践，读书也是医生获取信息、提升专业素质的必经之途。所谓"人生有涯而知无涯"，学习是他最大的爱好。如今他已年过八十，睡眠很少，常常看书至深夜，坚持阅读最新医学文献。他也是图书馆的常客。每天接触形形色色的患者，每个患者都可能是一个疑问，而在书中，可以找到很多问题的答案。

当一个人踏上医学道路时，往往会被问及，做医生是为了什么，是因衣食无忧的生活、闻达四方的名誉，抑或能做身边亲友的"健康顾问"？不管怎样，尺度自在每人心中。于周江南而言，要求并不高，能获得患者的满意和信任，作为医生的他就知足了。

有一种传承精神叫严谨

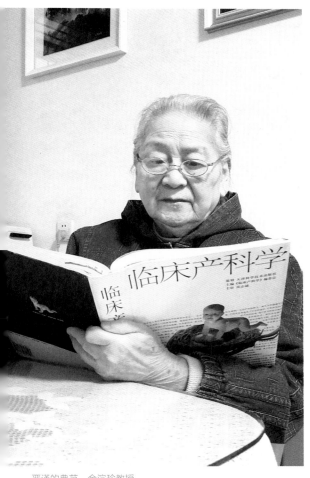

严谨的典范：余浣珍教授

这是一堂药理学的期终考试。

考试结束的钟声已经响了几遍。同学们纷纷走向讲台交上了试卷，主考人站在一旁清点。其间，有一位学生缓缓地站起身来，眼睛紧盯着考卷。到了讲台边上，他仍盯着考卷，神情紧张。20秒之后，他才将试卷慢慢地往讲台上放。突然他好像又想起了什么，拿着试卷的右手在往回缩，但是主考人一只手"啪"地一声拍在讲台上，把试卷死死地压在手掌下。学生着急地说："老师，我错了一个地方，要改！"

"不行！"主考人盯着他，坚定地说："病人已经死了！"

那学生似乎未能听懂主考人说的话，非常无奈地离开了考场。

两个月后，办公楼前的小径玉兰花盛开着，主考的老师与学生再次相遇。他对学生是这样说的："对于一种药物的药理，临床医生不仅要了解，而且要牢记，熟记。在抢救病人的时候是容不

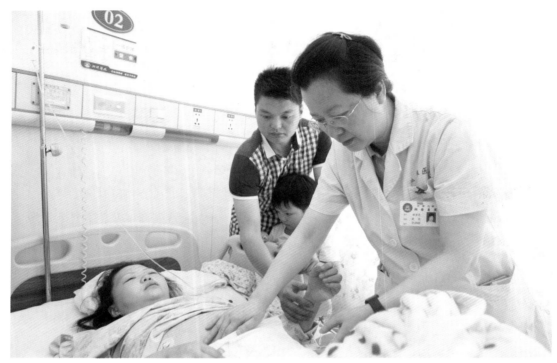

姚若进教授查房

得你再去翻书的。如果你对一种药物的性能不甚了解，那么你在用这种药的时候，就会对病人造成伤害。这是无法容忍的。"

这只是一堂药理学的期终考试。但是那句"不行！病人已经死了"，将湘雅严谨治学的传统体现得淋漓尽致。湘雅百年的传统，自然不乏后继者。如今已93岁高龄的余浣珍就是严谨的典范。

1987年，余浣珍的学生姚若进开始担任妇产科的教学工作。姚若进第一次上课的内容是分娩机制，这是妇产科的基础教程。余浣珍要求她先回去备课，要在科室各位老师的面前预讲通过了才能正式上课。一开始姚若进很紧张，因为没有教学经验，生怕出错，所以她认认真真地准备和反反复复地练习。预讲的效果很好，但余浣珍的要求显然不止于此。她对姚若进说："讲课要活泼生动才能吸引学生，还要严谨用词，注重细节。"接着，她又交代了一句："下周再预讲一次，回去以后可以对着镜子给自己上课，反复练习以提高授课的质量。"

姚若进照做了。她本以为只有第一堂课才会如此，但没想到余老师对每一堂课都是这样要求的。为什么一定要让年轻的教师预讲？首先讲者自己彻底消化教学内容，自己准备好讲一遍，再经过有经验的老师点评审核，讲课的效果自然是比不经预讲要好很多。严谨，就是湘雅教学质量的保证。为师如此，为医更是如此。姚若进不仅理解了这种精神内涵，更继承了这种精神。

一次，姚若进接诊了一位新疆的患者。她的病情比较特殊，由于宫颈病变已经切除了子宫，一年后发现一侧卵巢长瘤，又切除了患侧卵巢。可是过了半年，另一侧卵巢又长了囊肿，而且越来越大。她去过大大小小很多医院，医生都建议她切除剩下这侧的卵巢。她说："如果这么做，我就成了人们口中的'不男不女'，我不能接受。"姚若进没有被她以往的诊断结果所迷惑，反复地查看她所有的资料，并且询问病史，不放过每一点细节。最终，她怀疑患者是盆腔结核所导致的包裹性积液，然而患者之前就诊的医院已经排除了这种可能。姚若进坚持自己的观点，建议再做一些检查，结果还是支持结核感染。经过抗结核治疗三个月后，复查B超发现卵巢上的囊肿缩小，半年后完全消除。

患者喜极而泣，仿佛重获新生。患者的丈夫是湖南人，经常在她面前提起湖南的美景，也提起过湘雅医院。本已万念俱灰的她，抱着一丝希望来到了湖南。她说，如果最终的结果还是要手术，她就会选择自尽，但没想到这次竟然真的治好了。出院后，这名患者同丈夫特意给姚若进送了锦旗。

在三十多年的从医过程中，姚若进一直保持严谨的工作态度，这是她成功救助患者的法宝，也是她对湘雅精神的理解和传承。

从基础出发

视频11

视频 11 征途

　　《道德经》说："九层之台，起于垒土；千里之行，始于足下。"这话不错。每当有人问起学医什么最重要，年过九旬的李学渊总会说：基础。

　　李学渊1948年从湘雅医学院毕业后就一直在湘雅医院工作。历任助教和内科住院医师、讲师和主治医师，一直到副教授和副主任医师、教授和主任医师，他理解到的最深刻的心得就是如此。

　　1978年，湘雅医院一位有名的医生，高烧不退、颈根部疼痛。医院组织了全院会诊未有明确诊断，后又从上海请来神经科教授检查，说要把某些神经切掉。当时李学渊是"文革"后刚恢复的内科副主任，还年轻，也比较冒失，他不同意这名教授的处置措施，就提议说把王医生先转到内科。事后想起来，李学渊自己都心有余悸。毕竟，万一出了问题，他是要担责任的。病人转来内科后，李学渊请来黄友岐、张铮等几个老专家，连续三天进行会诊。由于这名医生的儿子是死于病毒性脑炎（当时死亡率极高），他们怀疑也是颅内感染，但是并没有证据。直到发现患者脑脊液中白细胞是38（正常值<10），李学渊才恍然大悟，这是病毒性脑炎。但湖南省内的医疗机构都没有治疗用的干扰素，他马上请领导协调从广州买。干扰素打了两天，烧退了，脖子也不痛了。治疗七天，就痊愈出院。

　　这件事对李学渊的触动很大，他明白了一切诊断都要从基础着手。如果基本功不扎实，其他的技能只能是空中楼阁。后来，李学渊在教学中，最注重的就是基本功的训练。

　　那时候医院特别注重传帮带，教授和主任医师是团队领袖人物。他们一出诊，就好比古代大将巡边，阵仗可不小，从副主任医师一直到助教、住院医师，十几号人全都参加。为什么这么做？就是为了将教学贯穿到整个临床实践中，帮年轻医师练好基本功。这一点，李学渊的学生谢兆霞记得特别清楚。

　　她说有一回查房，李学渊把大伙都喊过去。她和同学们都围了过去，看见一位年轻的

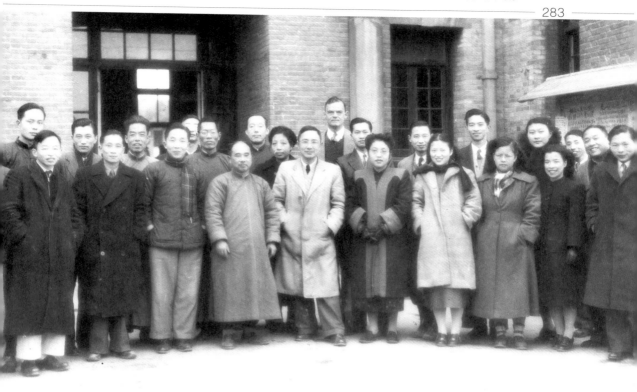

1950年2月湘雅医院全体内科医生集体照（朱无难教授提供）

从左到右：俞尧平、吴彭年、熊宏恩、富朴云、刘长业、齐镇垣、李学渊、恽肇权、黄友岐、刘泽民、吴执中、梁觉如、单传烈、柯拍、王振华、严淑芳、张铮、江泽芝、罗智质、黄小月、丁迺渠、虞佩兰、沈泽霜、王肇勋、朱无难

病人躺在病床上，面色红润，并无异常。她在心里纳闷，李老师想干嘛。这时候，李学渊指着病人的脚掌说："同学们注意看。"他们顺着李老师的指尖看过去，只见那小伙子脚掌跟柚子皮一样，橙黄橙黄。许多同学都是第一次看到这样的体征，他们仔细观察，发现手掌也是如此。过了一会儿，李学渊又说："这就是胡萝卜素血症，这种病症主要是血液内胡萝卜素含量过高引起的。一般来说，主要发生在柑橘成熟的季节，有人爱吃，一不留神就吃多了。过量饮食，就导致手脚掌泛黄，引起恶心、呕吐和乏力等症状。"如今，谢兆霞已经成为资深教授，但这么多年过去了，老师这番话依然深深印在她的脑海。

医学诊疗有基本功，学科建设也有。内科得到真正的发展是在各实验室的建设之后。毕竟，诊断依据还需要靠实验室。"文革"过后，内科副主任就只有李学渊一个人。他当时从政协工作回来，一看内科的情况，觉得靠他一个人是不行的。于是，他向医院领导

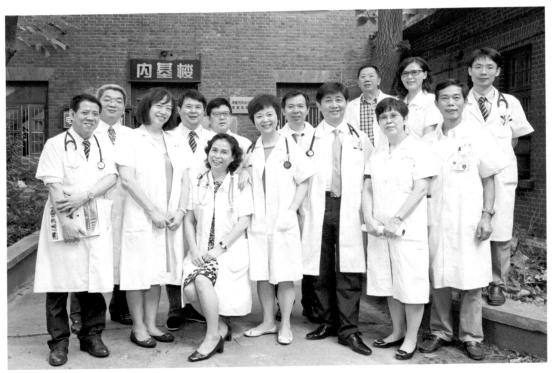

2011年中南大学湘雅医院内科部分教授、主任合影，背景为原内科教研室"内基楼"（现已拆除）

打了一个报告，按照系统把内科分成4个专业组，分别是：心肾、呼吸、消化、血液内分泌和代谢。后来心肾和血液内分泌又分别分成2个组，总共6个组。各个组考虑专业发展，纷纷建设各自的实验室。有了专科实验室，各科室的业务才迅速发展起来。

说起实验室，又不得不提一提谢兆霞。20世纪80年代初期，血液组病房其实并没有实验室。到了1985年，谢兆霞和同学张瑶珍从科室发展的角度出发，觉得血液组要从内科独立出来，单独做科研。当时这个想法遭到了一些老教授的反对，教授们认为内科脱离不了血液组。他们说的都是事实，都很在理，但是从专业角度来说确实应该成立血液专科。最终血液病研究室和内科的血液组合并，单独成立血液科，整个血液科由此具备了坚实的实验基础，取得了长足发展。

毛泽东说，人的正确思想不是从天上掉下来的。这话很对。一大批基本功扎实的湘雅名医涌现出来，实事求是地说，是湘雅严格训练出来的。"字靠练，拳靠打"，年轻医生只有把基础打牢，才能在医学道路上走得更远，走得更好。

六十年的"回头看"

湘雅医院感染病学科自1954年创建以来，一直保留着一个老传统——医生在晚上九点至十点的时候要回到病房查房，俗称"回头看"。按照正常的医疗程序，医生一天有两次大查房，分别是上午八点跟下午五点。如果收进一些重病症，往往还会增加两次查房：上午下班和下午上班的时候。这4次都在正常上班时间内。而"回头看"则属于工作八个小时之外的范畴。

六十多年来，通过坚持"回头看"，感染病科确诊了大量的疑难杂症，抢救了不少危重病人，守护了许多宝贵的生命。如今，"回头看"三个字不再是老教授传下来的规章制度，也不仅仅是睡前一个行为习惯，它已成为深深刻在心底里、印在脑海中的行医"铁律"。它是有重量的，重到难以估算，却能在每一个被拯救的生命中找到它的痕迹，找到它的分量……让我们一起分享感染科的医生们"回头看"的故事吧。

谢玉桃：幸好每晚"回头看"

"咚…咚…咚……"墙上的挂钟响了九下：二十一点整。"到点了。"该回病房晚查房了，我站起身，关好门窗，像往日一样，一个人朝病房走去。

"谢医生，您又来了！"在医院走廊，我碰到了值班护士小张。

"是的，每天例行'一回头'嘛。"我礼貌性地点头问好。走进休息室，换上医生服，戴好听诊器，拿好手电筒之后，我便径直往病房走去。

"好嘞！一号房没问题，开始二号房……"我喃喃说道。到了二号房，我直接去看今天收进来的一位重症病人。"呼吸正常，脉搏正常，血压正常……一切还好。"其他病人也没有主诉什么不适，我取下听诊器，开始琢磨待会儿回家的路上买些什么吃的做夜宵。正当我准备离开的时候，突然还想仔细看一看隔壁床的病人，他没有陪护，刚才没跟我打

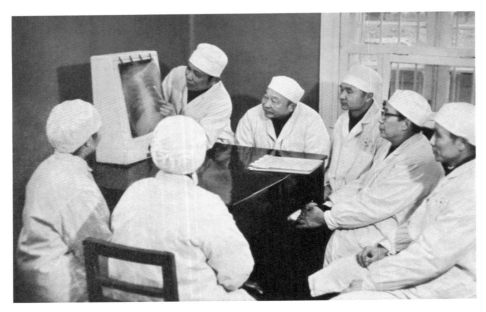

感染科医生进行
病例讨论

招呼。他患的是肾综合征出血热，这是一种病毒性疾病，主要导致急性肾功能衰竭，当然全身脏器功能也有受损，诸如心肌、肝脏、血液，甚至中枢神经系统等都有可能受累。该病起病急，重型、危重型的病死率很高。这位病人是肾综合征出血热危重型，不过经过一段时间的治疗，他已经度过了发热期、休克期、少尿期，进入了多尿早期，眼看他快要痊愈出院了。所以这一个星期以来，他的家人没有再守夜，值班医生和护士也把重点关注的精力转移到其他重症病人身上。

我这一看，就发现不好，病人情况有变！患者面部潮红，呼之不应，四肢软瘫，呼吸非常微弱，心律紊乱。我马上组织急救和检查，同时思考着病因，以便做出正确的处理，多尿早期常见并发症有颅内出血、心肌炎、电解质紊乱、继发感染等。患者有心肌炎，但不能解释当前症状和体征，颅内出血？如此严重的软瘫，虽不能讲话，但神志是清楚的，不支持颅内出血，病人不发热，不支持继发感染，最后我将目标锁定在电解质上面。常规电解质检查结果回报，钾、钠、氯基本正常。此时我突然想到，难道是高镁血症？立即给病人做第二次抽血检查，果然，高镁血症！这是一种少见的生化异常，常被忽略，肾功能损害是发生高镁血症最主要的病因，当短时间血清镁离子严重升高时，可抑制神经-肌肉接头以及中枢神经乙酰胆碱的释放，病人会发生恶心、呕吐、无力、软瘫、心律紊乱，严重者可发生中枢抑制，呼吸衰竭，直至死亡。此病症不难诊断，但早期症状不明显，容易被忽视，严重时病人已无呼救能力，难以得到医师及时施救。诊断此类疾病重点是医生提高警惕，早期诊断，及时治疗能取得满意效果，否则后果严重。此时，该病人诊断明确了，便立即采取无镁透析液紧急血液透析及相应的对症治疗，经过抢救，病人转危为安，我松了一口气，心里暗暗感叹：幸好每晚"回头看"。

谢建萍：多累不忘"回头看"

今天看了多少个病人？我数不清了。

今天在医院呆了多长时间？我也记不得了。

闹钟响了，我猛地睁开了眼睛。刚才趁着一个空档，我靠在沙发上眯了一会儿。近22点了，到病人该休息的时间了，也该我"回头看"了。我站起身来，伸了个懒腰，抖擞了一下精神，便往病房走去。

今天科室收了一个"发热待查"的新病人，他是我今晚"回头看"的重点关注对象。视察了几位重症病人后，我就直接走到那位病人的床边。

"你现在感觉怎么样？"我轻轻地对他说。

"医生，我觉得难受……我的头很痛，几天未解大便，肚子也很胀，刚刚也没有办法

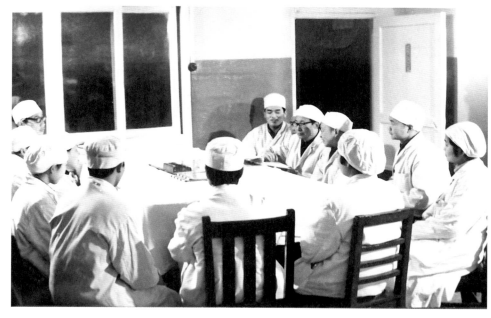

感染科进行科
内学习

小便，我……"他知道我来了，用力撑开他的眼皮，嘶哑着声音回答。

我摸了摸他的脖子，很僵硬，"头痛，腹胀，排便困难，颈部强硬？可能是脑水肿引起的颅高压！"颅高压是一种非常紧急的情况，病人随时都有可能因为脑部缺氧而死。

我立即喊来一名值班护士，将他送去拍CT。不一会儿，就确诊了脑水肿。我们马上对他进行脱水治疗。经过两个多小时的紧急抢救，直到凌晨一点多，他终于回过气来。

他患的到底是什么病呢？那一夜，我没有回家，继续留在病房观察他的情况。根据他的症状表现，次日给他做了几项相关检查，最后确诊为结核性脑膜炎。这是结核病中最严重的肺外结核病型。早期出现低热、全身无力、头痛并伴喷射性呕吐的症状，进而高热、头痛加剧、烦躁、精神混乱。较早时还会出现颈部强硬及克氏征，晚期则会出现脑神经障碍、偏侧轻瘫、抽搐及眼底视盘水肿的症状，特殊病人可出现神经根受损引起排便、排尿困难。

直到此时，我悬在半空中的那颗心才稍微放了下来。明确病因，知晓病理，治疗才有头绪，我们才有可能战胜疾病。

类似这样的重症病人往往是在夜间发病。而偏偏那时候，是医院人手最薄弱的时候。"回头看"正好填补了这段时间的空缺，在一些危急情况发生的时候能够迅速作出处理，有效地防止许多意外的发生。例如，"回头看"可以发现许多肝昏迷的病人。睡不着觉是肝昏迷前驱期的症状。但这种肝性脑病的前驱期症状一般不易引起人们的重视，极易漏诊，延误病情。所以通过"回头看"，观察病人的睡眠情况，往往有助于发现早期肝昏迷的病人。一旦发现，立即给病人做脱水治疗，就能有效地缓解病情，防止深度昏迷，为患者争取更多的救治时间。

持续进行八个小时以外的工作，往往会使医生处于超负荷的状态。"回头看"不是一个容易坚持下来的习惯，但在病人面前，在生命面前，辛苦劳累，何足道哉？

鲁猛厚："回头看"的分量

30多年前，我还是一名初出茅庐的住院医生。为了尽快提高自己的医疗水平，我每天如饥似渴地学习，尽可能地抓住一切积累临床经验的机会，也不管是不是过节。那年的大年三十，我吃完年夜饭，就往医院里跑了。

"任教授您好！"在病房，我碰见了任培上教授。

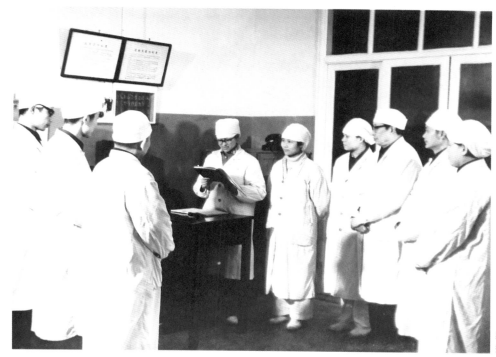

感染科医护交
班（1985 年）

"小鲁，今晚过节，怎么跑回来啦？"任教授笑眯眯地问我。

"教授您不也没过节吗？我跟教授一样，不放心病人。"我学着导师平时的语气，
"一本正经"地说道。

"哦，我现在是要出去会诊。你去忙吧。"任教授说到。"好的，那我去看病人了!"
我一边回答一边琢磨着今天白天入院的59床患者，他患的是病毒性肝炎（乙型）、晚期肝
硬化。

刚走到病人面前，我立即感到不对劲：他全身湿冷，脉搏很弱，面色苍白，神志模
糊，气若游丝。我试着拍了拍他的脸庞，喊道："老唐、老唐! 你听到我说话吗？你醒
醒……"突然，他睁开眼睛看了我一眼，"哇"的一声，一大口鲜血从他口中喷出，喷到
我的白大衣、裤腿和鞋子上! 不好，病人消化道出血，需要紧急抢救! 我马上喊值班医
生、护士、工人等前来协助抢救病人："护士同志请立刻建立静脉通路、核血型、补液!
小刘医生请测血压，并立刻通知输血科备血! 小李医生请立刻传呼消化科值班医师会诊!
陪护工人请拿盆过来接呕吐物! 其他医生请跟我一起协助消化科医生为病人插上三腔二囊

管，压迫止血！快，快，快！"我虽然着急，但依然有条不紊地与众医护人员一起齐心协力抢救病人。三腔二囊管被迅速地插入患者消化道，充气、压迫、止血，紧接着进行制酸、护胃处理，一系列救治措施后，病人生命体征终于渐趋平稳，血压稳定，意识逐渐清晰。在上级医生的指导下，我继续观察患者病情，在确认没有持续性消化道出血后，稍微喘口气的我才发现自己满身鲜血，白大褂下面已染红半边，额头上满是汗珠。我不经意地瞥见放在床脚边的大半盆血（至少有2600毫升呀），不禁心有余悸：流出来的是患者的鲜血呀！如果没有及时发现，如果没有及时抢救，鲜血就会像洪水决堤一样汹涌而出，直到一点一滴殆尽，直到一呼一吸停止，油尽灯枯，生命终结。

临床工作中力挽狂澜、扭转局面的都是源自临床医生对患者的责任心、对生命体征的仔细观察、对病情的准确判断，以及及时的抢救措施。不敢想象，如果没有及时发现患者的病情变化，或多耽误几分钟……我不敢深想。如果没有"回头看"，这个病人当晚或许就没救了；但是通过"回头看"，通过自己的努力，使患者转危为安，对医生来说是一件多么幸福的事！

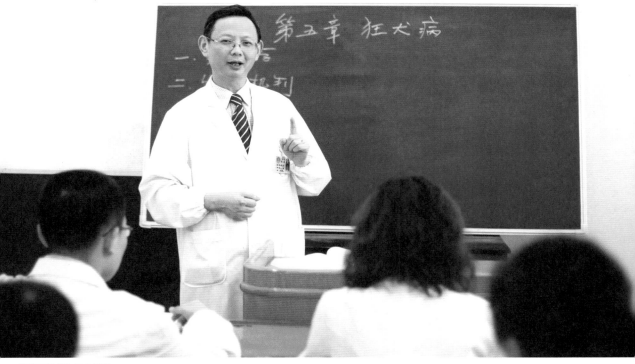

范学工教授为学生授课

教学是塑造人才的艺术

"1982年4月的一天，在医学史上发生了一件重要的事情，这件事是科学敏锐性和幸运相结合的结果，为什么说是幸运呢？巴里·马歇尔和罗宾·沃伦在连续完成34个胃活检标本的培养均未发现细菌生长后，培养皿被扔掉，到接种培养第35个标本时，一个偶然性的机遇来临了。接种第35个胃活检标本时，正是1982年4月西方的复活节，由于是节日假期，他们没有在48小时以后去医院观察细菌生长情况，在4天的复活节假期后，他们一上班就惊喜地发现培养基上长满了许多弯曲菌样的菌落。之后的工作表明，该细菌的生长非常缓慢，其最佳培养时间是3~5天。前面34个标本未能培养出该细菌，是培养皿仅孵育了48小时而被过早丢弃的原故。该细菌就是现在被广泛研究的革兰阴性、微需氧螺形杆菌——幽门

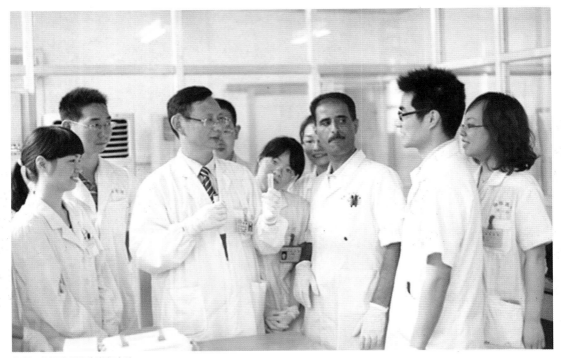

范学工教授带领学生进行实验

螺杆菌。这个发现使他们获得了2005年的诺贝尔生理学或医学奖，所以说，幽门螺杆菌的发现是科学敏锐性和幸运相结合的结果，有时候机会就是那么一点点，它可能早来也可能晚来，但是它一定是垂青于有准备的人。我们这节课要讲的就是这种细菌……"

这是范学工精心设计的课堂导入语，他喜欢用这种"先声夺人"的方式吸引学生的注意力。对他来说，一堂课便是一次艺术的展现，他从来不会平铺直叙，更不能容忍自己的课堂毫无生气。在学生时代，范学工就不喜欢乏味无趣的老师，而当他自己也成为一名教师时，对自己的第一个要求便是：创新。

但是，第一次走上讲台的范学工仍然摆脱不了新手的怪圈，他也会拘谨、紧张，上课也没有技巧，内容也不新颖，心心念念只希望这堂课早一点结束。此时，或许他对教师这份职业又多了一份宽容，但他对自己的要求仍然没有放松，因为湘雅的教学有一个老传统——预讲。有两种情况是必须预讲的：第一是新人，新晋教师必须在教研室前辈们的面前预讲通过后才能上台；第二是新课，凡是第一次讲某一门课程的教师都必须预讲，即使是已经有几十年教龄的教授也不例外。在这套严格的体系规范之下，范学工对自己有了更高的要求：严谨。

他的教学形式总是灵活多变。在课堂上，他可以通过一些逸闻趣事，勾起学生的好奇心，加强学生的学习兴趣，也可以故作狡黠地设置各种悬念，吊足学生的胃口，引导学生自主学习，更可以辅以丰富的面部表情逗乐学生，营造轻松的教学氛围。而在临床教学上，范学工便一改幽默的形象，变得严肃而又严谨。并且，他一反传统的灌输式教学，引入国际医学教育界通用的以问题为中心教学法、循证医学教学法等，将教学内容整合到以临床问题为基础的教学病例中，如"黄疸查因""腹泻查因""发热查因"等，以培养学生的临床诊疗能力。他总说"做学问最重要的是严谨，每个学生都有很大的潜力可以挖掘，读个博士不掉几斤肉，说明你的潜力还可以挖掘"。范学工坐门诊时也会让自己的学生旁听，有时遇见了典型病例或者罕见病例，他都会立即把学生召集过来，现场教学。一次，范学工接诊了一位35岁的乙肝"小三阳"患者，乙肝病毒DNA载量是1.56乘以10的6次方。范学工就"到底是使用干扰素好，还是服用核苷类抗病毒药物比较好"这一个问题，对学生和患者做了半个小时的分析和讲解。

然而，范学工的追求不仅仅局限于教学形式的创新，对他来说，培养学生的创新素质，将他们锻造成社会需要的医学人才，才是他教学的根本目的。

新中国成立之后，随着国内经济的复苏与发展，人们的生活方式随之改变，诸多新型的传染病也逐渐发生。但是传染病学在教学上仍然沿袭传统教材的内容规划，培养出来的医学生难以满足社会和临床医学现实的需要。在这种情况下，当时主管教学的范学工于1998年组织编写、出版了专著《临床新传染病》，并将之应用于教学，以此更新学生的知识架构。此后，湘雅医院传染病学教研室对新发传染病进行了更深入的临床研究，继而，又将新发传染病作为一门必选课程固定下来。正是因为对新发传染病的前沿研究，由范学工主编的《新发传染病学》一书获得了普通高等教育"十一五"国家级规划教材立项。

2011年9月，范学工被评为全国高等学校"教学名师"，他说，在走上讲台之前，他认为自己是一个一辈子都不会与艺术产生联系的人，然而在三十余年的教学实践中，他发现教学其实就是一种锻造人才的艺术，尤其在医学领域，教学更是一种关联生命的艺术。

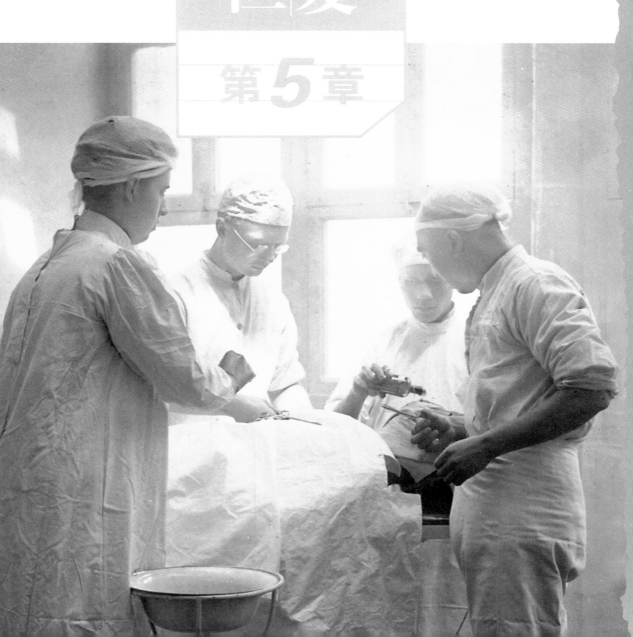

博爱
永恒

第5章

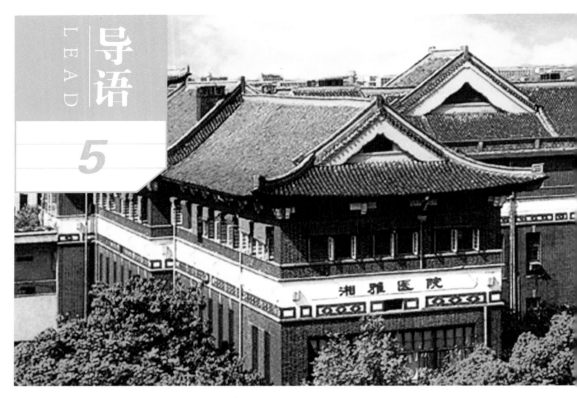

视频12

视频 12　爱心善行　润泽生命

爱·恒久的慈悲

湘雅好人爱如歌

"我"在湘雅医院矗立了100年，数不清的苦难，曾像河水一样流过身边。每当悲伤如巨浪般袭来，"我"便会哀怨：为什么生命如此脆弱，为什么要去见证这样的生离死别。然而，不知从何时起，"我"开始由衷地感谢苦难。因为，只有经历苦难，才会格外珍惜幸福；只有与苦难抗争过，才知人性有多壮阔，爱有多深远！

不记得那是哪一年，刚开学，秋夜清凉如水，在门前的青石阶上，一对师生促膝而谈……

学生：什么样的人才能成为一个好医生？

老师：好人！

直到现在，"我"还会不时回味这位老师的应答，短短两个字，于无限深刻的涵义

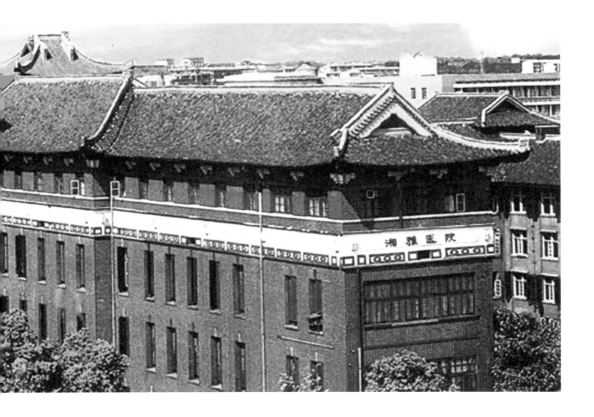

中，呈现出巨大的人格张力。一百年间，不断有医者老去，离开，也不断有更多青春的身影投入进来。悲察世间，疾病的魔高一尺，往往面目狰狞，来势汹汹；而医学的道高一丈，却需要几代人积沙成塔的累积、水滴石穿的沉淀。

人，在注定会胜利的抗争中屡败屡战，需要怎样的勇气和决绝！

湘雅勇士不拿枪

2014年10月19日，湘雅医学院百年庆，湘雅医院院长孙虹先生推着轮椅，与来自美国的老人畅游湘雅园。那天，恰好也是老人的百岁寿诞。

74年前，她是湘雅医院的护士长，而她的丈夫，就是被誉为湘雅之魂的裴文坦。

裴文坦是湘雅的英雄，他长眠于湘雅人的回忆中。但相对于英雄形象，"我"更信服他在平时流露出的纯真本色，良善天性，毕竟所有的英雄，都离不开人性的底色。人性的善，才是一切献身精神最可靠的动力。

1940年8月，裴文坦带着年轻美丽的妻子，蹦跳着跑上我门前的台阶，正式成为湘雅一员。那时学院正在西迁，作为外科医生，他留在长沙，参与抗战。没人知道他在火线的冒险经历，但他用笔、用镜头，记录下了日寇的暴行和中国军民顽强抵抗的瞬间，为我们民族留下了宝贵的历史资料。

大家都说他宅心仁厚，不仅自己定期献血，还动员所有他认识的同事、学生积极参与。其实，抽血这件事，他之所以热衷于此，是因为战时的长沙，血源紧张。据说他常常为时任湘雅医院院长的萧元定先生量血压，每次都说萧院长血压高，需要放血疗法。这样的事情多了之后，大家都明白，萧院长是A型血，当手术室里急需这个血型时，他就会去给萧院长量血压。

他是功底深厚的外科医生，也是交游广泛的"外交家"，为了战争中物资匮乏的湘雅能正常运转，他四处"化缘"。院里的汽车开不动了，他能弄来足够的汽油。他说服即将撤退的美军第30陆军医院，为湘雅运来几卡车的药品器材。为了实现湘雅的空中救援，他从昆明和加尔各答开回两架飞机，然而，飞机最终因大雾坠毁，裴文坦永远离开了湘雅。

在他献身的地方，找到了一台膀胱镜，这台仪器为湘雅服役到20世纪70年代。在他死后三年内，湘雅仍然不断收到美国方面空运来的牛奶、血浆、医疗器械，这都是他生前为湘雅筹到的。

一个美国人，为第二故乡长沙，为湘雅可算是操碎了心。而他所挚爱的湘雅人，也牢牢地记住了这个善良的名字——裴文坦。

湘雅的未来无限久远，有关裴文坦的记忆也将无限绵长！当然，在湘雅绵长而久远的记忆中，不仅仅有裴医生这样玉碎的先烈，也有烽火硝烟中挺身而出的勇士和西迁路上高唱院歌的湘雅医学生们。

十四年抗战，湘雅未曾缺席，始终在战斗。

1937年，南京失守，长沙一夜之间涌进了无数难民，而湘雅也成为伤兵救治所。据张孝骞院长回忆：医院已经人满为患，不论走廊、过道还是楼梯间，只要能放下一张床板，就一定要收下伤员。同年8月16日，湘雅师生333人组成"全国医教救护团第一队"，张孝骞亲任队长；11月，湘雅创办第八十临时医院，萧元定任院长。1938年7月，杨济时教授发起组织"湘雅医院战时服务团"，赴鄂东服务难民。1938年11月13日，文夕大火，灾民涌入湘雅，最多时医院一次接收了8000人，食堂24小时不停地做饭，才勉强保证每人每天吃上一碗。

1938年至1945年，湖南从后方变为前线，而湘雅医院医护就坚守在这里，这些不拿枪的战士，有血、有泪、更有魂，他们的心跳，与民族命运共振！

2015年，湘雅出版了一本回忆体文集《湘雅人的抗战》，读来荡气回肠。

"我"感慨湘雅留下了这么丰富的抗战史料，能记录这么多可歌可泣的英雄故事，拥有这么多可亲可敬的医学战士。

在民族危难的关头，湘雅是举全院之力投入抗战的少数医院之一。在那场战争中，湘雅人的战线很长，从长沙、岳阳、衡山、武汉，直到滇缅公路前线，可以说哪里有战火，哪里有伤员，哪里就有湘雅人。

温润如玉真君子

1993年，一位老人让学生推着轮椅，从"我"身边走过，径直走进湘雅神经内科，轮椅推得很慢，老人看得很仔细，像是巡视，更像是告别。几天后，老人离世，留下遗嘱：一半骨灰要撒在湘雅校园，另一半，则要埋在福庆楼的墙根下。

这位对湘雅一往情深的老人，就是我国神经病学奠基人、神经科的开拓者黄友歧教授。

在湘雅，黄教授是一个传奇。

他出身长沙望族，却终身勤勉刻苦，一心只读圣贤书。他满腹经纶，堪称通才，却终生讷于言而敏于行。他为了省两分钱车费，宁愿和夫人梁觉如教授徒步走上一站地，却在20世纪80年代初一次性给湘雅图书馆捐赠两万元。他一件衣服穿30年，却常常资助学生书籍，定期为贫困同事"发工资"。

1990年，听说一位普通工人的儿子患有不明病因的肌肉萎缩，他亲自登门看诊，83岁的老人下了公车，硬是走了三里路才到患者家，而一位省级领导没按预约时间来就诊，黄教授毫不客气地关门拒客。

他看不见现实世界的贵贱贫富，因为一个好医生从来只见病人不见尊卑。这就是"院痴"黄友歧，这就是因品德纯度过高，而让人有些望而生畏的湘雅神经内科专家黄友歧，温润如美玉的真君子。

有君子如此，实乃湘雅传统使然！

自建院起，湘雅的公益火炬，便在一代代湘雅人手中传递。1922年冬，在颜福庆夫人曹秀英女士的主持下，湘雅医院设立了社会服务部。据1923年10月出版的《湘雅》杂志记载，社会服务部的功能是：致力于公共卫生状况的改进和民众卫生意识的启蒙，同时对贫困患者免门诊费、住院治疗费。为残疾患者提供就业技能培训、为无家可归的患者提供食宿。

1948年，时任院长的凌敏猷成立湘雅农村疾病防治研究委员会，开展湖南地方病防治工作，同时致力于提升民众公共卫生意识、改善环境、遏制传染病的流行。同年，成立会春区（今开福区）卫生事务所，直接为老百姓开展防病治病工作，让湘雅仁术惠及千家万户。

1949年，湘雅拨专款在长沙伍家岭防治姜片虫，使全区该病患者的治愈率达到98.4%。1950年，在湖南郴州，湘雅农村防治疾病研究委员会拨出经费，开展防疟工作，并于12月，在一间用竹条树皮搭建的民房里，成立了郴州实验所。同年6月，在广泛调研的基础上，湘雅成立岳阳血吸虫病实验所。湘雅专家组织农民捕杀钉螺、管理粪便；动员中小学师生将防病知识传播到每家每户。经过五年多的集中治理，成效明显。

1978年，湘雅在防治血吸虫战役中总结的"洲滩灭螺"法，获全国科学大会奖。

历史进入新时期，湘雅医院始终秉持社会公益的传统，率先作为，由中南大学湘雅医院医务社工发起成立湖南湘雅医学与健康基金会，并组织起志愿者服务队，形成了独具湘雅特色的公益模式。

真爱无言品自高

2015年8月14日，一群来自韩国的骑行少年，来到"我"的面前，他们在追寻韩国著名的民族独立运动家，被尊为韩国国父的金九先生的足迹。

1919年，为反抗日本的殖民统治，金九带领爱国志士流亡中国，并在上海宣布成立大韩民国临时政府，1938年，临时政府迁址长沙楠木厅6号。5月6日晚，叛徒行刺，金九中枪生命垂危，被急送湘雅医院抢救。只剩一丝气息的金九，最终被湘雅拼命拉回来了。一个爱国志士坚强的求生意志，一群白衣天使妙手回春的医术，共同书写了一段用鲜血凝成的中韩奇缘！

除了金九先生之外，湘雅还与很多名人结缘。

1922年10月24日，毛泽东的夫人杨开慧女士在长沙产下毛岸英，湘雅医师为她接生。

第二次北伐战争中，湘雅医生为青年蒋介石治好了困扰多年的牙疼。蒋经国也曾亲笔致信张孝骞，称其为"国手"。

新中国成立初，毛泽东向亲人推荐湘雅时说：如湘雅诊不好，北京也诊不好了。

在疾病面前，任何名人都与常人无异，对于医生来说，治病救人，有医无类。

一般人误解医生，认为见惯生死的人，一定心如铁石，但神经外科专家袁贤瑞却是心肠柔软的人。

肉眼手术时代的神外，是死亡率最高的科室，有人戏称：神外做三个肿瘤手术，活一个、死一个、残一个。医院太平间的钥匙，有一把就存放在神外。他永远记得一个患中颅窝底神经鞘瘤的高挑女护士，入院那天穿一袭湖蓝色的连衣裙，自己拎着一个蓝色塑料桶，就那样美丽的笑着，可第二次手术后没多久，就去世了。袁教授受不了作为医者的无能为力，甚至开始质疑学医的意义。他找到陆雪芬教授，要求换岗，教授说：只有像你这样看到病人离世会心疼的人，才能搞神经外科。这个岗位需要你，病人需要你。

从那时起，他潜心钻研显微技术，在显微镜设备落后、器械差的条件下开展颅底手术，两年，34例高难度颅底脑膜瘤显微手术，全切率79.4%，无一例死亡。到2016年止，袁教授成功实施了5000例手术，其中高风险颅底手术2000例。而在这两千例颅底手术中，他以精湛的医术，为400多个听神经瘤患者切除肿瘤，同时保住了面部神经，为病人留住了笑脸。因为在他看来，活着，却不能笑，这样的生命太痛苦，不能为病人留住笑脸的医生，太痛苦。

这就是真正的医者，幸福着患者的幸福，悲苦着患者的悲苦！

在湘雅110年诞辰的时候，"我"想留一个问题给湘雅人——爱，有重量吗？

"我"问推着病人匆匆冲进诊室的急诊护士，问跑着去参加会诊的总住院，问白发老者，问莘莘学子……问了很多很多湘雅人，他们似乎无暇回答，又似乎用他们掷地有声的足音回答了：爱有重量！

只有沉甸甸的东西才不会随着岁月流失掉，爱就像人生的压舱石。生命之重，足以抗衡任何无足轻重的风浪。

因为有重量，爱才能成为恒久的慈悲！

雅礼医院的首位住院病人与第一台手术

视频13

视频 13　大爱润泽

1906年11月，在西牌楼面世的雅礼医院，尽管开张大吉，可长沙人一时还不能完全接受西方人，以及他们带来的西医。开业热闹一阵后，门诊仍显得有点冷清。两个星期后，医院迎来了首位住院病人。他是雅礼学堂的学生，患双大叶肺炎，由学监与家人一同送来。学监还特意对胡美说："病人是学校最聪明的学生之一，也是你们的第一位住院病人，请您尽力治疗他。如果这个学生能恢复健康，对提高雅礼医院的名誉很有意义。"其实无需学监提醒，胡美也知道这一点。可是，这位病人实在送医太晚，病情十分严重。

第一晚，孩子的母亲、陶师傅和胡美，三人轮流看护孩子。第二天，孩子姨妈前来探望，她和孩子的母亲一起在床边照顾，看到病情没有好转，开始责备孩子的母亲："你怎么能完全信任一个年轻的外国医生，把孩子交给他治疗呢？"

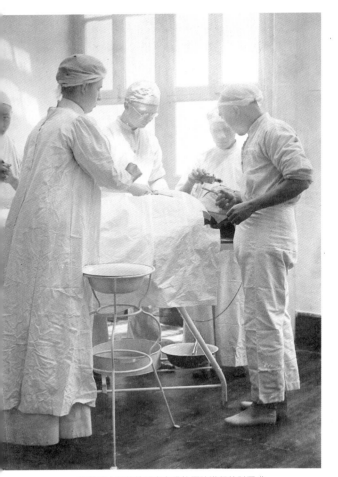

胡美博士与他的同事在雅礼医院进行外科手术

"是大弟告诉我不要怕，雅礼医院能治好孩子，我才把孩子带来的。现在看来是我草率了，这外国医生这样年轻，怎么能信任呢？也许把他带回家还好一些，先让北门的梅医生来看看，若是不行，就请小西门的龙医师，他是一定能治好孩子的病的。"

孩子的病情日益严重。第三天早晨，陶师傅来到胡美面前。

"先生，请把孩子送回家去吧？"

"为什么？"

"唉！你没看到他病得多厉害？你是一位有身份的外国医生，我是一个贫穷无知的农民，但是我看得出他的病情非常危险。先生，请送他回家吧！"

"是的，我知道他的病很重。但是正因为他的病情那样危急，所以我要使用一切办法替他治疗，我们一定要想方设法抢救他的生命。"

"是的，先生，你是个好人。但你没听到外面的人在说什么，你也不懂，要是这孩子死在医院里，你之前所做的一切就全白费了。你要是不信，下午就让教你中文的刘先生给你说说。看他是不是也觉得该在出事前把这孩子送回家去。"

听了陶师傅的话，胡美非常气恼，可是转念一想，陶师傅确实了解同胞的心理和当地的文化，而这是胡美最缺乏的。他左思右想，最后找来孩子的母亲和姨妈，非常平静地告诉他们："孩子在家里可能更舒适些，我可以让他带点药回去。"

家属听到胡美所言，如释重负，马上叫来挑夫抬着担架把孩子接走。看着他们的背影，想想自己还什么都没来得及做，胡美觉得沮丧极了。

在下午的中文课上，胡美把这天发生的事情告诉了刘先生，并问道："为什么陶师傅要求我把病人送回家去呢？"

"你怎么办的呢？"刘先生反问道。

"我没有按照医生的行医之道办事，却采纳了陶师傅的意见。我一想到让那位母亲把孩子带回家去，心里就难过。"

"陶师傅说得完全对，如果你让他留下，那才是极大的错误。假如他死在我们这所新办起来的医院病房里，全城的人都会攻击你，他们可能袭击雅礼医院，把它砸个稀巴烂。更糟的是，医院里死了人的事会迅速传开，几年之内，你都很难翻身。"

"怎么会引起这样的乱子呢？"

"胡美医生，你不了解。"刘先生解释，在中国人的习俗中人死了，尸体要停放在家等待魂魄的回来，死在家门以外是非常严重的事，因为游魂就不能找到尸体。最后，他劝胡美在开业的头几年一定不能做触犯当地人的事情。

为此，胡美倍感无奈。但他还是按照中国朋友的忠告，小心谨慎地经营了两年，没有让一位病人死在医院里。当然，也正是因为如此，胡美在长沙最初的行医经历非常顺利。

另一个让胡美印象深刻的是接诊的第一个手术病人。一天上午，一位黄姓伤者瘸着腿来到医院。胡美见他身材魁伟，膀阔腰圆，料定他是位舞枪弄刀、喜好行武的人。黄姓伤者编了一套假话，说是和同伴正安分守己地在从浏阳到省城的路上走着时，遭到一伙强盗的袭击，他的同伴中死了两个人，伤了好几个。姓黄的在第一阵枪声响起时就倒下了，就那么躺着不敢动弹，强盗以为他已经死了，所以得以逃生。

伤者来医院前，在靠近长沙的一个村子得到急救的治疗，但子弹并未取出。胡美看到他的右腿红肿严重，决定以手术的方式为他取弹。然而，要做手术，面临的困难是没有手术室、手术台，更没有经过专业训练的护士与麻醉师的配合。全院上下才三个人，除了做医师的胡美，剩下的是做勤杂的陶师傅和做保卫兼挂号的周师傅。怎么办？胡美立刻想到：有位爱尔兰外科医师要到城南的某地办事，正好路过长沙，现在正住在离医院不远的福庆街。胡美二话没说，立即奔往福庆街，想方设法请来了爱尔兰医师。

没有手术室，幸好医院第一个院子的后面有间粉刷过待用的房间。

没有手术台，胡美让陶师傅卸下原中央旅馆会客室的一扇门，架在几只包装箱上，当作临时手术台。

一切准备完毕，两位外国医师确定了手术方案，并确认选用氯仿为麻醉药物，很快便为黄姓伤者取出了肉里的子弹。他所中的是一颗在中国使用了数百年的老式球形铁弹。取出时，除了一点锈迹外，伤口内没有留下其他痕迹。这次手术完全成功，雅礼医院的声誉大大提高。之后数周，常常有求医的人围着展出的子弹向陶师傅问长问短。

黄姓伤者出院后，有一天回门诊等候换药，一大群好奇的人把他围在中间，要他讲手术取弹的经过。于是他像讲传奇故事的人一样绘声绘色地说："医生把我放在一张桌子上，把一些香甜的药水滴在一块布上，再把这块布搭在我鼻子上，我很快就睡着了，医生就开刀，我没有感到一点痛，子弹就出来了。"

出院后的两周，他天天到门诊检查伤口。每次来时，他都要确信无人跟踪才进院门。

直到伤口几乎痊愈，他才从雅礼医院人员的视线内暂时消失。后来，官吏们告诉胡美说，这人是省内一个最可恶的罪犯，当他和同伙发觉已被郑巡抚的警卫队包围时，他们全部逃逸。更让胡美没有想到的是，这次他以手术方式救治了黄姓伤者，竟使医院在1910年的"抢米风潮"中逃过一劫。

毛泽东与湘雅之间的往事

　　这张照片拍摄于1956年。当时，毛泽东在锦江饭店宴请全国知识界知名人士。照片中与毛泽东亲切交谈的人正是曾在湘雅医院工作、任湘雅医学院院长的颜福庆。据颜福庆的孙子颜志渊介绍，宴席上，毛主席回忆起40多年前在长沙得到颜福庆救治的事情。主席操一口湖南话，问："您还记得吗？"颜福庆虽不是湖南人，但在长沙待过十几年，湖南话他听得懂。他老实地回答："记不清了。"

　　他说的是实话。颜福庆医人无数，与毛泽东和杨开慧只有过一面之缘，记不清了也并不奇怪。经主席的再三提醒，他才回忆起当年的情形：那是一个雨天，毛泽东戴着斗笠，穿着蓑衣，背着身患疟疾的杨开慧前来求医。当时，湖南农村闹疟疾，用中医治疗见效不快。颜福庆专修过热带病学，用西医疗法效果极好。他对杨开慧进行了妥当的救治，并且像对待许多患者一样，没有收费。事后颜福庆就淡忘了，毛泽东倒是一直记在心上。更何况1922年10月24日，杨开慧在长沙生下了她与毛泽东的第一个孩子——毛岸英，是湘雅的医师为她接生。

　　毛泽东与湘雅之间的往事，当然还不止于此。

　　1919年8月上旬，由湖南学生联合会创办、毛泽东主编的《湘江评论》被查封。很快，毛泽东转战《新湖南》。1919年9月5日毛泽东在长沙修业学校致黎锦熙的信中说：

　　"《湘江评论》出至第五号被禁封停刊。第五号已寄来尊处，谅经接到。此间有一种《新湖南》，归弟编辑，现正在改组，半月后可以出版，彼时当奉寄一份以就指正……"

　　这份杂志是湘雅医学专门学校学生自治会为声援五四运动、宣扬新思想而自主创办的，最初名为《学生救国报》。首任主编是湘雅第三班的学生龙伯坚，编委有李振翩、张维（五四期间湖南学生联合会的会长）等。该报至第四期起更名为《新湖南》，从第七期开始由毛泽东接手主编。

　　龙伯坚在《五四运动在湖南回忆录》中说起此事：

　　"《新湖南》开始由我担任主编，周刊出完第六期后，我便建议毛泽东同志接编。为此，我曾与编委李振翩、张维一道走访过他。毛泽东同志当时任湖南学生联合会文牍股干事，所以该会出版的《湘江评论》由他主编。我对毛泽东同志的思想、文章极为钦佩。当时《湘江评论》又遭皖系军阀张敬尧的查封，所以我认为由他接编《新湖南》周刊是最合适的。"

　　毛泽东把《新湖南》当作新的思想阵地，继续宣传他的进步思想和革命主张。10月，《新湖南》遭遇了与《湘江评论》同样的厄运，毛泽东也因此辗转各地。1920年，毛泽东回到长沙，开始着手创办文化书社。《文化书社缘起》中这样写道："湖南人现在脑子饥荒，实在过于肚子饥荒。"他在湘雅医学专科学校以低租金租了三间房作为文化书社社址，甚至还邀请了军阀谭延闿出席开业仪式，并为书社题写招牌。与军阀对抗已久的毛泽东为何会与谭延闿握手言欢？那多半是因为谭延闿还有另外一重身份：湘雅医院的创始人之一、现代医学的倡导者。

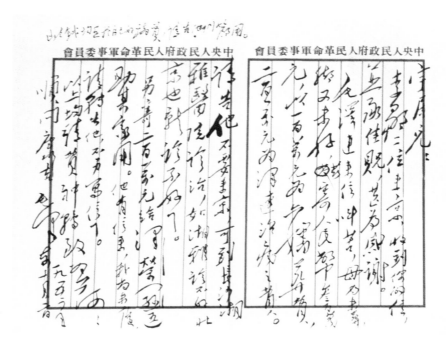

毛泽东写给
毛宇居的信

　　另外还有一件家书推荐湘雅医院的往事。1952年，毛泽东老家韶山的慰生六婶和堂弟毛泽连（又叫毛润发）在长沙治病，曾致信时任中央人民政府主席的毛泽东，要求赴京治病。对此，毛泽东在回信中写道：

　　"润发贤弟：五月八日的来信收到。你的眼病脚病未好，甚念。仍以在家养治为宜，不要来京。因为湘雅医院诊治不好，北京也不见得能诊好。"

　　同年十月，毛泽东致信毛宇居：

　　"毛泽连来信叫苦……兹寄人民币三百万元[1]，以一百万元为六婶葬费，二百万元为泽连治病之费。请告他不要来京，可到长沙湘雅医院诊治，如湘雅诊不好，北京也就诊不好了。"

注：[1] 1955年前流通的第一套人民币与1955年发行的第二套人民币价值比 1∶10 000，即一万元旧币等于一元新币。

湘雅仁术救金九

　　说起湘雅人以仁术为抗日服务，有一件事值得一提，那就是抢救金九先生。

　　在长沙潮宗古街的一条小巷里，有一栋雅致而洁净的复合公馆建筑，这是"大韩民国临时政府"长沙活动旧址。韩国历史上的传奇人物，著名的独立运动家，被誉为"韩国国父"的金九先生，曾经在这里工作和生活过，也在这里遭遇了震惊长沙的"楠木厅枪击

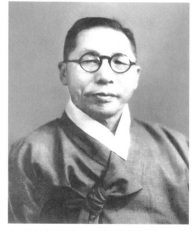

　　金九（1876-1949），原名金昌岩，号白凡，出生于朝鲜黄海道海州西白云坊基洞的一个农民家庭。韩国近代历史上的传奇人物，著名的民族独立运动领袖，被誉为"韩国国父"

　　楠木厅 6 号"大韩民国临时政府"长沙活动旧址

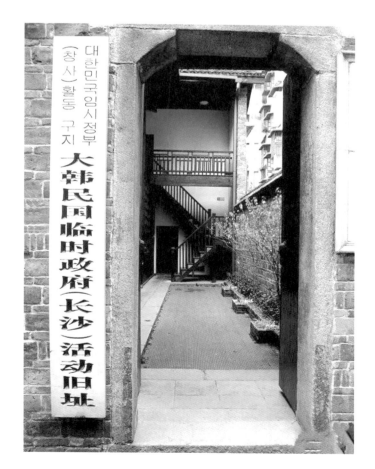

案"。1910年朝鲜半岛沦为日本殖民地后，大批抗日志士流亡到中国。1937年7月7日，日本策动"卢沟桥事变"，开始了全面侵华战争。因上海沦陷，为保存大韩临时政府的抗日力量，在国民政府积极帮助下，金九等一行抗日志士及家属100余人，乘三条木船，于11月20日由南京驶往长沙。他们在长沙受到省政府主席张治中将军的热烈欢迎，并被安排在长沙城的楠木厅6号继续组织抗日独立运动。

金九先生在自传《白凡逸志》中，记录了当时一行人在长沙的优厚待遇："我们百余名大家族迁居长沙，受到中国中央政府的援助，可谓无微不至，是难民中的高等难民。尤其是长沙物产丰富，物价便宜，新到任的湖南省主席张治中将军与我很熟，所以更给了我们许多便利。我在上海、杭州、南京等地时，除了特别的情况之外，都使用假名，但在长沙就正大光明地使用金九的名字了。"

金九一家被安排在麻园岭居住，其子金信等随行少年就读于雅礼中学。一时，长沙的韩国独立运动，在金九的组织领导下，有如当年汉城的三·一运动，再次涌现出波澜壮阔的局面。这也令敌对势力谋杀金九的阴谋步步升级。1938年5月6日深夜，临时政府要员会议在楠木厅6号举行，隐藏在机关内的叛徒突然向与会人员开枪，在场的金九、柳东悦、李青天、玄益哲四人遭到突袭。分散在楠木厅6号周围的保卫人员听到枪声，火速赶到会场，积极施救。但年轻的政府军事委员玄益哲当场身亡，李青天轻伤，柳东悦和昏迷不醒的金

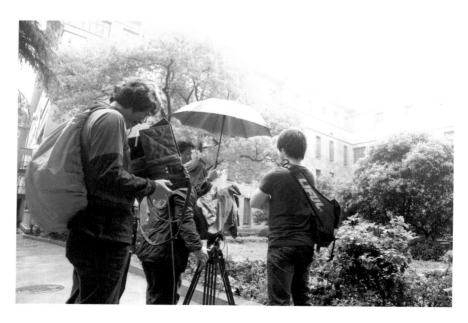

2012 年 4 月 11 日韩国 KBS 广播电视台来湘雅医院探寻"韩国国父"史迹

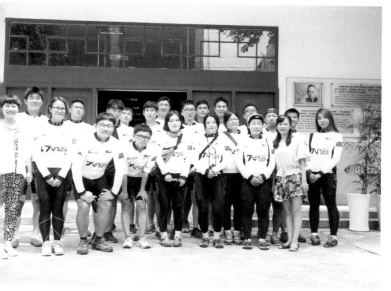

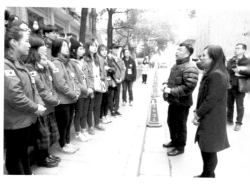

↑ 2016 年 1 月 8 日，32 名韩国师生专程来到湘雅医院寻访韩国"国父"足迹

←· 2015 年 8 月 14 日，韩国青年自行车骑行团来到湘雅医院寻访韩国"国父"足迹

九被急速送到湘雅医院。

　　金九被送来湘雅医院时，躺在门诊过道的板凳上，已经奄奄一息。医院的一名门诊护士见此情形，赶忙叫来医生对其进行救治。然而，包括当时部分医务人员在内，大多数人都认为，以金九的伤情，再好的医术也很难令其起死回生。这种消极情绪在医院内蔓延，但接诊医生并未就此放弃，仍然对重伤的金九进行了积极抢救。

　　张治中接到金九受伤的消息后，火速赶往湘雅医院，并当场要求以最好的医师、最好的技术、最好的药物，不惜代价全力抢救。当时正在指挥"武汉会战"的蒋介石每日多次电报询问伤情和救治进展，并汇来3000元的医疗费。在民国多级政府要员的高度关注下，经湘雅医务人员的积极抢救和稳妥的后续治疗，金九逃过了此劫，保住了性命。

　　这是湘雅人凭借精湛技术在国际抗日战场上创造的医疗功绩之一，为中韩两国人民的反法西斯历史写下了不能忘却的一页。如今，长沙楠木厅6号纪念馆和湘雅医院成为了韩国友人寻访先辈足迹，了解"韩国国父"金九先生在长沙遇刺脱险经历的必经之地。

两分钱与两万元

视频14

视频 14　至坚至微

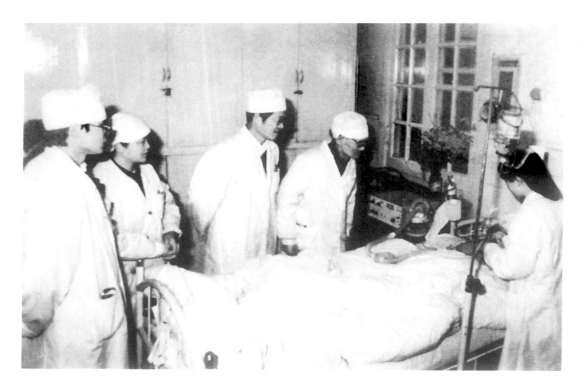

84 岁高龄的黄友岐教授在神经内科病房查房

人生之路，就像伸向崇山峻岭的小径，时而在云山雾海中蜿蜒，时而在万丈深渊中穿行。在几十年的行医生涯，黄友岐历经了风雨的磨难，也充满了对事业的乐趣。他对祖国医学事业的追求与热爱，从未有过丝毫动摇。

1935年，28岁的黄友岐从湘雅医学院毕业并留校。面对眼前这个成绩优异、机敏而充满朝气的年轻人，当时我国著名神经精神病学专家凌敏猷教授推心置腹地诉说了自己心中埋藏已久的梦想：在湘雅医院建立精神神

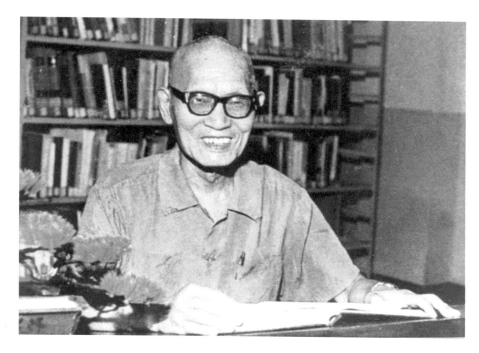

黄友岐教授与其捐赠的书籍

经病科。

"你愿意加入吗？湘雅的神经病学等着你来筹建！"望着凌教授诚挚期待的目光，领略过精神神经病学魅力的黄友歧兴奋地点头。于是他奔赴北平协和医学院脑系科进修神经精神专业，一待就是4年。

1937年7月卢沟桥事变爆发后，华北告急，长沙也在危急之中。湘雅几经周折之后决定西迁贵阳。正在协和进修的黄友歧心系湘雅，1939年他不顾个人安危，毅然离开了北平。当时，抗日战争烽烟四起，交通受阻，他只得绕道越南，经海防，乘窄轨火车到达昆明，又马不停蹄地赶到了西迁贵阳的湘雅医学院，受聘担任内科学兼神经科学讲师。经历过战火艰辛的黄友歧深刻领会了国家强大的重要性。

他常说：事业就是我最大的快乐。而可敬的是，他把这份快乐毫无保留地奉献给了国家。1979年暮春，黄友歧夫妇两人都因病住院，治疗期间他请护士打电话，希望可以见学校领导。校领导都赶来病房，他握住校长的手说："我们老了，想把存在银行的钱捐献出来，建设学校图书馆。"校长为老人赤诚的心愿所感动，一时不知说什么好。"支援国家建设，我们就想尽一份责任！"经老人再三请求，学校接受了两位老人平时节省下来的2万

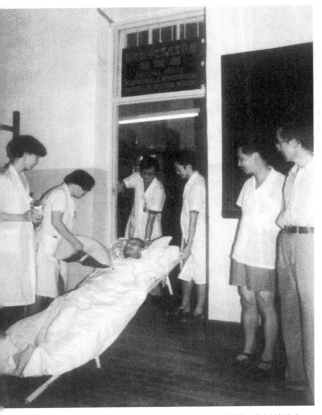

黄老临终前，学生用担架车抬他巡视曾经工作过的地方

元捐赠款。直到如今，一批盖有"黄友歧、梁觉如教授赠阅"专章的外文原版书仍陈列在图书馆的书架上。

黄友歧夫妇捐款的事引起了不少人的注目。人们的印象似乎是"他们有钱"，他们捐两万是理所应当。殊不知，他们只是对别人如此慷慨，对自己却十分吝啬。黄友歧夫妇的勤俭，是科室同事有目共睹的。平时，夫妇俩最爱到新华书店和省图书馆看书。那时，从距离医院最近的北站路上车到五一路的车票是6分钱，而从下一站上车只需要4分。为了节省这2分钱，他们每次都多走一站路。省下的仅2分，献出的却是2万元！两相比较，百万分之一体现了这位老教授的高风亮节。

黄友歧教授谢世前已病入膏肓，自知不久于人世的他提出了一个最后的要求：让他再看一看他终生为之献身的湘雅医院、他热爱的病房。他躺在推床上，由科室同事及学生相助，巡视校园一周，图书馆、神经内科病房、教研室、实验室、检查室……在这最后的回眸中，他用饱含深情的目光轻抚如今已枝叶茂密的参天大树，对每位同事语重心长，依依不舍。他立的遗嘱也很少见，他要求他的后人，将他的一半骨灰撒在湘雅校园里，而另一半骨灰，则埋在福庆楼的墙根下。

八十六年的人生轨迹，镌刻着黄友歧教授的勤奋严谨，镌刻着他的拼搏奉献，镌刻着他对祖国、对医学的挚爱。

一桶红薯的回报

周巧玲曾问老师：对医者而言，医德、医术孰轻孰重？

她的老师说：怎么能分开呢？那是一枚硬币的两面。

周巧玲对此产生深刻的体会，是在从医阅历日渐加深之后，尤其是在那年冬天之后。

一个冬季的早晨，在老区门诊，一个年轻的女病人拖着沉重的步子走进来。她的脸是浮肿的，面容憔悴。化验单上极低的白蛋白和严重的蛋白尿，显示她患有严重的肾功能不全和高度的营养不良。周巧玲责问她："你不知道自己得了这么重的肾病吗？浮肿成这样也不知道多补充蛋白加强营养。"

她小声地支支吾吾，她姓曹，来自郴州临武，2004年查出患有慢性肾炎。之后，丈夫就提出离婚并离家出走，只留下病弱的她和年幼的儿子相依为命。为了治病，她卖掉房子，孤身来到长沙。

"我也知道应该吃得好一点儿啊，周教授。可就那点儿钱，交了治疗费、房租，连饭都快吃不起了，只能每天去菜市场捡些人家不要的菜叶子煮了吃。吃肉，想也不敢想的。"

整整一天，曹女士悲戚无力的声音一直在周巧玲的耳旁回响。周巧玲曾是下乡知青，她也有过捉襟见肘、贫苦无望的时候。想起曹女士无助而渴望的眼神，周巧玲不禁动了恻隐之心。恰逢年关临近，她准备了一些年货和补血药，送到曹女士的出租屋。

一个普通医生收入微薄，永远也当不成慈善家，但是慈善之心不是用钱来衡量的。更何况作为医生，周巧玲相信：信心也是良药，温暖也有疗效。

数年后，随着肾功能进行性减退，曹女士的病情逐渐发展为尿毒症，连走路都变得困难，需要接受血液透析治疗。她曾经也很绝望，想过放弃治疗。这时候，周巧玲就会对她说："再坚持一下，一定要争取治疗，好好地活着！"

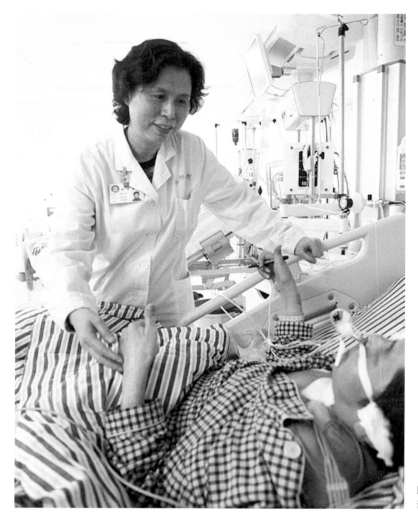

图为周巧玲查房，
询问患者病情

　　为了尽量减轻她的负担，周巧玲精心为她制定治疗计划，在保证效果最佳的同时，尽力做到价格最优。她也利用下班时间，为曹女士免费诊疗复查。经过一段时间的对症治疗，她的病情得到了控制，肾功能衰竭的速度明显延缓。曹女士曾数次红着眼圈，嗫嚅着："周教授，你对我这么好，我怎么报答？怎么还啊！"其实，对于一个医生来说，患者的健康就是最好的回报。

　　一天清早，周巧玲刚进门诊大楼，一个怯生生的声音从背后叫住了她："周教授。"是曹女士，她提着一个铁桶。周巧玲吃了一惊，不是复查的日子，她为什么突然来了？见周巧玲不安地盯着她，曹女士更不好意思了："一点儿心意，您别嫌弃好吗？"说着，她把铁桶捧到周巧玲的面前。桶里是一些沾满了泥巴的红薯，新鲜的红皮淡淡地散发着土腥气。曹女士笑着说："不花钱的，是我姐姐专门上山挖的，我从老家一路拎来……"

这个家徒四壁的尿毒症患者，是如何从山路弯弯的家乡，拎着一桶红薯，转车、步行、再转车，一路来到周巧玲的面前？不敢想象。周巧玲红了眼眶。

此时，周巧玲深刻体会到：医德为魂，面对患者，竭力救助，积善成德者，方可成为良医；医术为器，服务的本质是解决难题，仅有善意而力有不逮，无补于事，贻误病情者，终难成就大器。这样的理解，她用了三十多年去践行。

周巧玲从医三十余年，一直工作在肾病临床一线，做医生的同时，还是一名教师。她的学生一批批地毕业，成为医生，成为医界精英。他们聪明、刻苦，医术上，她并不担心，她担心的是年轻一辈走得远了，走得累了，还能不能记得起希波克拉底宣言？因此，有一句话她反复地讲，从开学讲到毕业：仁医仁术是医者格言！要永远记住：请弯下腰，面对你的病人。不要让就医成为求医！

23 厘米的渴望

视频15

视频 15　创新·
开启未来

　　"我想过正常人的生活。"一个21岁的女孩坚定地对胡懿郃说，眼神里满是渴望。

　　这个女孩从小患有左股骨中段骨髓炎，以致她的左侧髋关节和膝关节严重发育不良，左腿比右腿短了近23厘米。2012年10月，她单腿蹦跳着来到胡懿郃的诊疗室，左腿弯曲着，站立时脚掌根本无法接触地面。她说："过去，我一直是跳着生活。"现在她已经长大了，希望自己能像正常人一样结婚生子，脚踏实地的生活。

　　"胡医生，我有可能像正常人一样生活吗？"她小心翼翼地问，语气里却充满期待。越是这样简单朴实的渴望，越能直击人心。

　　如果一个人的愿望可以度量长短，那么女孩的愿望应该就是23厘米。可无论对她还是胡懿郃来说，这23厘米就如同一道难以逾越的鸿沟横亘在眼前。

　　女孩的病情十分罕见，国内外都没有过这样的先例。她这样的情况需要进行肢体延长和全股骨及髋膝关节置换手术。肢体延长是将患者左腿的肌肉、神经、血管、皮肤等软组织，用外固定架进行牵引，从而确保延长之后的左腿达到与右腿同等的长度。全股骨及髋膝关节置换，则需要使用特制的金属材料假体来替换其缺失的部位。

　　尽管骨科曾成功开展过全股骨置换手术，但是女孩的情况更加特殊，需要同时为她发育不良的髋关节和膝关节进行置换，治疗难度更大。手术不仅伤口面积广、出血量大，且对安装假体的精度要求很高，必须保证下肢轴线达到平衡。这样大型的手术不可能在短时间内完成，而是需要分步进行多次手术。这个过程越是漫长，对病人和医生来说就越是痛苦和煎熬。

　　女孩欣然接受了。或许对她来说，努力尝试总好过做着白日梦，在原地等待奇迹。

　　2012年10月31日，这一场漫长而不可预测的"征战"开始了。手术治疗成功的可能性只有25%，但胡懿郃必须尽100%的努力。这天，他们进行了第一次肢体延长手术，将定制

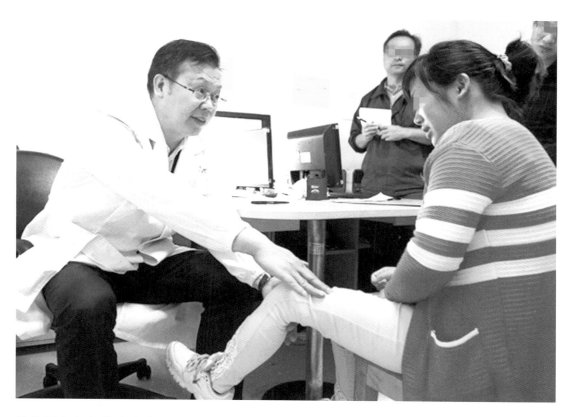

图为女孩手术后复查，康复良好

的外固定架安装在患者的左腿上。23厘米的延长已经远远超出了常规范围，外固定支架只能专门定制。手术后，患者需要每天旋转外固定架上的齿轮，将肢体延长1毫米、1.2毫米、1.5毫米……女孩的神经、血管等软组织延长必须慢慢进行调整，一旦牵拉过度可能导致神经受损，并引起神经功能障碍甚至瘫痪。胡懿郃及其团队的担心也从这一天开始从未松懈，而女孩每天都要忍受着疼痛，小心翼翼地感受肢体的延长。

2013年4月8日，经过160天的肢体延长之后，胡懿郃发现长度仍然不够，短了4厘米。由于之前对她软组织的伸缩性估算不够，所以他只能给女孩更换一个外固定支架，继续延长。

5月6日，女孩再次满怀希望地来到医院。这个时候她的左腿已经达到了和右腿一样的长度。她有些兴奋地说："我终于知道两只脚同时放在地上是什么感觉了，真踏实。"她觉得这半年多的苦没白受，而对治疗的最终结果越来越充满期待。但是肢体延长仅仅只是一个开始，更难更痛的挑战还在后面。

在与厂商沟通之后，他们为女孩"私人定制"了佩戴髋关节和膝关节的全股骨假体。经过半年多的准备和努力，胡懿郃及其团队在一步一步的尝试中越来越有信心。但是在手术中，意外再次发生。当他们切开女孩的左腿，发现了一个严重的问题：她的软组织感染了。并且，厂家定制的假体短了0.5厘米。这也是由于他们术前对数据的估算不足。假体安装的长度和角度都必须非常精确，如果强行安装，对患者不仅毫无益处，还会给她带来更大的痛苦。

手术被迫中止，胡懿郃十分苦恼。现在怎么下台？怎么补救？手术台上的女孩对此还一无所知，虽然医生们都知道这样的手术可能不会一次成功，但是每一次手术，对病人和医生们来说都是一次煎熬。0.5厘米的差距不得不让手术再次推迟。最后，手术只植入了髋关节假体，而全股骨置换只能等到下一次。

女孩从麻醉中渐渐醒来，得知了手术结果。她躺在病床上，把头转向病房的角落，她哭了，没有声音。连续好几天，她总坐在病床上发呆。原来那个乐观坚定的女孩，现在沉默着。沮丧？失望？没有人能够形容，几个医生的心里也是百味杂陈。

有一天，参与手术的钟医生找到胡懿郃，说："我做不下去了，太煎熬了。"他从一开始就负责女孩的治疗，这么久以来，他的内心一直承受着巨大的压力。面对这样的结果，他心力交瘁，没有信心再进行下一次手术。消极的情绪在整个团队蔓延，此时作为主任的胡懿郃极力安慰大家：离成功，我们只差0.5厘米。

10月，他们再次进行了全股骨置换手术。手术前，反复检测假体的长度，确保不会再有哪怕0.01毫米的差距。手术时，假体的长度以及角度确实都十分合适，所有人都松了一口气。可就在缝伤口时，他们发现股骨髁缝不上。由于女孩左腿软组织发育不良，她的股骨髁比正常人要小，但是假体的股骨髁是按照正常人的大小来做的，假体的长度满足了，而其他方面却被忽略了。这次的手术如果又不能圆满，对医生、对患者都将是更为沉重的打击。

突然，胡懿郃想到了手显微外科的唐举玉，他最拿手的就是皮瓣手术。实施左小腿皮瓣转移，当前的问题就能迎刃而解。他马上打电话找来了唐举玉……

走出手术室，摘下口罩的那一刻，胡懿郃深深地舒了一口气。积压在心中整整一年的石头终于落地，并且正好落在那道23厘米宽的鸿沟里，成为跨向成功的垫脚石。

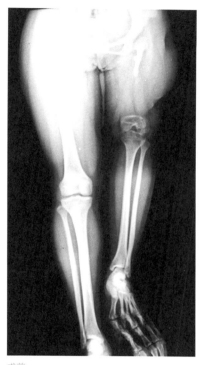

术前

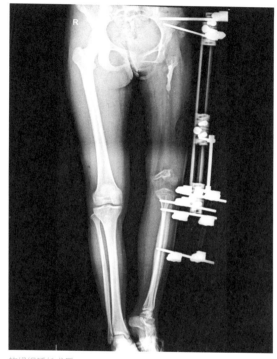

软组织延长术后

　　手术后三个月，女孩可以使用助力器行走，髋膝关节活动度都能达到理想范畴（屈膝可达90度，双腿伸直可达0度）。她坚持康复锻炼，恢复迅速，如今已经能像正常人一样自如行走，偶尔还能慢跑，甚至骑骑自行车。

　　女孩的坚持和信任给了胡懿部及其整个团队莫大的鼓励和感动，支撑她站起来的不是那23厘米的金属假体，而是她对生活的热情和渴望。精神的支柱远比拐杖更为可靠。

医因善念真　术为有缘人

2016年3月24日，李学军主刀，替一位高级别胶质瘤复发患者切除了拳头大小的肿瘤。这注定要成为他医学生涯中最难忘的一天。

十二年前，李学军还是一名刚刚博士毕业的主治医师，被医院分配至导师袁贤瑞教授所在的医疗工作组。那年，一名姓邓的患者在丈夫的陪同下到医院就诊。她的颅内长了一颗拳头大小的胶质瘤。面对这样的诊断结果，只有两个选择：是要更长的生存期，还是更好的生活质量？肿瘤切除得越彻底，生存期就会越长，但胶质瘤往往和脑组织边界不清，肿瘤切得越多，对正常脑组织的损伤也就越大；手术区域越接近或位于功能区，患者术后痴呆、瘫痪，甚至成为植物人的可能性也就越大。

手术方案的选择对病人来说是一种折磨，对于医生来说也同样艰难。当时，在李学

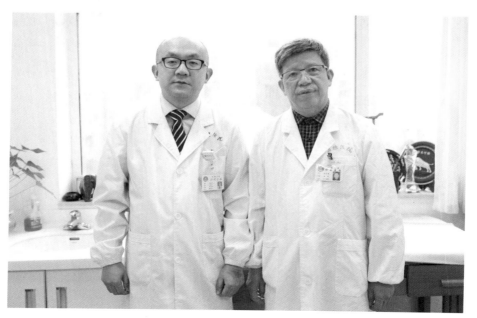

李学军教授与导师袁贤瑞教授

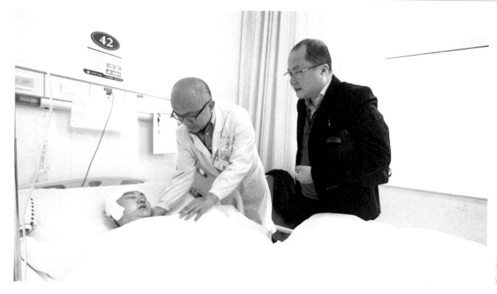

李学军教授为
邓女士查房

军看来，自己的老师袁贤瑞教授所希望的不仅仅是延续患者生命的长度，更是生命的宽度。在整个手术方案的讨论和决策中，最难的永远不是技术，而是医患之间的心灵默契。患者多一份信任，医生就会多一份冒险的勇气；患者多一份怀疑，医生就会多一份退避的顾虑。最后，邓女士和他的家人选择相信医生。袁贤瑞教授很欣慰，决定亲自主刀切除肿瘤，并让李学军全程协助配合。

手术非常成功。回忆起当时的情况，邓女士的丈夫笑着说："手术后的第二天，她的胃口就很好。我打了一份很大的饭，她跟我抢饭吃，一大碗她一个人就吃完了，都没留给我。"

十二年以来，邓女士生活完全可以自理。根据目前脑肿瘤随访数据显示，她已经创下了湖南省高级别胶质瘤最长的生存记录。然而，2016年，她的病复发了。这一次，她没有犹豫，再次选择了湘雅，选择了相信湘雅的医生。

这次邓女士的情况比第一次更为复杂：肿瘤不仅已经长到了拳头大小，并且在额颞叶、丘脑、基底节区、大脑的两个胼胝体等脑部的多个部位都有，深藏在丘脑岛叶的深部，与侧颞血管、颅底静脉、大脑前动脉、颈内动脉等都包在一块儿，而且紧挨着视神经，进行二次手术的风险极高。

十二年前，李学军作为参与者见证了一个生命的奇迹；十二年后，他做出了和老师袁贤瑞教授一样的决定。这不仅是作为学生对老师最好的报答，更是作为医生对患者信任的最好回报。在这十二年间，李学军接诊了越来越多的胶质瘤患者，已经积累了丰富的行医经验，尤其在斯坦福大学访学的2年期间，他的临床研究就是胶质瘤的精准治疗。对于家属的再次信任与重托，于公于私，他都会全力以赴。

前一次手术后，邓女士接受了放疗，瘤区的正常脑组织已经不多了，所以此次需要更加精准、慎重地切除肿瘤，更好地保护残余脑组织的功能。李学军率领的团队选择应用3D虚拟化技术重建患者大脑神经传导纤维与肿瘤病灶，这样就能够更加直观地显示需要切除肿瘤的大小、位置和其与周围重要神经血管的毗邻关系。同时，他们对患者术前磁共振数据进行了精密的测算分析，逆向设计出开颅手术的切口，并采用激光定位描绘出了颅内肿瘤在体表的投影。为了验证手术方案，降低手术风险，整个团队还连夜进行了多次计算机虚拟手术演练，对手术中可能遇到的问题和突发情况进行了充分的分析和讨论，并对手术入路进行了进一步优化，确定最终的手术方案。经过一周的精心准备，在神经外科、超声影像科、麻醉手术部等多科专家的支持与协助下，他们于2016年3月24日为邓女士实施了手术。

手术之前，邓女士的家人已经做了最坏的打算，他们把最后的一丝希望寄托于李学军的团队。不过这种信任不是认为他们一定可以妙手回春，而是相信他们一定会全力以赴。的确，李学军和他的团队做到了！

手术后三个小时，患者醒了。卧床的她要求下床去上洗手间，她对丈夫说，要穿自己带来的格子拖鞋。这样一个小小的要求，顿时消散了李学军之前所有的担心和忧虑。手术的成功让邓女士的丈夫十分激动，他在微信朋友圈里写道："今天又是一个产生奇迹的时刻，这个奇迹来源于湘雅35病房李学军教授，一个学军没学成，一不小心把医学成的人，来源于他在显微镜下5个小时的辛苦，来源于他两次微信拒收几千元红包的良好医风！历时十二年我们见证了湘雅两代人创造的两个奇迹！见证了湘雅承前启后的伟大成就！尽管此时才想起晚餐，'奢侈'一回加个桂圆蛋！"

李学军不是一个佛教徒，也不信奉任何其他宗教，但是他相信世间有缘！十二年的时间，李学军和老师做出同样的决定，救治了同一个病人，他把这视作是一种缘分。这种缘分并不是常人理解的那般简单，它不仅包含了患者及其家属对袁贤瑞教授和他的理解与信任，也承载着他对恩师医道仁心理念的遵循，以及对恩师数十年悉心栽培的感恩。

让生命美丽绽放

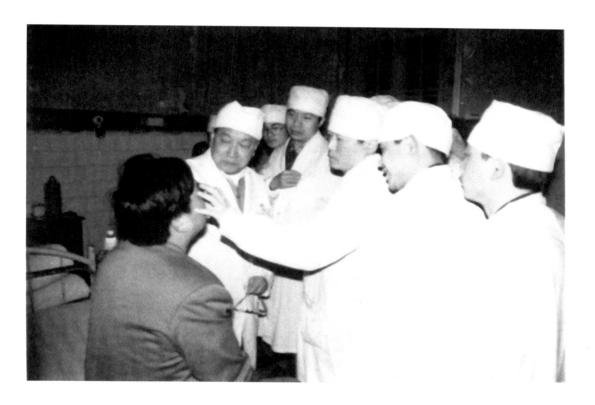

龙剑虹教授查房，右三为龙剑虹，左二为马恩庆

　　1995年的一个病人深深铭刻在龙剑虹的记忆里。二十多年过去了，他对当时的情景仍历历在目。

　　一天下午，门诊里龙剑虹像往常一样忙碌。突然，科室同事急匆匆地来唤他出门，一向沉稳的同事语气十分急促地说："急诊，马上！"龙剑虹立马与同事们一起赶往手术室。科室的同事在一旁解释："头皮被撕脱，眼睑、耳朵均随头皮撕下，失血量很多。"

　　龙剑虹心中一震，病人危在旦夕。他脱口问道："血压？"

"血压低，不乐观。"

"止血、输血，"龙剑虹说："先抗休克，输血补液抢救生命，做好头皮回植的准备。"伤者是一位年轻姑娘，十六七岁的花样年纪。她在一家工厂做工，因一时疏忽，长发卷进机器，致使整个头皮连同上眼睑皮肤、耳廓均被撕掉。大量失血已导致休克，情况十分危急。

手术室里一片忙碌，烧伤整形外科几乎所有的医生均赶到手术室，与麻醉科、手术室的同事们一起投入到抢救之中。大家分成三组：一组负责给小姑娘输血、输液，稳住血压；二组负责头部止血、清理创面、寻找血管；三组负责处理撕脱下来的头皮，为头皮回植做准备。

经过不懈努力，病人的血压终于得以稳定，休克纠正。为了防止患者被撕裂的头皮连同上眼睑皮肤与耳廓缺血坏死，接下来必须进行头皮回植。

头皮回植分为两种。一种是简单地将撕脱头皮修剪成薄皮片回植于头部创面，不需吻接血管，手术时间短，但有可能导致伤者颅骨外露、头部没有头发（秃发）及上睑瘢痕、耳廓缺如畸形。另一种是吻合血管的头皮回植，目的是通过血管吻合恢复撕脱头皮血液供应，避免被撕掉的头皮连同上眼睑皮肤、耳廓发生缺血坏死。这是一个难度极高、成功率极低的手术。其中包括四个关键步骤：一是头部止血、清理消毒创面、寻找供血侧可供吻合的动脉和静脉；二是剪掉被撕脱头皮的头发，并清洗、消毒被撕脱头皮，寻找撕脱头皮上可供吻合的动脉和静脉；三是吻合动脉和静脉，恢复血液供应；四是将被撕脱头皮缝回头部。血管吻合的通畅率极低，需要高超的手术技巧，并耗费大量的时间与精力。当时，在湘雅医院、湖南省乃至整个中南地区还没有成功的先例。

如此大面积的头皮撕脱，如果没有痊愈，对她今后的生活会带来多大的影响，这让人难以想象。对一个十六七岁的小姑娘而言，这样一次意外的发生足以掠去她生活中的诸多可能。这样年轻的生命值得拥有无限的美好，谁都不忍心看着她与希望失之交臂。秉持着这种信念，龙剑虹希望在挽回病人生命的同时，能尽最大努力挽回了病人的美丽。

夜已深了，龙剑虹与烧伤整形科的同事们毅然为小姑娘做了吻合血管的头皮回植手术。

头皮被撕脱后，断裂的血管回缩，掩藏到头皮之中，细小的血管不轻易露头。他们虽然知道血管的解剖位置，但血管细小，又没有血液充盈其中，并不能轻易找到，只能在

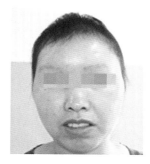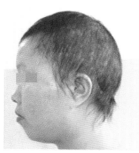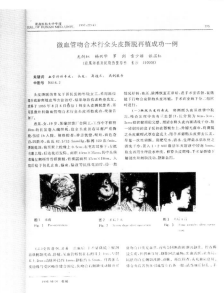

↑ 病人的头发重生般健康地长出来了

→ 龙剑虹教授的微血管吻合术的文章发表在湖南医科大学学报上

手术显微镜下仔细寻找。这是一个既耗时又费眼力的活。龙剑虹瞪大双眼，仔细辨认每一个疑似小血管的结构。不知过了多久，终于找到了第一根血管，他跟科室同事抬头相视一眼，同时又望向了这根血管。大家内心都很兴奋，但也都尽量保持着镇静，保持着原来的手势、站姿，摒住呼吸，小心翼翼地探向这好不容易寻到的希望。这是一根静脉，血管断口处已经撕裂损坏，如果勉强吻接，将导致吻合口栓塞，手术失败。这也是血管吻合通畅率极低的原因之一。

接下来，他们不得不将撕裂的部分剪去。可是，修剪后血管长度变短，这又使吻合出现了巨大困难。他们耐着性子，使尽浑身解数，终于成功吻合第一根静脉。成功的喜悦给大家增添了信心，使他们忘记了疲劳。在接下来的十余个小时里，他们找到并吻合了2根动脉、2根静脉，最终成功疏通了5根血管。

朝阳升起，新希望也随之而来。手术成功完成，病人各项生命体征趋于平稳。

休养一个月后，病人头皮愈合良好，只有眼睑处留有部分疤痕，头发也在逐渐生长。两个月后，病人已长出一头乌发，她靓丽青春的脸庞上洋溢着幸福的笑容。龙剑虹内心也无比欣喜，这不仅仅是因为他成功克服了一次手术难题，更重要的是，他们为一位重度受伤的病人带来了希望。

茂密的乌发，就像生生不息的生命力量。不断坚持、努力，为每一位病人多带去一分希望，这就是医生的一种幸福。病人能在医生的努力下，离病痛远一点，再远一点，这就是医生的欣慰之处。心系病人，才能迎来心的温暖。

思念刘建安

刘建安医生离开已有24年。若还活着，已过耳顺之年的她或许不会再那么固执，妇产科的医师们对她的思念也不会如此强烈。

刘建安是妇产科的一名主治医师。1992年1月8日，她像往常一样健步走进手术室，自然地换上手术衣，戴上帽子和口罩，消毒洗手……这天有两台手术要做，她并不觉得有什么不妥。手术十分顺利，很快就进行了皮肤缝合。只剩下最后两针时，她"砰咚"一声瘫倒在手术台下。

这时，壁上的挂钟表针指向10点53分。

刘建安医生平时极为朴素，话也不多，看着内向，但其实她心里面想得通透。1988年职工体检时，保健科的医师发现她的心电图出现异常，要安排做进一步的检查。在接到保健院的B超申请单时，她把单子锁进了抽屉，说："还是不查好，查出来会背包袱。"这一切或许她都已了然于心，但是旁人却一无所知。

刘建安做事十分勤恳。妇产科的医疗、教学任务繁重，主治医师人手紧缺，她常常一个人做两个人的活儿。在病房，她分管了26张病床。此外，每周有四天要做手术，每三天轮一次晚夜班，还要看门、急诊。对这样高的工作强度，她从没有抱怨过，她已将那张B超申请单抛诸脑后……

一切都让人猝不及防。她倒下时，手术室的同伴都以为她是因劳累过度，加之手术间通风不佳以致晕厥。直到一位医师拉起她的手腕时才猛然发现，脉搏已停止跳动。

人工呼吸、给氧、注射阿托品、气管插管、胸外按压……常规的抢救没有任何效果。胸外科医师切开了她的胸腔，直接按压心脏。此时，大家才发现，她的心脏比正常人要大两倍，并且已经变得很坚硬，仅有微弱的颤动，无力泵出血液。

她患的是少见的特发性肥厚性梗阻型心肌病，这类患者容易猝发致死。就在三个月前，她的父亲也因为这个病猝死。那时，刘建安不在父亲身旁，她还忙着抢救自己的患者。

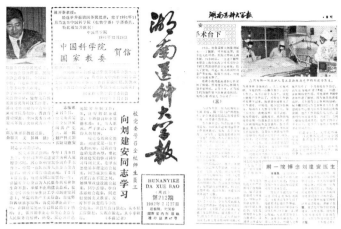

1992 年 2 月 27 日《湖南医科大学报》载刘建安事件

1992 年中共湖南医科大学委员会下达《关于开展向刘建安同志学习的决定》

经过15个小时的抢救，第二天凌晨2点20分，她终于睁开了双眼。她虚弱极了，无力开口说话，脸上没有什么特殊的表情，没有从容，也没有痛苦。看多了生老病死的医生，该以怎样的情绪面对自己的生死？也许她心中早已有了答案。离别时，即使难以割舍回眸的温情脉脉，但仍然阻挡不了渐行渐远的脚步。

第二天，血钾过高，出现糖尿。

第三天，出现成人呼吸窘迫综合征，接着血小板减少。

……

第六天，尿量减少，最终出现无尿。

医院组织了特医特护小组全力抢救，这是最后的期盼。但是，刘建安的肾功能已经严重衰竭，无法排尿，导致全身水肿。抢救小组用血液透析疗法缓解了病情，但她的心脏损害却仍然没有好转。

2月1日，建安在进行第9次血液透析时，那颗负荷过重的心脏永远停止跳动了。刘建安可能是一个固执的人，但是没有人会将她的死归结于此——谁会去苛责一名热爱自己事业的医生呢？

2月13日，是和刘建安最后道别的日子。近千名职工走进大礼堂，向她告别。面对刘建安的离去，大家默默地送别，在心中伤感。大家都知道，刘建安的早逝不是所有医生的宿命，但没有人能够评判她选择的对错。也许，根本没有对与错，这只是一种选择。默默地思念她，便是对她这种选择的尊重。

留住母爱，留住温暖

视频16

视频 16 守望
生命晴空

　　产科，是一个比较特殊的科室，这里既是迎接新生命的地方，也是一个充满挑战的地方。从孕妇备孕、怀孕、分娩，再到产后护理，大人和孩子都属于产科范围。而所有的疾病都有可能在孕妇身上发生，并且有可能会危及两个生命。所以，在产科，张卫社与病人沟通得最多的就是"留不留"的问题。而大多数情况下，张卫社的选择是：留。

　　曾经有一位高龄产妇，身患巨型神经纤维瘤合并重度多发畸形、脓毒血症。在这种情况下，孕妇和孩子都是有生命危险的，根本无法等到足月生产。

图为张卫社
为产妇检查

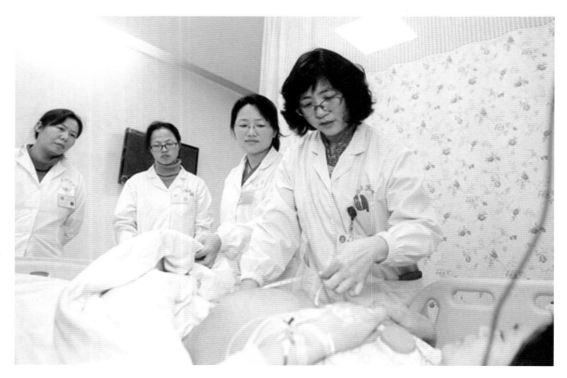

但她到湘雅医院就诊的时候已经怀孕28周。产妇家里的条件不好，救孩子需要钱，救治大人也需要钱。她几乎是颤抖着一字一顿地对张卫社说："张教授，我不要这个孩子了。"

张卫社不用想象也能够知道她做出这样的决定会有多艰难。这个女人冒着生命危险怀了孩子，最终却因为没钱不得不选择放弃。如果这一次她放弃了，以后再想有孩子就更不容易了。面对这个绝望的母亲，张卫社以及产科的医护人员都于心不忍。

他们一起在科室里、亲朋中以及微信上为她募捐，很快就筹齐了治疗费用。他们为这名特殊的产妇制定了详细的治疗计划，并针对她的特殊情况做了应对方案。患者看到医护人员的用心，也重拾信心，于是选择与医护共同努力，最终生下了一个健康的孩子。在抱起小生命的那一刻，她格外小心翼翼。

这位母亲和她的孩子都恢复得很好，并且给孩子取名为"湘雅"。

张卫社曾粗略地统计过，像这个孩子一样在湘雅诞生，起名叫"湘雅"的，总共有六十余名。这些孩子，大部分都是张卫社与产科同事从死神手里夺回来的。

经历一次又一次艰难的抉择，张卫社留住的不只是一个个鲜活的生命，也是一位位母亲对孩子所期许的爱。母婴之间存在着一种天然的纽带，那种出于本能的情感力量让人为之惊叹。而人与人之间的情感，同样可以如此温暖。

2014年的冬天，异常寒冷。产科有一位病人的情况很不好。她本身也是一名医护人员，是兄弟医院手术室的同仁。她有宫腔粘连病史，反复做过手术。她生过一个孩子，生第二个孩子的时候由于胎盘和子宫粘连得很严重，胎盘无法及时剥离而大出血。待胎盘娩出后，出血还是很多，情况已经失去控制。手术室把张卫社叫了过去，为她做子宫缝合，又对出血血管做了结扎。但最后由于出现凝血功能障碍，他们不得不切除子宫，出血才得到控制。做出这个决定以及实施它的过程都是艰难的，但至少他们保住了这位母亲。

下了手术台，患者的生命体征还不稳定。对于这种大出血的病人，如果全身冰冷，他们常规的做法就是加温床，或者是往病人身上吹热风，从而使病人恢复正常体温。当时他们就拿了手术室的加热吹风机，往她腹部手术区去加热。可是张卫社还是很担心，用双手捧着她的脸帮她加热，想用自己的体温帮她取暖。当她的手一碰到患者冰冷的脸，张卫社就知道她的担心并不是多余的。她急得不得了，于是把病人的脸捧得更紧，希望温度能快点传递。手术室的其他医生看了，也纷纷握住患者的手脚帮她加热。之后，这个病人也抢救过来了！

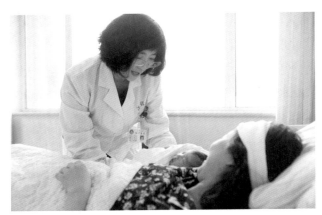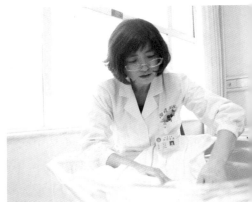

张卫社和一位叫"湘雅"的宝宝

患者出院后给张卫社发了一条短信：您的手放在脸上时，我就感觉好温暖，我就觉得自己肯定会活过来。我当时就觉得自己好像是困在了一个大冰窖里，特别绝望无助。您的手捧着我的脸之后，我就觉得好像是被人拉了一把，我就真真地感受到了温暖……"

张卫社说，手术室并不是冰冷可怕的，医生更不是。只要是有生命的地方，就一定会有温暖，有感动。这位病人术后恢复得很好，她与张卫社也成为了好朋友。

未眠的夜

岳少杰从医三十余年，有两个普通的未眠夜一直萦绕在她心间，无法忘怀。

2010年7月27日凌晨近三点，一阵急促的电话铃声响起。

"岳老师，来了一对胎龄25周的双胞胎，只有25周啊！"

"25周有什么关系，我马上到！"

多年临床经验使岳少杰养成了遇到突发状况立马起身的"惯性"，她穿起衣服就往外走。从家到病房只需十几分钟，路上，她一边走一边盘算：5年前，我们收治过一个胎龄全国最小的孩子，胎龄只有24周加6天。当时救了4个月，最终还是因为严重的脑积水而失败。现在我们搬进新楼，配置了国际一流的设备，加上之前的经验，25周应该可以救！

当岳少杰赶到医院时，这对双胞胎姐妹已被转入新生儿科病房。经检查，两个孩子均患有新生儿呼吸窘迫综合征、新生儿败血症、颅内出血、轻度窒息，Apgar评分一分钟时都低于5分，姐姐出生体重仅690g，妹妹740g，病情危急。几位医生立即一起制定了诊疗计划，在监测生命体征、完善相关检查的同时，马上开始对症治疗。

在新生儿救治最初的12小时中，帮助其建立呼吸通道至关重要。凌晨4点，与家长简要沟通后，岳少杰为她们做了气管插管、对肺表面活性物质给予外源性补充，继而使用呼吸机支持。此时，两名婴儿出生还不到一个半小时。

凌晨5点，双胞胎姐妹的生命体征终于趋于稳定。 在为她们查完血气、做完脐动静脉置管后，岳少杰这才有时间坐下来与家长详谈。"虽然之前有类似的经验，但孩子病情很重，我也不敢保证一定能救过来。"详细解释完孩子的具体病情后，岳少杰心中也有一丝忐忑。"您试试吧，我们准备好救命的钱！"孩子的父亲马上回答。望着家长急切而又诚恳的目光，岳少杰镇静地说了一句："感谢你们积极配合，我们一定全力以赴！"

第二天上午10点，医生查房结束后再次进行入院讨论，详细列出了两名患儿的各项

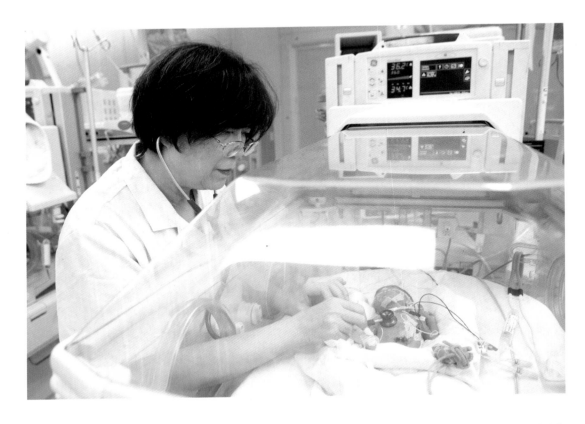

指标及诊断可能，并根据病情变化调整了药物用量及呼吸机使用模式，叮嘱管床医生对患儿的生命体征继续予以密切观察。中午12点，病情讨论结束，岳医生在办公室打了个盹儿，因为在过去的这一夜，她只睡了一个小时。对此，她已经习以为常。

另一个不眠夜，是在2012年秋天。

晚上6点40，刚吃过晚饭、岳少杰突然接到产科电话。因母婴Rh血型不合，胎儿患严重新生儿溶血病的何女士将紧急终止妊娠，接受剖宫产。Rh阴性血型是一种较为少见的血型，又被称为"熊猫血"。如果母子Rh血型系统不合，Rh阴性母亲怀上Rh阳性的胎儿时，第一胎通常不会发病。但胎儿Rh阳性的红细胞若进入母亲体内，则可以使母亲致敏而产生抗Rh抗体。当母亲再次怀上Rh阳性的胎儿，母亲体内产生的抗Rh抗体将大量破坏胎儿的红细胞，致发新生儿溶血病，并且一胎比一胎严重，而何女士怀上的已是第三胎。

岳少杰与同事立即赶到产房，发现其病情比想象中更为严重——这个34周早产儿的出生体重竟高达3150g，而血红蛋白含量仅为5g，还不到正常同龄宝宝的1/3，同时婴儿全身水肿、心力衰竭，存在胸腔、腹腔和心包腔积液，患有重症新生儿溶血病与新生儿呼吸窘迫综合征，情况十分危急。

此时，一分一秒都显得弥足珍贵。在给予保温，经清理呼吸道、刺激处理等新生儿常规护理后，婴儿被紧急转入新生儿科病房。在呼吸机的支持下，医护人员立即给宝宝进行了脐动静脉置管与腹穿，从其腹腔内抽出血性液体近百毫升。同时，岳少杰联系医院血库紧急调血，在婴儿出生4小时内开始换血手术。经过各科室协力奋战，终于将这名危重的婴儿从死亡线上拉了回来。做完换血手术与两次血气检查，天色已渐发白，又一个通宵未眠的夜过去了……

作为一名医务工作者，岳少杰对于通宵奋战已经习以为常。而每一个未眠的夜晚都让她深深感悟到，永远要对生命保持敬畏，并且不能轻言放弃。

以失眠换痊愈

2015年底的一天，张宏其所在的脊柱外科门诊如往常一样，大家紧张而有序地工作着。临近中午，一位母亲带着小孩敲门进来，虽然小孩穿着宽松的运动外套，却依稀可以看到他的身体已向一侧倾斜。作为一位在脊柱矫形领域耕耘近三十年的专家，张宏其预感到，这是一位特别的病人。

小男孩名叫小豪，14岁，正读初中二年级。他出生后不久，家人就发现他的脊柱有点歪斜，但当时都没怎么在意。后来随着孩子慢慢长大，他右边的背部隆起得越来越厉害，身体也开始向右歪斜，双肩一边高一边低，走路时甚至开始一瘸一拐了。男孩因为常年的病态，变得敏感而自卑，一度想要放弃学业。为了治病，母亲带着孩子四处求医问药，但保守的治疗并未带来明显的效果，紧接着，家里的一场变故让小男孩的治疗彻底停滞下来。可是，如果任由病情恶化下去，孩子体内重要器官的发育极有可能受到影响，并可能导致自发性截瘫。

一次偶然的机会，小豪的母亲了解到湘雅医院脊柱外科在全国脊柱侧弯矫形领域处于领先地位。抱着试试看的心态，她带着小豪来到了湘雅医院。仔细检查之后，张宏其遗憾地对她说："你的孩子患的是一种名为先天性脊柱侧弯的疾病，这种疾病的手术时机以及手术策略的选择很有讲究，遗憾的是你的孩子已经错过了最佳的治疗年龄；从片子上看胸椎腰椎有两个结构性侧弯，颈椎也出现了继发弯，侧弯融合僵硬，手术难度很大，风险极高，我不建议实施手术，要不你们去北京上海看看？"男孩母亲一听，却激动地说："张教授，小豪刚出生不久爷爷就去世了，他爸爸身体也一直不好，3年前就因为癌症去世，所以这么多年来他的病情就这样给耽误了。我在网上看了很多，大家都说您是国内脊柱侧弯领域的专家，请您再给小豪一个机会，不管冒多大的风险我们都愿意。"面对家庭情况如此复杂，而又怀抱殷切期望的母亲，张教授叹了口气，陷入了沉默。许久之后，他默默地

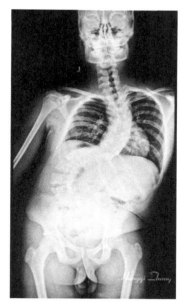

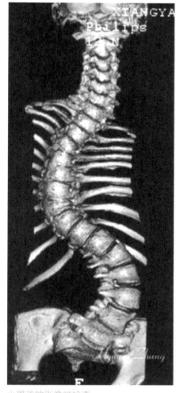

小男孩的影像学检查

拿起片子，看了又看，慢慢说道："我现在也不能向你承诺一定会做手术，只能试试看。而且，这种病的治疗时间长，你们家属要做好打持久战的准备。"

毕竟，脊柱侧弯矫形手术，是衡量脊柱外科水平高低的标志性手术，其难度之高、风险之大，位居脊柱外科手术之最。相较于常规颈椎病腰椎病的患者，脊柱侧弯患者无论是椎体形态还是血管神经走形都存在明显的个体性差异。对于主刀医生而言，手术中的每一步都可谓是如临深渊，如履薄冰，一旦手术失败，后果更是不堪设想。眼前的这位小男孩早已错过了最佳的手术时机，脊柱现在已如一条拧乱的麻花，多年的经验告诉张宏其，无论采用何种术式，对他自己、对小男孩来说，这都将是一个艰巨的挑战。可同时，他心里清楚，对于这种程度的侧弯，国内能够有信心接收的医院屈指可数。看着小豪眼中泛起的泪光，他毅然决定要尽自己最大的努力承担起这个艰难的任务。

小豪入院以后，医疗组的医生们开始对小豪进行身体状态评估，影像学检查提示"T3蝴蝶椎，T4、T7半椎体，T9左半份变窄脊柱整体呈S形侧弯，C6-T8水平脊髓空洞"。他的躯干已严重地向右偏斜，整个躯干严重失衡了。针对小豪的情况，科室教授们进行了数次研讨，教授们大多赞成实行椎体截骨矫形术，即通过将椎体的一部分切除来达到矫形的目的。然而这个手术需要绕开神经及脊髓来切除椎体，手术难度极大。尽管他们已成功实施过很多例，但该术式手术创伤很大、术中发生神经损伤的概率很高，且一般来说只适应于侧弯程度较小的患者，要么就得通过前后路两次手术才有可能。结合小豪的具体情况，在征得小豪本人和家属同意后，张宏其为其选择了自己首创的"湘雅阶梯递进牵引法辅助一期后路手术治疗重度僵硬型脊柱侧凸"方案。相较于传统的前路松解后路矫形手术，他提出的新的治疗方案能够为小豪减少一次手术的痛苦，并且能在保证矫形效果的同时，最大限度地降低术中的风险。他的这一方案，已取得很好的临床效果，早已被国内外的同行们广泛认可。

经过4周的牵引及反复评估后，小豪的手术日期终于确定下来了。然而在手术前3天，张宏其却失眠了。从2004年一手创立脊柱外科至今，他已完成了大大小小的脊柱侧弯手术1000余台，然而小豪这次手术无论是切口长度，还是侧弯复杂程度都是最大的。到底是分两次做还是一次性做完？一次做完怕出血太多、手术时间太长，孩子受不了，手术及麻醉风险更大；分两次手术进行的话，孩子又要多承受一次痛苦。怎样选择置钉方案，怎样预弯钛棒，怎样矫形，需不需要取肋骨去剃刀背畸形？一旦手术有任何闪失，对这个原本已极度脆弱的家庭而言，无疑是雪上加霜，甚至是灭顶之灾……凡此种种问题，盘旋萦绕在他的心中，久久不能理清。

第二天一早，张宏其来到小豪床边，语气沉重地说："这个手术风险还是太大，你们家属再考虑下，我还是建议保守治疗。"男孩听完，没有说话，躺在床上默默地流泪。一旁的母亲含泪说道："张教授，我们住在这里近一个月了，看到了您以及您团队严谨的工作作风，把小豪交给你们，我们放心。我们也相信手术一定会取得成功，相应的风险我们都愿意承担，辛苦您再给小豪一个重生的机会吧!"看着躺在床上默默流泪的男孩，张宏其暗暗咬紧牙关，最终下定决心：那还是做吧。

在麻醉科旷满秀教授和手术室脊柱专科郭静组长的娴熟配合下，手术从早上8点开始一直到晚上6点结束，持续近10个小时。手术结束后，张宏其疲惫地坐在手术室的地上，等待小豪从麻醉中苏醒。再次确认小豪的下肢活动良好后，他和麻醉师一起将男孩送回病房，向医疗组的其他成员们以及家属详细交代了注意事项后，才放心地离开。

在看护期间，看着小豪一天天地恢复，他感到由衷的高兴。有一天查房，张宏其忍不住有点骄傲地对大家说："这个手术又创造了我们科的一个记录。"因畸形的类型特殊，侧弯手术切口最长——为整个脊背全长（胸$_1$到骶$_1$），但术中确保了病人情况稳定，并达到了最佳矫形效果。面对如此大型的手术，术中呼吸循环能确保平稳，再一次证明湘雅医院麻醉手术部的高水准，同时也进一步证实"湘雅阶梯递进牵引法结合一期后路术式"确实是一套切实可行的治疗重度侧弯的方案。这确实是脊柱外科了不起的一项成绩。孩子的母

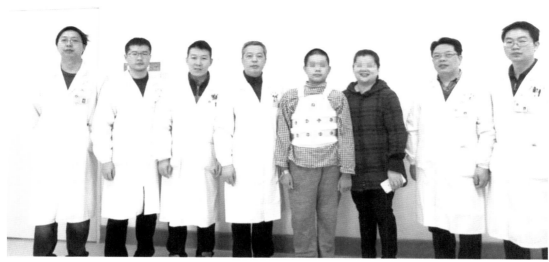

小男孩手术后康复良好，与医疗团队合影

亲也一脸开心地对张宏其及其团队成员说："真的，你们创造了一个奇迹，我们家里完全没有想到会达到这样完美的效果，不但畸形、躯干倾斜完全矫正，而且还长高了16公分，都不知道该怎样感谢你，太谢谢湘雅脊柱外科的各位医生了。"在术后恢复的日子里，小豪的母亲每天都会充满感激地向医疗组的成员们表示谢意。此后，在医疗团队以及护理部的精心照料下，小豪最终在农历新年前顺利地康复出院。

这十几年，脊柱外科完成的脊柱侧弯矫形手术，无论是数量还是难度，均居国内领先水平、与国际先进水平同步，其中由张宏其主刀1000余例，患者来自全国17个省，在确保疗效优良的前提下，迄今为止仍保持着该病种"零瘫痪、零死亡"的纪录。这份成绩的取得来之不易，既是脊柱外科艰辛奋斗的结果，也是广大患者选择和信任的结果。如今，脊柱外科年均接待患者6万多人，完成脊柱手术1700台、侧弯手术200台，已经达到了一个成熟治疗中心的规模；张宏其要求全科室"不畏浮云遮望眼"，继续坚持不抛弃、不放弃、敢担当的医学精神，为更多患者解除病痛，为脊柱外科开拓出一个新的、更高的境界。

医患之间

二十年前的一个夜晚。

已经过了十一点，病房和走廊都安静极了。陈琼在二号病房查房时，隐隐约约听到有人低声啜泣。他循着声音走进隔壁病房，看见靠窗的病床上有一个蜷缩的身形，被子裹得严严实实。月光照在病床上，异常清冷。

"还没睡啊？"陈琼走到床边，轻声说道。

抽泣声渐渐停止，一个脑袋慢慢从被子里探出来。他是个二十五岁的年轻小伙，患上了他这个年纪并不常见的疾病——肺癌。他泪眼婆娑地望着陈琼，说："我会好起来吗？如果一直像现在这样，我宁愿去死。"

他来自农村，家里靠务农的微薄收入供他念书。毕业时，他签约了一家不错的国企，但偏偏在这个时候，他被诊断得了肺癌。他的绝望让人悲悯。在这座城市，他抗争的不止是病魔，还有命运。

当时的陈琼只不过是一个初出茅庐的医生，除了医疗上的帮助，他能做的便是在患者无助时，陪着说说话，聊以慰藉。

"不要太担心，过几天就做手术了……越是没路走的时候，越要努力活着。只要活着，总会有希望的。"那天夜里，他们聊了好久。年轻小伙说起他儿时的梦境，说起他曾经的努力与憧憬，说起这座城市的温度，而陈琼一直在倾听。

手术之后，年轻小伙转到了内科，陈琼成为他的主治医生。每年定期的检查、治疗，他都积极配合。有时，他还会给陈琼捎十几二十个家里的土鸡蛋，或者几把新鲜的绿叶子菜。他总说：这是农村的好处。

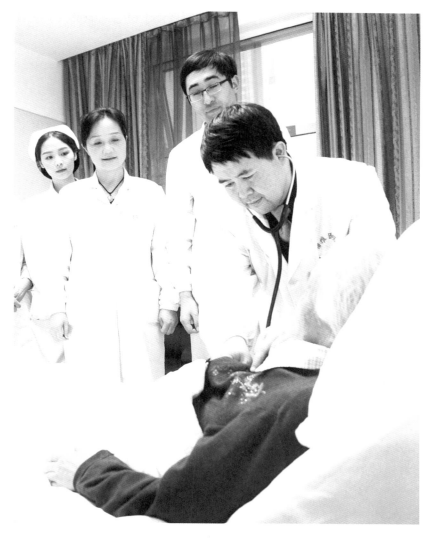

陈琼教授查房

　　二十年过去了，陈琼依然记得那个夜晚和那个年轻小伙。想起他，陈琼就会想起自己作为医生的本心。在他看来，医生并不比其他努力生活的人高尚，也并不需要过多的标签。医患之间，越是相互尊重、平等交流，越能感受彼此的真心与善意。

　　2005年的夏天。

　　科里接诊了一名特殊的患者——袁隆平院士。袁老有很多的头衔，也有很多世界知名的荣誉。可是在陈琼眼里，他与记忆里的年轻小伙并没有什么不同，都只是一名患者。

最开始做检查，需要抽血化验，可不管护士怎么劝说，袁老都不愿意。他说："我看到针头就怕，我怕痛，我不要抽。"他像个小孩儿，特别不喜欢吃药打针。

"袁老，抽血不痛的。要不这样，我们一起抽。"陈琼撸起袖管就把手臂伸出来，平放在桌面上。护士熟练地用酒精消毒，接着扎止血带，穿刺皮肤，抽出血液，最后棉签止血。不到半分钟，抽血就完成了。看着那个鲜红的小瓶子，袁老才紧闭着双眼，捋起衣袖。后来的几年，每次抽血检查，陈琼都陪着他一起抽。就这样，他成了陈琼的老病号、好朋友。

袁老爱抽烟。为了他的健康着想，陈琼建议他戒烟。可是每每在他跟前说起戒烟这回事，他都一副老大不愿意的样子。他虽然知道抽烟的坏处，但还是要津津乐道地讲抽烟的好处。他给不同的抽烟方式取了名字，烟吸入肺中叫做"大循环"，只将烟吸入口中叫"小循环"。

为了劝他戒烟，陈琼想了一个招儿。

"您总说抽烟好，那我也试试。"每次他来做检查，陈琼都跟他一边抽烟，一边聊天。

几个月之后，他看到陈琼闲暇时烟不离手，忍不住咯咯大笑，说："过瘾吧？"陈琼趁机掐灭烟头，说："是挺过瘾的，但毕竟对身体不好。您不是说，戒烟很难吗？您就跟我一起戒烟。"

袁老笑道："好，你戒掉不抽了，我就改抽'小循环'。"

之后，陈琼果真没有再抽烟，袁老也履行了他们的"约定"。这个有点儿孩子气的倔老头，花了两年多的时间，从"大循环"到"小循环"，最终也把烟戒了。后来有一次，他一本正经地跟陈琼说："你是个好医生。"这大概就是陈琼听过的最动听的赞许了。

陈琼有一个缠了他许多年的习惯，也被他的家人"抱怨"已久：每次收治了危重病人，只要他在长沙，不管上不上班，他都会守在病房，一直到患者的病情好转，他才会离开。无论是当实习医师的时候，还是做主治医师时，抑或现在当主任医师，这个习惯从没有改过。也许很多时候这样做并不一定能解决什么具体的问题，但是患者看到自己的主治医生在守着他，或许会安心些。这便是他的初衷。

陈琼常常跟年轻医生说，医生和患者之间首先是人与人的交集，然后才是治疗与被治疗的关系。对患者来说，疾病需要治愈，心灵的失落也同样需要关爱去填补。要花多久的时间治好一个病人，就要用更长的时间进入病人的心里。设身处地，将心比心，想他们之所想，急他们之所急，才能真正赢得病患最真心的托付和信任。高超的医技不过是治病救人的基本，一颗大医精诚的心才是不变的精神。

致故人

5月的长沙，正是吹面不寒杨柳风的时节。虽然没有北方温暖的太阳，那蒙蒙的细雨混杂着泥土的芬芳，混杂着扑面而来的淡淡桃花香味，也别有一番味道，王延金却无心欣赏这怡人的美景。他着一身黑衣，到花店取一束白花，几经辗转，来到了郊外的墓园。他要去看望一位已故的朋友。

2007年4月的医院楼道里，那是他俩第一次照面。

那是一个周一的早晨。像往常一样，王延金带着新的一周即将开始的心情来到值班室，换上工作服，准备开始工作。忽然，他听到楼道里一片喧闹，于是放下手中的事出去看看。只见走廊里一大群人围着一个病床激烈地讨论着，中间还站着他的导师刘运生教授，他麻溜地冲了过去，看到了一位躺在病床上的小男孩儿，大约七岁的样子，却没有小孩子应有的朝气。男孩面色蜡黄，嘴唇发干，眼神空洞，无力地看着周围的人群，瘦弱的身体套在宽大的病服内，显得异常虚弱。

男孩是从外院转来的脑干肿瘤患者，之前的治疗一直没有效果，就被推荐到了湘雅医院。孩子的情况不容乐观，紧急会诊后，医生们决定急诊开颅手术，刘运生教授担任主刀医生，手术很成功。

男孩是家中的独子，一直备受宠爱。虽然手术暂时缓解了病情，但术后因头皮太薄，不好愈合，头皮下积液总是不能消失。

男孩小小年纪遭遇这样的病痛，让王延金很是心疼，所以在查房的时候，王延金总是详细询问恢复情况，耐心地为他处理伤口，后来男孩转到儿科继续治疗。王延金担心伤口处理不到位，常常在忙完科室工作后，挤出时间到儿科给男孩换药，穿刺积液，包扎伤口。那时空调效果没有现在好，一通检查下来往往汗流浃背。功夫不负有心人，经过多次换药和穿刺，男孩的伤口终于愈合了。或许是他每天这样坚持的举动感动了男孩的父母，

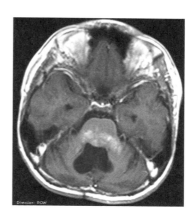

男孩的医学影像图片

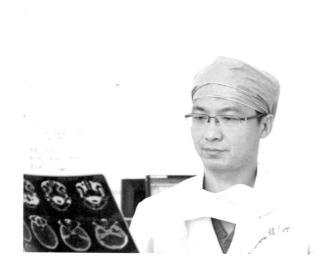

← 王延金读片

他们从以前的只言片语到谈天说地，从医患关系变成了彼此信赖的朋友。男孩更是亲切地唤王延金叔叔。有空的时候，他也很开心地逗逗这个小家伙，祈祷他健康成长。

在大家的悉心照料下，经过一个多月的治疗，男孩慢慢好转，恢复了往日的活泼。但王延金和孩子的父母心情还是非常沉重。男孩的病理结果是胶质瘤，一种恶性肿瘤，病灶虽然可以被切除，但一般病人都会复发。这种病人要接受放化疗的煎熬，肿瘤复发这一恶魔总是潜伏在那里，随时准备卷土重来。好在男孩对放化疗耐受较好，顺利地完成了前期治疗。

从2008年开始，男孩和父母每年都会在相同的日子来医院进行复查，每次的检查结果也都让人开心，疾病丝毫没有复发的迹象，一切都在朝着越来越好的方向发展。年复一年，当初躺在病床上弱不禁风的小男孩已经成长为阳光帅气的少年，很是讨人喜欢。虽然有些步态不稳，精细动作有些不到位，但是他思路清晰，情感丰富。在爷爷奶奶的陪同下，这个孩子接受了和正常孩子一样的教育，欢声笑语又回到了这个家庭。

2013年8月，又到了每年的例行复查时间。已经整整6年了，如同往年一样，男孩的身体依旧健康，没有出现任何恶化的征兆。

但是命运总是爱跟人开玩笑。

到了12月份，没有太多征兆，男孩的身体状况突然就急转直下，与7年前相似的病状开始逐一出现，父母带着他火速赶到医院进行检查。复查头部磁共振，显示病情有恶化，脑干出现新的病灶，当时王延金考虑是胶质瘤复发，但也有教授考虑为放射性坏死（一种放疗后的水肿反应）。由于男孩的病情危重，为了保证诊断的准确性，科室经过了多次会诊，大家达成一致意见：即使是肿瘤复发，孩子的情况也没有必要进行二次手术了，激素治疗对肿瘤复发和放射性脑炎同样有效。于是给他上了激素治疗，然而，效果不是很明显。

突如其来的病魔让这一家人几近崩溃，为了医治男孩的病，父母决定把孩子送到美国进行治疗。国外同行得到了与我们同样的结论，无需手术，对症处理。到了2014年2月，病情更加严重，男孩失去了行走能力，开始长期卧床，意识也逐渐模糊。无奈之下，男孩父母重新向王延金教授寻求帮助。他毫不犹豫地答应了，男孩重新回到湘雅，由王延金亲自负责治疗。对着男孩的病历反复研究后，他们必须接受这样的现实——脑干肿瘤已经侵犯了整个脑干。任何治疗都已无力回天，一切治疗都是对症处理，减少男孩的痛苦，延长存活时间。

这个王教授医治了整整七年的病人，这个他曾经从死神手中夺过来的孩子，最终要离他而去，而他却只能眼睁睁地看着男孩饱受病痛折磨却又无可奈何。

男孩逐渐进入昏迷状态，他们不得不考虑孩子的后事。为了能够对疾病有更深的了解，避免更多患者因此病而丧命，王延金想到了尸体解剖。但他也知道，对于一个传统的家庭来讲，这是一件非常难以接受的事情。作为普通人，同时也是一个孩子的父亲，王延金理解那种绝望，他也知道自己很难说服男孩和他的父母；然而，医生的职业要求他勇敢地迈出那一步……他鼓足了勇气，将这个不情之请说了出来。果然不出所料，病儿的父母并没有直接给出答复。

然而，就在病人即将离世前，男孩的父母同意了尸体解剖，并愿意捐献器官。那一刻，他愣住了，他钦佩男孩的勇气，更钦佩这对父母的体谅与豁达。

男孩在5月末去世，他的父母捐出了孩子的器官，王延金亲自取下标本，进行解剖。通过研究，他对男孩的病情有了更为全面的认识，也证实了癌症高度恶化的诊断。他把研究结果整理成病理案例，并邮寄给男孩父母，算是给他们一个交代。他感谢这对父母对他的信任，正是病人的信任，支撑着他攀登医学的高峰。

有一段人生叫总住院

人们爱用破茧成蝶来形容从医学生到医生的蜕变，因为这个过程虽然痛苦至极，却也绚烂至极，一次炼狱，就可以成就一世美丽。而医生，作为生命的守护者，则必须终生敬畏，永世平凡。他们生命的每一段，都在脱胎换骨的痛苦蜕变中历练，甘苦自知，无人喝彩。在这不断蜕变的生涯里，有一段历程，尤其刻骨铭心，这就是总住院，大家亲切的称他（她）们"老总"。

胃肠外科总住院
医生刘盛为患者
进行体格检查

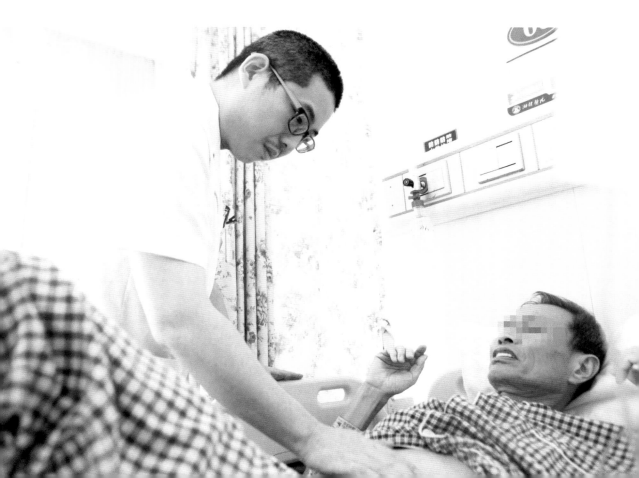

湘雅的住院医师培养制度是高效、专业的，在这严谨而近乎苛刻的制度中，湘雅医院年轻的总住院们，脚步匆匆，收治病人、参加会诊、完成住院志、记录病程、在上级医师的指导下开具医嘱。他们身处一线，如同随时待命的抢救车，24小时召之即来，来之能战。他们错过了很多：家人幸福，个人健康，子女成长。他们365天处于紧张状态，无论身在何处，心永远在医院。但他们大舍大得，痛并快乐！因为他们懂得，临床医学，重在实践。任何一位妙手回春的大夫，都不是纸上谈兵所能成就的，担任总住院，就如同孙悟空进了老君炉，炉火纯青，才能炼就火眼金睛。现在，我们聚焦总住院，去关注承载湘雅110年丰碑的基座中，最平凡的一层，去体味医者之爱，去读懂生命之美。

总住院的冲锋Call

总住院的手机因年代感而极具个性，这款被戏称为Call机的古董诺基亚，声儿大、抗摔、耐用、待机久。腰挎Call机的总住院，昂首挺胸行走在医院，铃声一响，拔腿就跑，所以，24小时开着的Call机对他们来说，就是冲锋号。

心血管内科总住院说，她是连洗澡的时候也要把Call机带进浴室的，生怕错过了一通电话；妇产科总住院的Call机号对全省开放，所有对口转诊的医院都打她的手机，手机一响，她就心跳加速；脊柱外科总住院跟Call机形影不离，好不容易有空带儿子玩儿一次，也不停地看手机，以至于三岁半的儿子警告他："爸爸不许玩手机。"中心ICU总住院半开玩笑地说："头可断血可流，Call机不能丢……"

铃声连接的是生命，戏言的背后，显示着一个个医生殚精竭虑的专业精神。

十个月穿破三双跑鞋

胃肠外科总住院刘盛有个通情达理的媳妇儿，她理解总住院工作，却无论如何想不通老公为啥那么费鞋，十个月，三双跑鞋都让他穿破了。

刘盛说，这不能怪他的脚，只能怪医院的电梯太难等。总住院Call机一响，他往往来不及等电梯，甩开大步就爬楼，从一楼到N楼，脚底生风地与死神抢时间。为了不耽误病人的抢救时间，他每天至少爬5公里以上。

刘盛惜言如金，最不喜欢与人争执，但那天却差一点儿骂人："那晚一个病人找值班医生开化疗，恰好那天值班的是外院来培训的医生，不会开，病人就说：'你这样的医生

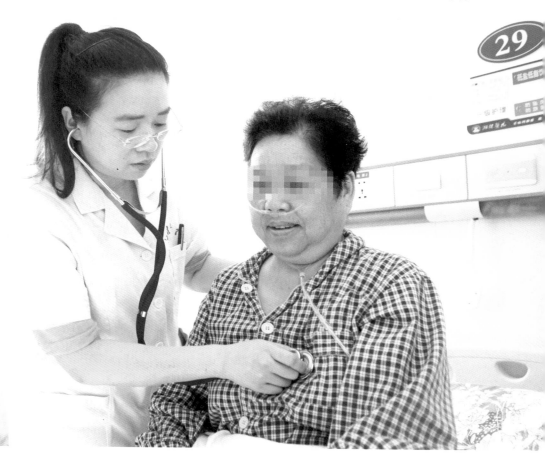

就活该被人砍。'你听听，这说的是什么话？"

尽管会被极端的患者激怒，但当问及是不是还愿意当医生时，他毫不犹豫地说："当然愿意，手术后立竿见影、手到病除的感觉，是对医生最好的回报。听病人说一句感谢，什么委屈都值了。"他手机里有一条刚收到的短信，一位江西朋友热情地邀请刘盛到当地做客。"其实这是一个病人家属。年初，他80多岁的父亲患腹膜炎并发感染性休克，辗转了几家医院，到我们这儿的时候，已经很危险了，动手术，没把握；可如果不做，老人活不到明天。最后顶着压力打开，修补了肠穿孔。所幸预后很好，5天后病人就出院了。"

刘盛的叙述很平淡，但平日惜言如金的他在与病人沟通时却苦口婆心，身处一个死亡率较高的科室，他坚信，事前的2分钟沟通胜过事后的2小时解释。面对复杂的疾病、紧张的医患关系，寡言的刘盛神闲气定，信心满满。

赢得信任，才能跑赢死神

说到医患冲突，心血管内科总住院李非很平静："我当然碰到过不讲理的病人家属，连我们陈教授都被围攻过……一个医生太不容易了，读到博士毕业，还要规培三年，连谈恋爱的时间都没有，我和老公也是相亲才认识的。学医之路重重艰险，正是因为付出太多，遇到恶语伤人的病患，那真是彻骨的心寒啊。"

说到最让人寒心的遭遇，她不假思索："前段时间，一个病人肾衰，全心大、心衰，在血透中猝死，病人家属说'明知救不过来，还让我们住院，让我们救，你们倒是赚了钱了，我们却人财两空'。听了这话，我什么也不想说。"

所幸，走上从医之路的每个人，都怀抱着治病救人的理想，而理想没那么容易被冰封。身处一线的总住院们所经历的风刀雪剑要比一般医生更多一些，但他们并不会因此退缩，就像李非。她表示，处在复杂的医患关系中，个人无法改变大环境，但如果大家都力所能及地为病人想多一点，每个局部的良性改变就会连成一片，医患的良性互动，总会慢慢到来。

心血管内科急性心梗的病人很多，抢救都是以分钟计算的，家属需要在尽可能短的时间内，针对抢救方案做决定。这就更需要医患之间的信任。

总住院很年轻，难以取信于病人，李非经常碰到这样的尴尬。紧急关头，病人一定要上级医生到场才肯签字，抢救的最佳时机往往就在等待中被错过了。李非明白信任的分量——病人和家属对医生越信任，治疗效果就越理想。

从产科转过来一位病人，产后心脏骤停，有心梗症状，科内教授看了几次，确诊为急性心梗，病人家属十分配合，无条件相信医生，终于转危为安。出院的那天，病人的老公感谢我们，激动得不得了。

正是这样的经历，一次次地提醒李非，想要在生命赛跑中赢过死神，就必须首先赢得病患的信任。

至于具体怎么做到，年轻的李非很自信："量变必然引起质变。我是管床医生，年轻，腿脚勤，嘴巴甜。一天至少三次去病房，在病人床头多问候，多聊天，多沟通，天长日久，病人相信我是真心为他们好的，自然就容易接受我的方案。"

医生与患者是一条战壕的战友

产科本该是医院里欢声笑语最多的科室，别的科室一片凄风苦雨，而产科患者，只要

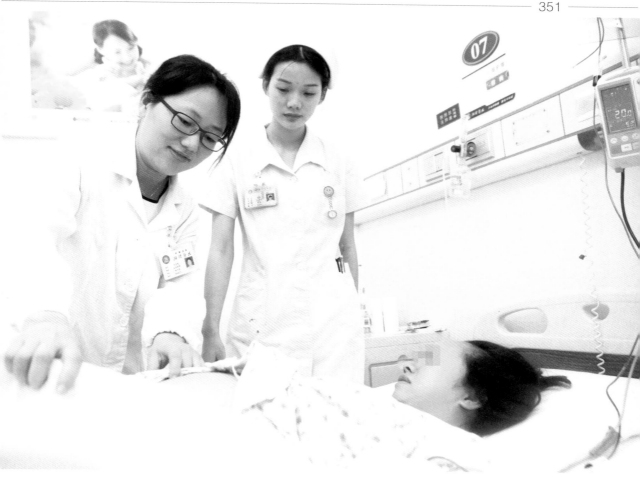

妇产科总住院医
生王为男为产妇
量宫高

挺过妊娠期和分娩期，母子平安，就皆大欢喜。但由于湘雅医院具有区域性医疗中心的特殊地位，各地的合并症、危重症孕产妇纷纷从对口片区甚至非对口片区转入，巨大的压力绷紧了每位湘雅妇产科医生的神经。妇产科总住院王为男每月要参加60多个院内会诊，每当走进病房，她就感到紧张、高压、提心吊胆。

妇产科总住院肩负危重孕产妇抢救和高风险谈话的责任，她越发感到如履薄冰，如临深渊。要想险中求胜，只能大量地铺时间："我从来没算过工作量，总住院的24小时首先属于病人，然后才轮到丈夫、孩子，把时间都铺上去，哪怕出现遗憾，也能问心无愧地对自己说一句'我已经尽力了'。"

王为男始终认为，医生和患者是同一条战壕的战友，不仅要共享阳光，更要共担风雨。

她说起一位患者，剖宫产后三个月怀孕，发现妊娠时，孩子已经20几周了。去本市某医院看过，该院院长做的治疗方案就是引产，其他几家医院也给出了相同的结论。患者不放心，来到湘雅，我们综合考虑了引产的后果，做出的最佳方案是——保胎。

"剖宫产后怀孕，子宫下端太薄，一旦破裂，必然导致母子双亡的惨烈后果。如果出现这种情况，我这个总住院首当其冲要担责的。"

"患者也明白，她不是一个人在坚持，我们跟她一起在承担风险，所以她非常乐观坚强，听话配合，每周做一次检测，过一周，就像过一道生死坎儿，一坎坎地过，一周周地熬。现在，孩子已经34周了，一切指标都正常。"

故事还没讲到结尾，究竟是悲剧还是喜剧尚留悬念。即使熬出了一个皆大欢喜的结局，医生也不过是做了分内的工作，可如果结局相反……担这么大风险，值得吗？王为男很坚定认为：检查、会诊、查房、治疗，不是一套程式化的工作流程，而是在助人，在帮助那些活生生、有温度的人，这份职业是要投入感情的，带着感情上岗，我该如何计算那些得失？

谈到愿望，她有点儿不好意思："如果那个孕妇能顺利生产，我希望她能给孩子起名叫湘雅。现在一共有六十多个在湘雅出生的孩子叫这个名字了。每个小湘雅的出生，都是湘雅人为世界献上的一首抒情诗，这些孩子带着优美的诗句行走天下，湘雅精神也会被更多的人了解、记住。"

悲天悯人者方为大医

脊柱外科的总住院高琪乐口才很好，可能言善辩的他却总是吵不赢太太。因为对方只要问三个问题，他就无言以对了："儿子在幼儿园的哪个班？老师姓什么？幼儿园门禁卡在哪儿？"

其实还有第四个难以回答的问题，每次出门前，孩子都会抱着他的腿问："爸爸什么时候回来……"

"湘雅的医生，放弃过什么？为了什么？大家都明白，没必要多说。一百多年就是这么一代一代传下来的，舍不得放弃。摆不平生活和事业的关系，那就别来。"

为了缓和有些凝重的气氛，琪乐拿出Call机："两年的总住院生涯，我可能对不起儿子，但绝对对得起这个手机，我敢说自己每个电话都接了，每个会诊都去了。"他半开玩笑地将脊柱外科描述成"半军事化管理"单位，从主任开始，24小时不关机，随时待命，是最基本的要求。

在医院的场景中，生死逆转，总在瞬间。琪乐曾参与治疗过一位病人，科里很重视，各位专家全部到场了，手术做得漂亮，恢复得也好，就在病人准备出院回家的时候，却突发肺栓塞，走了。

"那位病人家属能够理解我们，也很感谢医护人员的努力，但大家心里还是很难受。医生见惯生死，却不能对生命麻木，只有悲天悯人者，才配做医生。"

对这段总住院经历，高琪乐充满了感恩，不仅因为这个过程丰富了他的人生阅历，提高了他的技术水平，更重要的是，身处前沿，他得以更近距离地看到前辈老师和身边同事身上那份对医学的严谨、对生命的敬畏。

脊柱外科总住院医生高琪乐在为患者进行手术

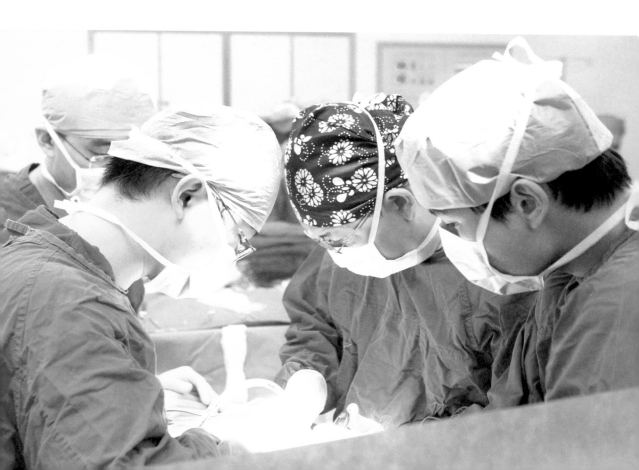

展望与回顾

第6章

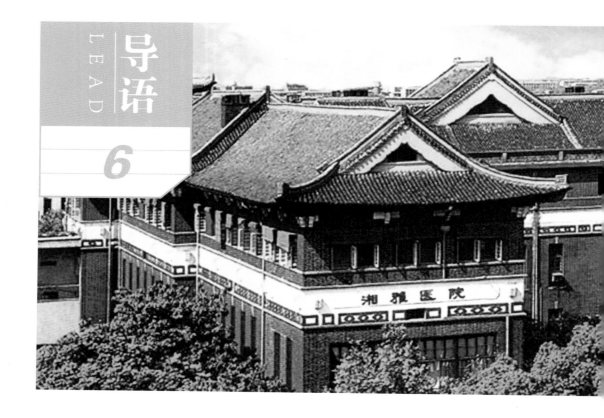

未来　为你而来

视频17

视频 17　湘雅人

　　"我"说过，自己是一座楼，也是一个岛，"我"不动，动的是时间。也许在悲观者的眼里，未来就是永远无法到达的幻境，而湘雅则认为，未来是可以无限接近的理想。朝气蓬勃的湘雅人守着心中的一团火，烛照着梦中的远方！

冠军佳话桃李缘

　　惟楚有材，此言不虚。

　　楚地有湘雅，奇才耀中华，且不论100多年间，湘雅巨匠大师辈出，不胜枚举。仅说

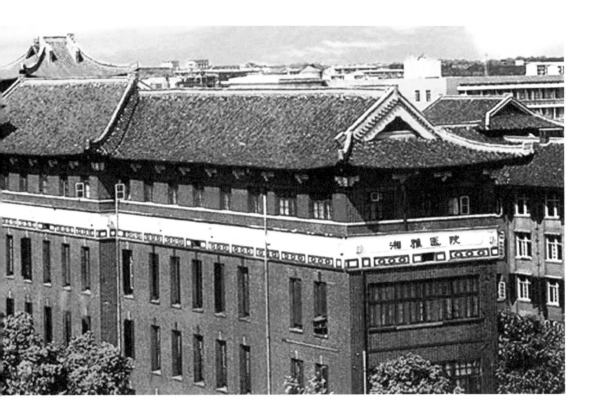

新中国改革开放以来的成就，湘雅学子也是佳话不断，声震华夏。

在新中国仅有的五次全国医学院校联考中，湘雅五次囊括全国第一。

1978年起，卫生部连续三年组织部署院校进行基础与临床知识联考，湘雅三次摘取第一名的桂冠；1994年，卫生部进行全国17所顶级医学高校联考，湘雅再度夺冠；2002年，为确认临床医学八年制招生资格，国家教育部组织医学七年制院校进行考核，湘雅又一次夺取冠军。

但如果说楚材叠出，仅因身居楚地，则不尽然。宝剑锋从磨砺出，从来没有天经地义的成功。

100多年前，作为由世界顶尖大学创办的医疗机构，湘雅建院之初就将欧美一流质量标准，树立在每个湘雅人的心头。

学生从入学到毕业的淘汰率高达70%以上，湘雅成为当时唯一一所由耶鲁直接颁发学位证书的医学院。

说到湘雅毕业证的含金量，一名湘雅校友在美国求职的小故事很有代表性。

1942年湘雅第16届毕业生杨温敏从云南辗转赴美求职。当时兵荒马乱，他遗失了毕业证、护照等全部有效证件，成了一个名副其实的"黑人"。杨温敏硬着头皮找到雅礼协会求援。工作人员很快在耶鲁查找到杨温敏的档案，并告知他：我们确认你是湘雅第16届毕业生，立即为你补发毕业证。凭借补发的证书，杨温敏很快就在美国找到了一份外科医生的工作。

一纸湘雅文凭，在大洋彼岸被如此看重，不仅仅是因为学院当年秉持的欧美标准，更重要的原因是，湘雅有一群最"不近人情"的教授，把守着最神圣的准入门槛，铁面无私地为医学的未来把关。

当年在贵阳，沈克非教授看到一位实习医生写的病历，不由皱起眉头："腹右上方可扪到如鸡蛋大小的一个肿块……请问你那是洋鸡蛋还是土鸡蛋？"学生没听出教授的讥讽，还在比划着想说明肿块大小。教授不客气地打断他："不准用不确切的语言描述病情，请使用精确的度量单位。"

一百多年来，严谨的湘雅人，容不下任何含糊其辞的敷衍。

湘雅名医孙明先生，在1954-1955年毕业实习期间，体重下降了30多斤，每天睡眠时间只有4个小时。在这样的环境中打磨过的毕业生，质量当然出类拔萃，三连冠的奇迹，可以说顺理成章。有人甚至这样假设：如果不是国家停止了此类考核，这个成绩还会一直刷新。而此后发生的故事，恰恰很好地印证了当年的假设。

30年后，当年创"三连冠"奇迹的学生，已成为湘雅中坚。2012-2015年，在教育部举办的全国高等医学院校大学生临床技能竞赛中，他们带着自己的学生披挂上阵，连续四年夺得最高奖项——特等奖。

"三连冠""四连特"，如同精彩剧集，缤纷上演30年，而这部名为《冠军摇篮》的连续剧的前传，却可以回溯到上个世纪初的那个秋天。长沙坡子街西牌楼那间陈旧的旅馆，百年湘雅首次亮相，此后100多年，这部百年正剧，始终剧情连贯，角色未变，台词跨越时代：公勇勤慎，诚爱谦廉，求真求确，必邃必专！

百年大医正气歌

89年前，一桩名为梁鸿训医师案的医疗事件轰动坊间。

1929年7月末，一篇《小儿就诊湘雅医院及死后与该医院交涉之经过》的文章见诸报端，一时间"庸医杀人"传言甚嚣尘上。

作者称自己一岁四个月的儿子高烧不退，湘雅医生梁鸿训接诊后开退烧药"安替比林"三克兰姆（3克），患儿回家服药无效，转秋明医院后去世。他以医生所开药物剂量过猛导致孩子死亡为由，要求梁鸿训持旗伞、率西洋乐队迎请死者放大照片，并将照片挂在门诊处。

在无理要求被王子玕院长拒绝后，他诉诸法庭并提出如下要求：1. 医院设立免费床位一张；2. 撤销梁医生和药房主任执照；3. 赔偿损失36 618块大洋。

医院进行生死答辩，多方鉴定力证用药合理：1. 就诊时，孩子病情危重——颈部现紫斑、呼吸急促、体温40摄氏度；2. 医生提出住院，在医护观测下用药，但其父执意要回家；3. 医生处方对药量有严格要求，不至于造成危险剂量；4. 根据湘雅及秋明医院诊疗单可知，小儿去世时症状与安替比林中毒情形完全不相符。孩子死于病重而非事故。

全国医师联合会也针对此个案出具鉴定书，证明湘雅医院与梁医生无过错。尽管事实清楚，证据充足，但法官没有详细对比症状与用量，认定医院过失致人死亡，湘雅一审败诉。

89年前的湖南，西医立足未稳，质疑目光环伺，如此案真相不能昭示，新生的现代医学事业会因此受挫，胡美、颜福庆所开创的基业很可能付诸东流。

为此，湘雅选择再次申诉。

然而战乱频仍，时局动荡，证据严重毁损，重审过程艰难，案件终成悬案。但此案关系到科学的严肃、医院的声誉、医生的前程。湘雅人选择了坚持。

从1929到1933年的五年时间里，湘雅争取到全国医师联合协会的全力支持，数次针对安替比林用药剂量问题出示更详尽的鉴定书，这份极具权威性的第三方证明，终于使案件出现转机。

1934年，湖南高等法院二审判决，驳回原告上诉，撤销原判。

1935年，最高法院判决，梁鸿训医师无罪，这场历时六年的持久战，终于以湘雅的胜诉而告终。

如今，面对鼎沸的民愤，很多医院选择息事宁人，花钱免灾，使得歪风越刮越猛。医闹居然成为一个畸形产业。而湘雅人深知，医患互信就是生产力，医闹在摧毁医务工作者形象同时，也让医学科学在患者心中崩塌。长此以往，无人信医生，医疗必将失效，人民健康必然失去保障。因此，湘雅的坚持只为谱写一首正气之歌，89年前如此，89年后也依然正气不变。

青春湘雅向未来

作为湘雅标志性建筑，"我"一直是出镜率最高的拍照背景。可以说，100多年来湘雅的每一位代表人物、每一个历史节点都曾经与"我"同框。

这是一张让"我"十分喜爱的照片，拍摄于2015年7月21日。镜头前，一群中外人士迎朝阳而立，摄影师熟练地选定最佳角度，定格！

那一天，是湘雅医院国际医疗部开业的日子，"我"有幸见证了这个开创性的时刻，湘雅又一次作为先行者，立足中部，辐射周边，以百年大医的国际化魅力，打造与国际接轨的精品医疗典范，以标杆的姿态，向世界发出烫金的湖南名片。

在这样一个具有开启感的时间点，"我"感慨万千。

全新国际化战略，在湘雅人的心中，其实已萌发多年。进入新世纪以来，医院所面临的竞争环境正在发生巨大的变化。湘雅必须创造性地发掘属于自己的独特核心竞争力。作为一所在全国医学教育领域具有突出优势的医疗机构，从临床出发的人才培养计划，无疑是拉升湘雅实力的最强动能。

2012年，湘雅与美国耶鲁、南加州、匹兹堡等世界知名高等医学院校达成共同培养8年制本科生协议，当年便有50名湘雅8年制医学生赴美交流学习。同年打造"湘雅名医"工程，着力培育属于湘雅的国家级乃至世界级的临床大师。

身处国际化洪流日益汹涌的今天，用世界级医疗管理理念促进湘雅发展，已成决策层共识。而未来世界对于一流医院的评价标准，将更侧重于科学研究成果的临床转化。为了加快转化速度，湘雅致力于在增强科研力量的同时，缩短从实验室到病床的距离，让科研惠及亿万病患。

2012年"千人计划"专家引进项目，开创了我国成建制引进国际顶尖研究团队先河。

2013年大数据项目启动，用临床为主导的湘雅大数据，对临床研究提供强有力的支持。

很多人都记得这样的一张照片，尽管由于年代久远，"我"已无法说清拍摄年代和当时所处的教室，但"我"熟悉那宁静的氛围和干净的画面，一位外籍教授在指导学生使用显微镜。在今人看来，一台显微镜很平常。可在湘雅初建的时代，它绝对是高端的医疗器械。如此贵重的设备，湘雅学生从一年级开始就做到人手一台。工欲善其事，必先利其器，小小的显微镜头下，清晰地显示出湘雅医学教育起点之高。

不久前，湘雅医院面向全院职工广泛征集历史素材，有人提供线索：资装办库房保存了一批十分有年代感的文物级显微镜。从美国Spencer Buffalo公司20世纪初投产的单筒直视镜、20世纪80年代在湘雅服役的双目镜到21世纪由瑞士生产价值数百万元的神经外科手术显微镜。显微镜的迭代进化，从一个侧面形象地讲述着湘雅医学研究从历史向未来大踏步跨越的历史。

百年传承到如今，湘雅科研发展的轨迹清晰而醒目。

2016年10月15日，八位年轻的湘雅护士欢跳着奔跑而来，他们是首届赴爱尔兰护理专业毕业生，刚刚获得欧盟和中国教育部联合颁发的硕士学位证书。"我"又一次进入他们的取景框，将一段青春飞扬的欢乐连同这一张张明媚年轻的笑脸，藏入记忆的深处。

笑语回荡在"我"的身边，感染了更多的人，于是，大家都笑了，一个姑娘踮起脚尖自拍，好像正努力触摸头顶的梦想。

其实，百年湘雅就是这样，将一个个精彩瞬间连接成永恒！

不知谁说过这样的话，世界只有三天——过去、今天、未来！

湘雅人用过去去自豪，用今天去奋进，用未来去追赶光明！

从世界走来，向世界奔去，一段开始于100多年前的旅程正走上新的高度。

"三连冠"到"四连特"，湘雅百年厚积薄发

直至今日，均龄超过50岁的湘雅77级至79级毕业生还时常组织聚会，散布在全国各地甚至海外的老友们赶到长沙，聚会中的话题总是离不开"那个时候"。

"那个时候"，他们都是20岁左右的小伙子和小姑娘；"那个时候"，他们怀揣着悬壶济世救死扶伤的理想刻苦学医；"那个时候"，他们在物质匮乏经济凋敝的环境下，创造一个又一个医学"奇迹"。

实际上，让他们难忘的"那个时候"，更多是指1982年到1984年，湘雅77级、78级和79级学生，在卫生部（今为国家卫健委）组织的全国医科高校统考中，连续三次获得全国一等奖，夺下傲人的"三连冠"成绩。

1982年，卫生部组织全国医科高校统考，这项考试相当于医学界的"高考"，用极严苛的标准来检验教学成果。参加考试的是1977级医学生，为了备战统考，师生们早早进入"魔鬼式"的培训。老湘雅人回忆，备战时期，每个人都不敢耽误一分一秒，拼命练习。当时辅导老师就像陪读家长一般，守在学生身边，学生有疑问，随时解答。不管多晚，老师们总是最后一个离开教室的。有个别学生遇到难题，老师就为他们"开小灶"一对一辅导，目的只有一个：不让任何一个学生掉队。

那一年11月，全国统考结束，全国13所医学院成绩出来，湘雅医学院（当时为湖南医学院）以优异的成绩获得一等奖。其中获得前6名的学生就有12人，占全国获奖学生的四分之一。

成绩出来后，有的医学院并不服气，认为一次考试不能证明真正实力，甚至觉得湘雅学生是靠"运气"取胜。

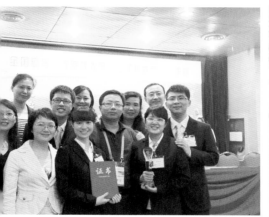

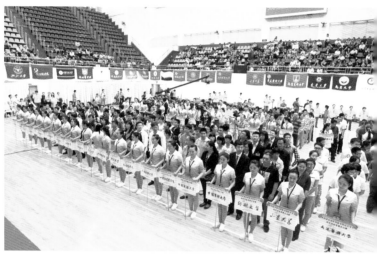

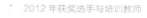
↑　2012 年获奖选手与培训教师
→　2013 年闭幕式

而1983年和1984年，卫生部再次组织的两次统考，湘雅学生又斩获了一等奖，"三连冠"的成绩，体现湘雅扎实的功底，这让全国其他医学院心服口服。

那一段光辉岁月，成为三届老湘雅人抹不去的回忆。

时光的河缓缓流淌。30多年后，青年老去，数十年的沉淀和积累，让他们中的许多人成为知名医生，至今仍奋斗在治病救人的岗位上。

30多年后的今天，医学技术和经济条件和当年早已不可同日而语，变化可谓翻天覆地，唯一不变的是湘雅人励精图治、不甘人后的精神和风骨。

2012年至2015年，在由卫生部（2013年3月改称卫计委）、教育部联合主办的全国高等医学院校大学生临床技能竞赛总决赛中，湘雅学生又创造了"四连特"的佳绩。

其中，2012年和2015年的总决赛，参赛学生队伍就是由湘雅医院组织培训的。2013年，湘雅医院承办了第四届全国高等医学院校大学生临床技能竞赛总决赛。湘雅师生在"自己家"拿到总决赛冠军，更觉扬眉吐气。

2015年的总决赛冠军，得来尤为不易。医学技术的发展，让全国同等级医学院之间的差距越来越小，湘雅的优势已不如往年那样明显，竞争压力比以前更大。

当时，为了备战总决赛，湘雅制定了一套周密的培训方案，从海选到基础集训，从备战省赛到国赛培训，从前期巩固到最后冲刺，培训过程的每个环节都精确了又精确、细化了又细化。

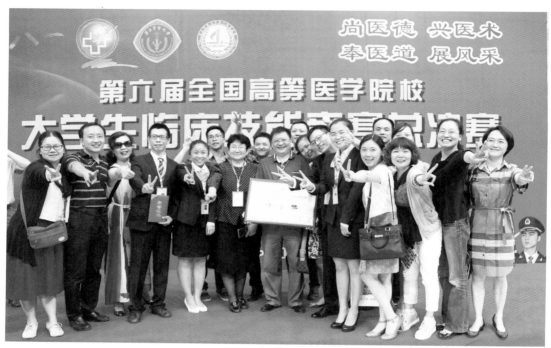

2015年获奖选手与培训教师

比赛涉及的100个大类考点，经过细化后达到数百个考点，老师们绞尽脑汁，出的模拟题目总共达到上千道。

培训是一门辛苦的活儿。比如练习心包穿刺，仅是为了矫正手握针的力度、进针速度以及手指姿势，学生在老师的指导下，练得手指、手腕都肿了。

除了利用模型进行训练，培训老师还在手术室为大家安排了动物实验，比如在猪蹄上进行烧伤皮肤创面处理、肌腱缝合等操作。动物实验进行了8个小时，强化培训了10多个外科操作项目。

有些培训则直接在门急诊里进行，比如为了感受乳腺囊肿，专门在乳腺科医生的指导下为患者进行体查；在急诊室观摩，真实地感受现场抢救的场景和气氛；联系新生儿科，选手们亲自给宝宝洗澡、喂奶、穿衣、打包……

每操作一次，学生们的熟练程度就多一分，这次比上次快10秒，下次比这次又快10秒，这次比上次少失误一次，下次比这次又少失误一次，大家就这样一步一个脚印地走向总决赛。

有学生感叹，培训的标准比考试标准都要高，老师的要求比考官的要求更苛刻。

例如进行心包穿刺练习，学生在操作过程中，老师为了锻炼他们临床思维，会不断发出变化指令，例如患者突然气促、心悸，需要抢救，考察他们的应变能力。还通过专门的理论训练加强临床思维，选手们必须根据病例资料，在20秒内作出正确的判断。

师生们的培训极其细致，有些培训项目需要的模型一时找不到，他们就自己动手改造。剪一小块手套，里面注入点豆浆，放在皮肤模块下面，就成了乳腺囊肿；在气管后面套一个装水的气球，模仿吸痰的手感；防震包装袋上的小泡泡，里面注入红色的颜料，模仿烧伤水泡。他们还在网上购买少见的用品用来制作模型。

临床技能中心有一位老师有一个专用化妆包，专门用来给模型画蛇咬伤、犬咬伤等伤口，连咬痕和出血都十分逼真，在没有提示的情况下，让选手通过直观检查判断患者的病情，更加贴近于真实的诊疗过程。

其实，老师们并非仅仅为了应对竞赛才这样用心培训学生，每一个考题、每一项实验、每一次训练，都是学生们将来走上医疗岗位后必须掌握的技能。

老师们要求选手做任何操作时都把模型当做真正的患者来对待，培养耐心和细致，形成一种医者本能的反应，这样面对患者时自然而然就会做到充分沟通、细致温柔、操作到位。在进行动物实验之前，还专门组织选手们为做实验的小猪进行了一个小型的告别仪式，以培养他们的职业伦理和对生命的敬畏。

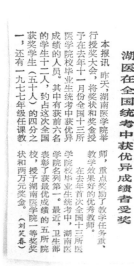

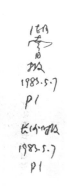

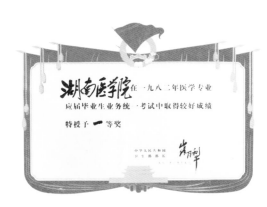

湖南医学院 1982 年全国医学专业应届毕业生统考一等奖

← 湖南日报报道湖南医学院获统考优异成绩

　　辛苦的不只是学生，熬夜也是老师们的家常便饭。在最后冲刺阶段，隔一天就要进行一次全仿真赛道式训练，老师们经常出题到凌晨两三点，既要符合临床实际情况，又要把考点很自然地融入进去。

　　有一次，一位男老师4岁的宝宝发烧，而妻子也出差了，无法照看孩子。老师只能把孩子带到办公室，请同办公室其他老师帮忙照顾一下。等给学生培训忙完回来，看着同事抱着孩子坐在会议室，孩子躺在她怀里安静地睡着了。画面令人心酸。

　　问诊培训中，老师常常需要模仿扮演各种社会角色的患者，并且必须以相应的身份和语气来描述病情，甚至"无理取闹"刁难学生。让选手真实地感受到是与患者在互动，并一步步作出诊断。比如副教授漆泓扮演一位心悸患者，就准备了10多个病例，用不同病情描述考验学生的诊断水平。

　　付出终有回报，辛苦定有收获。选手们在赛场上的表现，证实他们的努力没有白费。在最后一轮决赛中，面对复杂的抢救场景，选手们很快进行分工，有条不紊地处理。赛后裁判特意过来跟选手们说，他们的分工配合非常默契，一点也不慌乱，看着他们，就像看真正的急救医生抢救一样。

　　在选手们比赛时，许多观众、其他院校选手乃至赛事裁判都感叹：湘雅就是湘雅。这句简短的评价，让湘雅师生倍感自豪。

　　殊不知，湘雅师生的精彩表现，并非只是赛前培训的成果。正如张国刚副院长所说，培训和比赛中，湘雅的精神、底蕴和责任，都充分体现出来了，也是这么多年湘雅重视医学教育的结果，是湘雅实力的充分展现。

　　作为中国医学教育的领跑者，湘雅曾培养出无数大师，而荣誉已是过去，她如今依旧凭借先进的医疗技术、纯粹的专业主义、大胆创新的探索精神和臻于至善的教育理念，继续肩负着推进中国医疗和医学教育事业的民族使命。

　　如今，每年在湘雅医院学习的医学生有近千名，湘雅始终致力于突破传统教学模式，创新人才培养模式。张国刚说，荣誉只是新的起点。

　　从三连冠到四连特，这是湘雅百年积淀的厚积薄发。从历史到未来，湘雅探寻真理追求卓越的脚步从未停止。

显微镜放大的历史

　　显微镜是由一个透镜或几个透镜的组合构成的一种光学仪器，是人类进入原子时代的标志，二十世纪的显微科学随着人们在物理、数学和材料科学等领域获得巨大进展，显微镜的质量也大大提高，各种新型显微镜应运而生；作为辅助医生判断疾病并完成手术、帮助教师进行生物教学活动，以及科研实验中不可或缺的工具，显微镜更是医院重要的器材之一。从一架显微镜的进化史，放大的是湘雅医院的成长与现代医学的进步。

　　如今的显微镜已经稀松平常，随处可见，但在湘雅医院办院初期，它的地位却是举足轻重的。"全年学膳宿费60元，分两期缴纳。书籍、制服、显微镜预备等费外加。"【备注：《湘雅医学专门学校招生简章》，《教育杂志》第九卷第八期（1917年8月），转引自潘懋元，刘海峰.《中国近代教育史资料汇编·高等教育》，上海教育出版社.1993.P533】从湘雅办学之初学生缴费情况，便可知显微镜对于一个医学生的重要性，从一年级起，湘

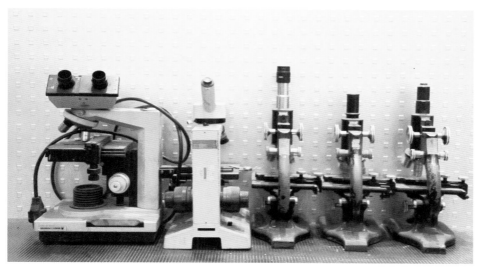

依次是医院中心实验室及临床科室使用的双目显微镜，内基楼使用过的单目显微镜，上世纪初使用的单筒直视实验室显微镜

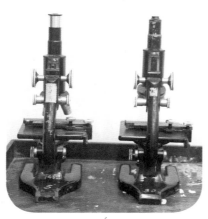

美国 Spencer Buffalo 公司在 20 世纪初生产的
单筒直视实验室显微镜

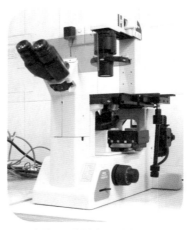

2002 年检验科荧光倒置显微镜

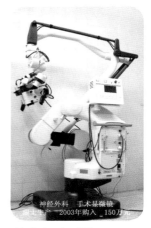

神经外科手术显微镜

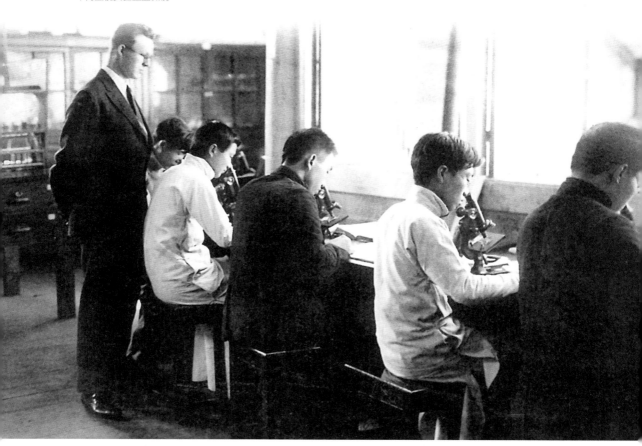

民国时期，湘雅学子在外教的指导下使用显微镜

雅便以押金国币10元（备注：1938年的国币10元）给每个学生配备显微镜一架。

20世纪30年代，医学界已将微生物单列门类进行科学研究。1932年秋，湘雅医院开设细菌学班，设检验科，初步开展血清学方面的检验工作，显微镜在医学研究上的使用更加重要。

1937年，湘雅西迁，有药品、图书、一百多架显微镜、二三十具尸体标本等共计40多吨宝贵的医疗教学用具，由火车运到金城江转往贵阳；在贵阳的岁月，遇上空袭报警，学生们更是要带着显微镜一起逃往防空洞。

解放后，越来越新式的显微镜被引进。1981年，湘雅医院中心试验室成立，荧光显微镜开始投入使用。20世纪80年代中期，医院规定所有医学生分管的患者的"三大常规"（血常规、尿常规、大便常规）检查必须由医生自己做，显微镜更成了一样医生必备的"独门武器"。

如今，不仅是光学显微镜，医院也配备了大规模的电子显微镜、手术显微镜，在临床医疗与基础研究中都起到了重要作用。

显微镜的"进化史"只是一滴水滴，它所"放大"的是医疗进步、医院发展。回顾历史，从20世纪60年代的A超到80年代的B超；从1994年第一台伽玛刀，到2015年从瑞典引进的湖南省首台Leksell Perfexion头部伽玛刀治疗系统……2015年湖南医疗机构首台高精度3D打印机落户湘雅医院，更是象征了"精准医疗"新时代的开启。

因湘雅医院院史馆筹备而整理出来的显微镜，擦去灰尘，依旧结构完整、功能完善，物镜、粗准焦螺旋、细准焦螺旋还能灵活进行调控，清晰可见的序列号说明了它们的生产使用年份贯穿了整个20世纪始末，为工作人员追溯历史提供了重要的实物资料；这些在实验室、在医技部门、在临床岗位发挥过重要作用的"大家伙"们也许最终都会被日新月异的"后辈"们淘汰，被收进库房，但它们所经历过的更替，沉默而忠实地见证了湘雅百年筚路蓝缕的发展历程，也记录了医疗教研事业前进的足迹。

从墙报到"互联网+"

视频18 《使命
三万里 家国无
限情》30秒新
闻片

信息传播和品牌建设的途径从早期的"叫卖"、"招牌"到"印刷广告",直至现代社会利用电视和互联网进行宣传推广,方式方法变得丰富多彩。湘雅医院创立至今,湘雅人推广西医、救治病患的过程就像一个微缩的信息传播发展史,而进行品牌宣传在湘雅的品牌树立中也起着非常重要的作用。

1905年,胡美医师奉"雅礼协会"之命赴长沙办院,但晚清时期长沙城一度对西方有强烈的排斥情绪,是外国人唯一没有进入的省会城市。胡美在自传《道一风同》中用"多么喧嚣忙碌的江边啊!多么难以接近的城墙啊!"发出初到长沙的感慨。但正是在这种背景下,胡美在西牌楼依旧竖起了"雅礼医院"的招牌,并在长沙两家第一流的报纸上登了

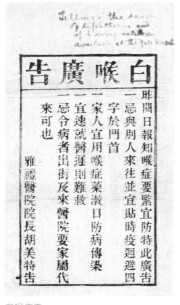

白喉广告

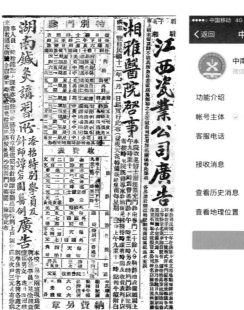

大公报(长沙版)(1923)广告标题:湘雅医院启事

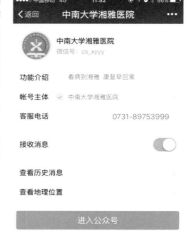

微信预约挂号

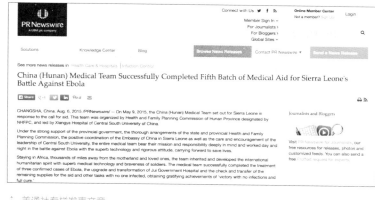

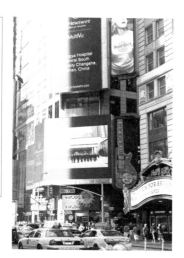

↑ 美通社专栏发表文章

→ 纽约时代广场

几天广告，同时配合墙面布告，说明开诊时间，以便患者就医。不久后，雅礼医院又在墙报、报刊上登出了治疗白喉的广告，内容明确提到白喉患者的注意事项，并推广白喉疫苗的接种，在宣传医院的同时更是为了帮助和救治患者。就这样，雅礼医院依靠早期的广告方式走出了在长沙推广西医的第一步。

1914年湖南育群学会与雅礼协会签订合办湘雅医校院的协议后，"湘雅"这块招牌开始引领中国西医走入新的阶段。1923年《大公报（长沙版）》刊登的湘雅医院启事中写到："本院改进医士办法，扩充门诊，由专门二十余人分科诊治，设备颇周，上午九时至十一时为普通门诊，下午二时至三时另设特别门诊以便病者按时来院，既得专家诊治，复免拥挤，待时谨将时间及收费表列下以供众览，自民国十二年一月一日起施行此布。"与《大公报》上其他广告不同，湘雅医院的启事更多是为了便民就医，其中介绍详细的医师坐诊信息、实现错峰诊疗等更是目前医院常用的惠民措施。

湘雅在发展中一步步树立品牌与声誉，也离不开信息的传播与宣传。走进全媒体时代，借助"互联网+"的思路，湘雅医院已基本建成"官网—报纸—微博—微信"四位一体的多元化、立体宣传服务平台，依托这一平台已实现权威信息发布、传递就诊信息、健康科普推广、预约挂号咨询等一系列便民服务。虽然时代更新、媒介变革，但湘雅医院一直传承着"服务为民"的宣传精神，在湘雅人心中，"广而告之"是为了方便患者就医、解除病患痛苦、传播健康知识。

美国东部时间2015年8月6日上午9点18分（北京时间8月6日晚21点18分），由中南大学湘雅医院拍摄制作的中国（湖南）第五批援塞抗疫医疗队30秒新闻片《使命三万里，家国无限情》和图片被美通社（PR Newswire）采用，登上了全球媒体中心——美国纽约时代广场（NY Times Square）户外巨型电子显示屏，并且进行了8次滚动播出。这是中国医疗机构在历史上首次登上时代广场大屏幕，透过这个面积达7000平方英尺的巨屏，湘雅品牌的国际影响力和中国人民的国际人道主义精神得到充分彰显。

回到最初，胡美医师在自传第九章《广告宣传大有成绩》中写到："有一天我们惊奇地发现雅礼医院竟登上日报。我们在学校消息栏读到：感谢雅礼医院，宝南街杨老娭毑年已七十，由于阴阳失调，长期患病，曾请过长沙城内许多庙宇的和尚法师，也请过当地名医，希望他们能够使杨老娭毑身体中的经脉恢复调合。但是都未见效。最后由于友人介绍，我们把老娭毑送到西牌楼雅礼医院。医院里的外国医生为老娭毑开刀治疗，她没有感到任何痛苦，现在已经完全痊愈。杨氏全家不甚感激之至，特此致谢！"从墙报到"互联网+"，从日报到纽约时代广场户外巨型显示屏，从西方传来中国的医术，从中国走向世界的仁心，湘雅的故事与湘雅的声音使得湘雅医院这块金字招牌在宣传中发展至今。

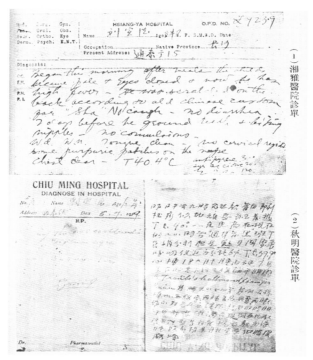

湘雅医院与秋明医院诊单

　　1929年，西医在中国正处于欣欣向荣的发展阶段，医院的兴起、医药业的完善、有识之士的大力推广支持使得人们开始接受西医，医疗消息也更多地通过报刊、杂志曝光在人们面前，逐渐打开了社会对西医药懵懂封闭的状态。然而，由于当时医界中医、西医，乃至外籍医师无所不有，鱼龙混杂、贤愚不齐的行医状况让人们对于医院、医生逐渐产生怀疑、抵触的态度；许多不明医疗真相的患者家属，认为医生治病必愈，总以为医治无效必是未遇名医、药不对症，医患关系一时走向低谷。

　　7月末，一则刊登在报纸上的文章引起了医药界的轩然大波。这篇名为《小儿就诊湘雅医院及死后与该院交涉之经过》的文章先被刊载在国民日报副刊上，接着又被《医药评论》转载，一时间"庸医杀人"的传言喧嚣尘上。

　　文章的作者刘某在文中说到，自己一岁零四个月的小儿子在7月5日刮痧过后，便高烧不退，随即家人带他前往湘雅医院诊治。湘雅医院梁鸿迅医生接诊后开了降热药物"安替比林"三克兰姆（3克）。而患儿回家服药后病情仍然未见好转，晚上又前往秋明医院就

附鑒定書

（一）安替定林係劇藥抑係普通藥

安替定林為劇藥但治療上亦作普通藥用其所以為劇藥者因其量或有時僅治療量亦有引起極危險虛脱之可能其所以為普通藥者因此藥為解熱止痛之通常用品惟醫師用藥於去病範圍內不受任何限制苟為治療所必需醫極毒之物亦有應用之必需也

（二）安替定林服用極量若干

據 Sollmann 氏之說其用為解熱劑之極量為一格蘭姆即十五厘米半在初治療時每隔一小時一次俟體溫降至所希望之度數為止

若在小兒姑依 Fried 法將一五〇除兒長大之月數再以成人之劑量乘之則生後一年另四個月之小孩應為 $\frac{16}{150}\times16.5=1.6$ 九莖非過量

（三）安替定林中毒情形如何

厘葛據肆費三格蘭姆安替定林分作二十四劑量每劑一厘〇九莖非過量

據 Underhill 中毒時藥須數血微細全身虛脱青紫常色冷汗淋漓體溫低為加以神經症狀證語詐睡有時變現蛋白尿據 U.S.D 普通中毒現象為皮膚發癢蕁麻疹延若大量則睪孔放大及現癲癇狀痙攣如上所錄者無貝字連及肝臟劑變及血管破裂等現象即 Underhill 氏根據安替定林中毒者屍體解剖亦尖見有何特狀云

（四）醫院所用十二二格子之藥水應服一格或半格

（五）小兒藥水之濃淡而定較濃之藥水牢格已足較淡之藥水盡一格或覺二格亦無不可

此令視藥水之濃淡而定較濃之藥水牢格已足較淡之藥水病人認為有久服同一藥水之必要時應服八天

服藥之久智須視病情與藥性而定若醫生認為有久服同一藥水之必要時須服八天亦無妨

中華民國十九年四月八日

全国医师联合会送长沙地方法院书函中所附鉴定书内容

诊，不久便去世了。在与身边朋友商讨后，刘某认为是梁医生所开的药物剂量过猛而导致小儿因药物的副作用影响而逝世。

为了刚建立不久的湘雅医院的名誉着想，时任院长的王子玕先生在邀刘某至医院解释未果后，请陈其祥、盛野人等先生从中调停。刘某提出，除了王子玕院长提出的"设置免费床位一张"以示纪念安慰的补偿外，还要求将死者像放大两张，附上"毙命事实、死时惨状"，由梁鸿训医生用旗伞、西乐、影亭从家中迎入医院，挂在门诊处上；同时，要求医院撤销梁医生及药房主任的执照，并提出18条改革湘雅医院的条件，死者家属有权力时刻对改革情况进行考察。

王子玕院长坚决表示，在并非由医生开药过量而导致患儿死亡的情况下，湘雅不能接受这些赔偿条件。刘某便一纸状书将梁鸿训医生告上了法庭，要求赔偿损失三万六千六百一十八元三角。

医生所开的医嘱的用药是否真的过量了？安替比林到底是否是致使患儿去世的原因？医院经过整理证据与多方求证，进行了详尽地回答与反驳。

7月5日，当刘某抱着孩子到医院就诊时，孩子的病情已经十分严重了。"颈部已发现紫斑，呼吸极速，体温已高至摄氏表四十度零四分"，诊单表明，欲求减轻病症，当务之急应设法将热度退去。梁鸿训医生提出了两种止住高热的方法，其中一种用药更猛但起效更快的骤降法需要住院进行观察，由医师通过实时观测患儿的情况进行用药与救护，然而刘某拒绝了梁鸿训医生的提议，执意要回家治疗。因此。医生便开出了三克兰姆安替比林，并配给有12个刻度的瓶子，要求家长每次半格、每天三次，分作24次用水冲泡为患儿服下。

根据《英国药局方》与《苏氏药理学》中要求"儿童用量为成人的八分之一"的标准，梁医生所开安替比林患儿每次服用量未超过0.125克兰姆，并未超过该药品儿童使用的最大量，况且患儿仅服用两次（有证据表明，由于家长不通医理，错将"每次半格，每日三次"的医嘱理解为"每次一格，每日三次"为患儿服下），决未达到危险剂量。

安替比林中毒的情形是全身虚脱，表现为体温急降至37℃以下、瞳孔放大，与患儿去世时"体温39℃、瞳孔缩小"的情况完全相反，虽然有发生紫绀色皮疹的现象，但是由湘雅与秋明两家医院的诊疗单可看出，这是患儿在服药前就已经出现的症状；再者，安替比林中毒所产生的现象并不包括患儿所表现出的肝肿而硬、血管破裂。刘某的小儿之死虽然令人遗憾，但的确是由于病重的关系。

全国医师联合会也针对安替比林的药性、用量、中毒剂量及毒性症状出具鉴定书，证明湘雅医院与梁医生所言非虚，并指出不论是每次半格分24次服下，或者每次一格分12次服下，都未曾超过剂量。而服药的天数也是视病情与药性而定，若医生觉得需要长期服用，那么服用8天也是无妨的。

虽然有种种证据表明，药物并未过量，也不应认为是引起患儿死亡的原因，但当时处理案件的法官单纯凭借安替比林有毒性、可能致死这一点，没有详细比对用量和症状，认定是用药过量导致事故发生。加之王子玕院长亲至刘某家中慰问，并为死者设立免费床位以示安慰的举动，让长沙地方法院认为，这是深明医理的王院长心存疑虑的表现。一审刑事判决湘雅败诉，并要求："梁鸿训因业务上之过失，致人于死，处罚金五百元。如罚金未能完纳，以二元折算一日，易科监禁。裁判确定前羁押日数，以一日抵罚金二元。"

初审失利，面对不公正的判决，湘雅医院与梁鸿训医生选择了再次申诉。然而即使有心翻案，但由于战乱，相关的证明文件大部分已在战火中被损毁。证据的缺失，导致这桩悬案一拖再拖。

终于在1933年，在医院坚持不懈地奔走联络下，全国医师联合协会数次致电长沙法院进行交涉，就安替比林的用药剂量问题重新出示了一份更为详尽的公示鉴定书。这份至关重要的来自权威第三方的证明，让这起诉讼出现了转机。

1934年，湖南高等法院刑事庭二审判决：梁鸿训所处方剂，不能谓有业务上之过失，驳回刘某求偿损害之诉，原判决撤销。1935年，最高法院民事第二庭判决：依民事诉讼法第四百四十八条、第四百十五条、第八十一条，驳回刘某上诉，梁鸿训医师无罪。

几经波折，耗时6年，这件起始于民国18年的纠纷终于在民国24年以湘雅胜诉宣告了结。

以铜为镜，可以正衣冠；以史为镜，可以知兴替。今天的湘雅在应对医患关系与医疗纠纷时有了一套更为科学、合理的制度，而这起1929年湘雅医院梁鸿训案作为一个典例，在现代很多研究处理医疗纠纷、医患关系的相关文献中被反复提起。这起民国期间的医疗纠纷案的处置，开启了我国现代医疗事故鉴定的先河（全国医师联合会针对安替匹林的药性、用量、中毒剂量及毒性症状出具了"鉴定书"，长沙市医师李启盘、蒋鲲、庞毅、肖元定等致湖南高等法院公函、引用药典证明梁鸿训医师所用安替匹林剂量正常），之后法院审理医疗事故案件多委托中华医学会等专业团体进行医疗事故鉴定；医院在事件初期进行安抚慰问所表现出的人道主义精神，事件中医患双方较为冷静地通过公开探讨，坚持以法律申诉的方式进行交涉，也为今天紧张的医患关系指出一条更为和谐的、法律维权的道路。

在这起发生在86年前的医疗纠纷案中，王子玕院长和梁鸿训医生的多方奔走与不懈抗辩，也让我们看到了湘雅医院经久不衰的原因：严谨、求实，决不放弃对真理、真相的追求。

中国医务社会工作的先行者

视频 19　医院里的"隐形天使"

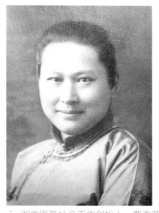

湘雅医务社会工作创始人：曹秀英
9 月 25 日下午湖南省湘雅医学与健康基金会成立，致力于支持医疗与卫生慈善公益事业的发展

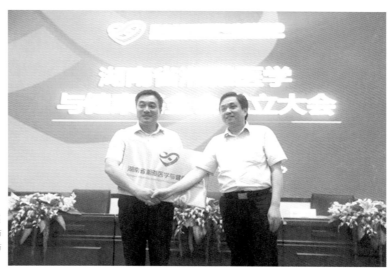

抗日战争爆发后，全国许多民众纷纷从北方逃难至南方

　　2014年，已是83岁高龄的湘雅医学院员工周昭贵回忆并讲述了他逃难过程中和湘雅医院的故事。出生于上海的他，10岁时，在淞沪抗战中随父母逃难至长沙，途中和父母走失，又因左腿患化脓性疮疡而高热不止，后流浪至长沙坡子街头以乞讨为生。某日，恰逢湘雅医院的美籍护士夏淑纯（译名）女士在街头救助难民时发现了她。夏护士问明其情况后，没让他交一分钱，就带他到湘雅医院住院。患病的周昭贵经医师诊断为骨髓炎后，行左下肢截除术而保留性命。痊愈后，又获医院收留，虽身体残疾，在夏女士建议下，开始学做力所能及的缝纫工，专门缝制被单、窗帘等杂件，成为湘雅系统的正式员工。

　　1944年4月1日，湘雅医学院第18班学生孙其发、劳远锈、原盛睿所撰写的题为《一千七百负伤将士之分析》一文，详细记载了湘雅医院关于救治1700名抗战一线负伤战

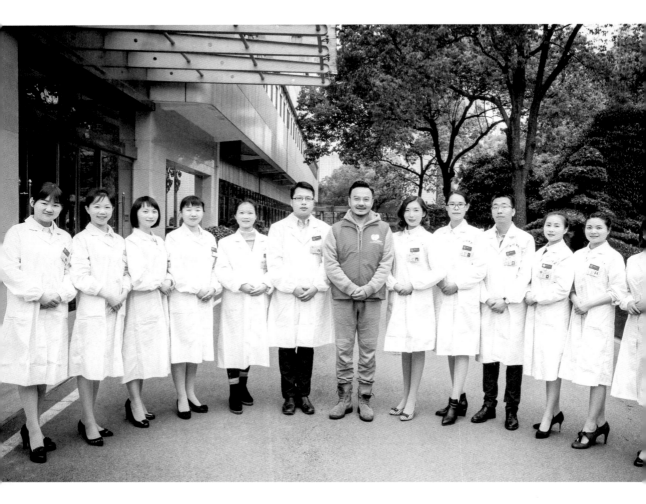

士的内容，完整保留了湘雅医院彰显人道主义精神，服务中华民族的过程。

中南大学湘雅医院医务社会工作部与湘雅医学与健康基金会理事汪涵

湘雅人有如此博大的人文主义情怀，这要缘起于湘雅医院创始人颜福庆博士倡导的医者"为人群服务"思想，更受益于颜福庆、胡美两位博士极力支持各自夫人于1922年在湘雅医院设立的社会服务部。

在1923年10月版《湘雅》杂志中详细记载此事，杂志中写到："医院之设社会服务部，为世界之新发明，贫病者予以免费，残废者教以手工，无家可归者代为谋生，入院时慰之以温言，住院时代访其家属，出院时探问其痊状，此社会服务部之所由设。" 这段话大意就是"医院

视频20

视频20 医路有你 志愿同行

建立社会服务部，由专业人士去帮助有经济困难的病患减免医疗费，帮助残障人士掌握谋生的技能，帮助无家可归的人找到生活的出路，给予住院病人言语上的慰问和心理上的关心，给予出院病人及时的上门探访……"，这些专业人士就是现在所说的"医务社工"。

光阴荏苒，2016年，已是湘雅医院110华诞之时

今年68岁的蒋文，来自湖南祁阳县某农村，因反复胸痛2年余，入住湘雅医院后诊断为心肌梗死型冠心病。心肌梗死已被公认为是危害性较大的心血管疾病，具有病情严重、起病急骤、病死率高的临床特点，及时进行经皮冠状动脉腔内支架植入术，是治疗心肌梗死的最佳治疗方法。

但入院后蒋先生情绪极不稳定，不接受治疗，不听医护人员劝告，经常在病房抽烟和喝酒，62病室的医护人员看在眼里，急在心里。这时医务社工来到了蒋先生病床前。

据医务社工评估，2012年时，蒋先生妻子突发脑溢血，一直处于昏迷状态，为给妻子治病家中已债台高筑，年仅16岁的女儿因家庭无力负担而辍学。

为了让蒋先生不错过心肌梗死治疗的黄金时间，医务社工和主治医师商量，在病人医疗费用紧缺的情况下专门给心导管室打电话，为其开通绿色通道；同时，针对蒋先生经济困难，医务社工又联系医保办，具体咨询和了解他的医保报销政策，争取更多的保障；同时，医务社工还带着病人的经济困难证明，去到民政部门，帮他争取到政府救助。

现在，医务社工越来越多地活跃在各个病室，出现在需要帮助的病友及家属身边。他们解答患者提出的各种疑问，对大病患者进行心理辅导，为经济困难的患者链接爱心资源获得援助，为病危患者提供临终关怀，等等。

湘雅医院传承衣钵，在医务社工建设方面争当先行者、探索者

进入新时期，人们呼唤和期待更优质、更人性化、更规范化的医疗服务，"医务社工"逐渐成为有效促进医患和谐、传递人文关怀的重要途径。2014年，湘雅医院率先在湖南省综合医院成立医务社会工作部，由受过专业训练并取得社工师资格证的医务社工专业团队提供专业化社会服务，并于2015年牵头成立湖南省医院社会工作与志愿者管理专业委员会。在医务社工实务工作探索方面，湘雅走在前列，实现了多个"第一"：在全省大型公立医院中，第一家在门诊大厅设立"医务社会工作站"，直接服务有需要的病患及家

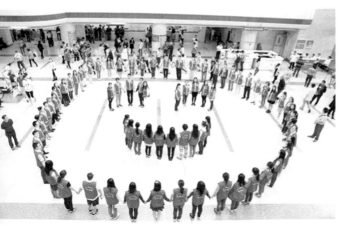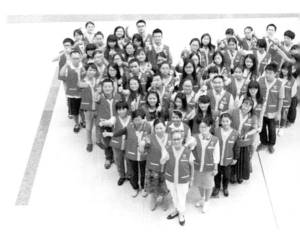

湘雅医院志愿者团队

属；第一家在门诊大厅开辟"志愿者之家"窗口，引进信息化系统进行志愿者管理；发起成立湖南省第一家医疗行业基金会，链接爱心资源……湘雅在医院社工方面的探索与经验，广受好评。

现在，医务社工服务已经介入到院前、院中、院后的持续性健康照护中，发挥其积极作用，不断满足患者多层次的服务需求，让更多患者受益，让社会受益。

沧海桑田，湘雅人百余年来坚守人道主义精神，传承为人群服务思想的信念始终未变。

国际化之路

视频 21 爱·守望生命

视频 22 Love·Guard Life

　　2015年7月20日下午，湖南大学的交换生、19岁的美国普林斯顿大学大一学生Katie一瘸一拐地走进中南大学湘雅医院国际医疗部诊室。

　　中南大学"湘雅名医"、湘雅医院副院长、骨科教授雷光华仔细地查看了她的病情，诊断出Katie是踝关节外侧副韧带损伤，但如果不及时得到正确的处理，很有可能会导致慢性疼痛等后遗症。

　　雷光华教授告诉Katie，受伤导致她右脚踝外侧的副韧带被"拉长"了，必须要保持脚外翻的姿势，让"拉长"的韧带被动地"缩短"，有助于更快康复。

雷光华教授为katie 看病

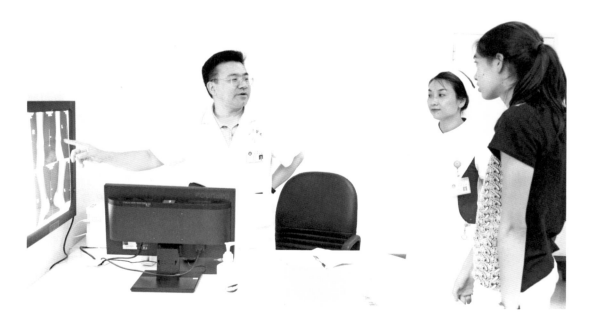

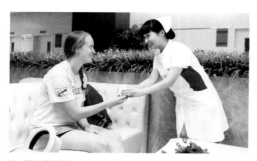

↑ 国际医疗部
→ 南非国际友人 Mr. Howard 与湘雅医院留学生董超在新闻片前握手

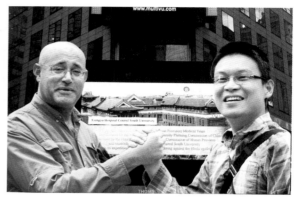

Katie是湘雅医院国际医疗部试运行以来诊治的首位外国病友，而第二天，2015年7月21日，湘雅国际医疗部正式营业。成立国际医疗部是湘雅在经济全球化浪潮推动下，以湘雅医院院内资源为支撑，通过引进国际最先进的管理和服务理念，致力于为在华工作、学习、生活的外籍人士和有高端医疗需求的国内患者提供国际一流水准的医疗服务，并以此为契机，加快湘雅医院在技术、服务、管理的全方位国际化进程，推进湖南整体医疗技术和服务国际化的举措。而作为中国最早的由世界知名大学创办的医疗、教学机构，湘雅早在建立之时，便以欧洲甲等医学院作为起步的标准，以全英文的教学方式，将世界最先进的医学知识与湘雅接轨。

翻开老湘雅人的课堂笔记本，都是工整的英文字迹；资料室里一张1929年的诊单，全由英文书写。毕业于湘雅的"衣原体之父"汤飞凡曾有这样一则轶事：在入读湘雅之初，汤飞凡并没有学过英语，在湘雅入学考试中，他向主考的胡美医师提出了暂免英语考试的要求，胡美有感于这个年轻人的决心与勇气，答应了他的请求，最后，汤飞凡以优秀的成绩被破格录取。但当时世界上最先进的医学知识文献都由英语书写，湘雅也是使用英文教材、全英文教学，立志要成为"东方巴斯德"的汤飞凡认识到，要攻下起步不久的细菌学就必须有良好的英语水平。为了推翻拦在前行道路与知识之间的最后一堵墙，入学湘雅后，汤飞凡花了一年时间苦学英语，一本厚厚的英语字典被翻破，为此他的视力也一落千丈，一个暑假之间就戴上了厚重的眼镜。有一次放假回家，他没戴眼镜，竟然将迎面走来的大伯错认成自己的父亲。

一则故事，不仅体现出湘雅人勤奋认真的精神，也反映湘雅早在创立之初就已经将国际化深植入基因之中。以世界一流作为标杆，百余年来，湘雅人追求卓越、走向世界舞台的步伐从未停止，造就了今天誉满中国的"南湘雅"。"国际化"一直是湘雅医院长远的竞争战略。站在新百年的历史起点上，在经济全球化浪潮的推动下，医疗卫生领域的国际合作的深度和广度正以前所未有的速度拓展，今天的湘雅人要让"湘雅"这个中国的品牌走出国门，走向世界，成为世界的品牌。要想成为世界品牌，就必须坚持建设具有国际影响力的高水平研究型医院的奋斗目标不动摇。

　　爱尔兰是世界上最早从事护理和具有现代护理理念的国家之一，护理专业和精神卫生室是爱尔兰知名的专业。爱尔兰护士硕士项目是国际应急管理学会医学专业委员会专门为培养中国护理人才的学位学习项目，该项目得到了爱尔兰教育部和国家卫生计生委的支持，也获得了中华人民共和国教育部的认可，学制一年。

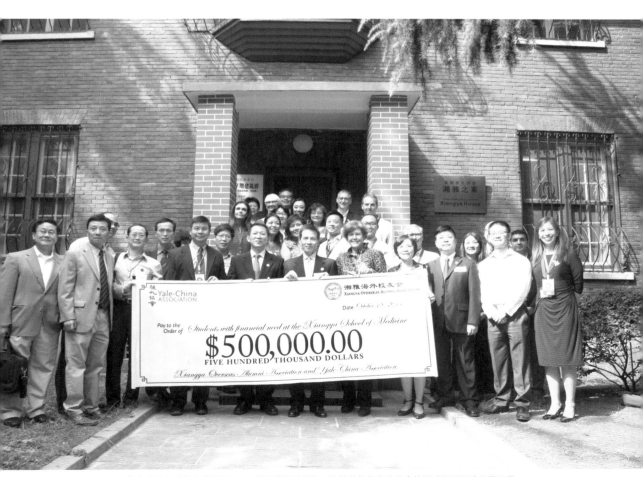

美国雅礼协会和湘雅海外校友会将湘雅校友募捐的 50 万美元捐赠给母校，这笔善款将以奖学金的形式资助湘雅贫困学子

2015年5月，首批赴爱尔兰攻读护理硕士学位的共有18人，分别来自中南大学湘雅医院、四川大学华西医院、首都医科大学附属北京安定医院、甘肃省人民医院，其中湘雅医院派出10人。2016年10月14日，首届爱尔兰护理硕士毕业典礼暨经验交流会在湘雅召开，为湘雅培养国际化护理后备人员搭建重要平台，打开了湘雅护理人员和世界交流的渠道，将湘雅护理品质与国际接轨。

美国东部时间2015年6日上午9点18分，中国首家医疗卫生机构新闻片登上了全球媒体中心——纽约时代广场户外巨型电子显示屏，并滚动播出了5次。

纽约时代广场有"世界的十字路口"、"美国心脏"等美誉，身处其中的美通社户外电子显示屏每日可吸引数十万人驻足观看。这条由中南大学湘雅医院拍摄制作的30秒新闻片，以《使命三万里，家国无限情》(For a mission across ten thousand miles, With boundless

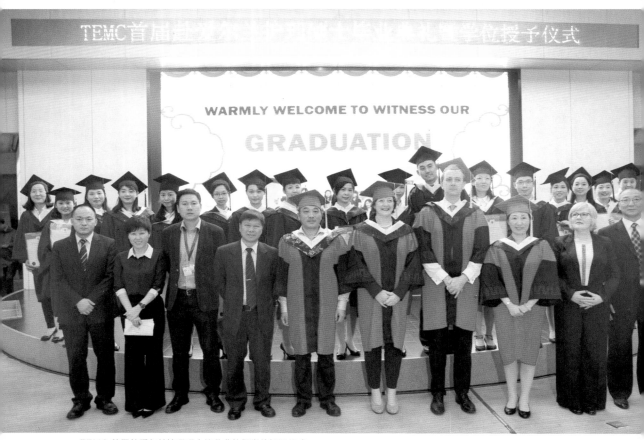

TEMC 首届赴爱尔兰护理硕士毕业典礼暨学位授予仪式

love for families and countries)为题，展现了2015年5月9日，响应国家号召，由国家卫生计生委指定湖南省卫生计生委组建、中南大学湘雅医院牵头组成的第五批中国（湖南）援塞抗疫医疗队出征塞拉利昂，在万里之遥的非洲大陆，远离祖国和亲人，历经50多天艰苦卓绝的工作，取得了"打胜仗、零感染、全治愈"的可喜成绩。40名队员用热血和汗水浇铸了世间大爱，用高超的医疗水平和英勇的战士情怀传承、发扬了国际人道主义精神的形象。

这是中国医疗卫生机构新闻片首次登上纽约时代广场向全球展示。在这个信息高度发达的时代，宣传也是生产力，表达也是竞争力。湘雅医院正朝着"建设国际化的高水平研究型医院"目标不断向前，要让实力变为口碑，让品牌变为国际影响力，很有必要把湘雅的精彩故事讲好，不断把湘雅的美好形象推向世界，这种富有特色的湘雅表达，转化成为了医院国际化的强大竞争力。

通过建立派遣援塞抗疫医疗队、在纽约时代广场播放宣传片、建立国际医疗部等方式提高医疗服务、护理品质、公益援助、宣传表达，湘雅医院正朝着"建设国际化的高水平研究型医院"目标不断向前。

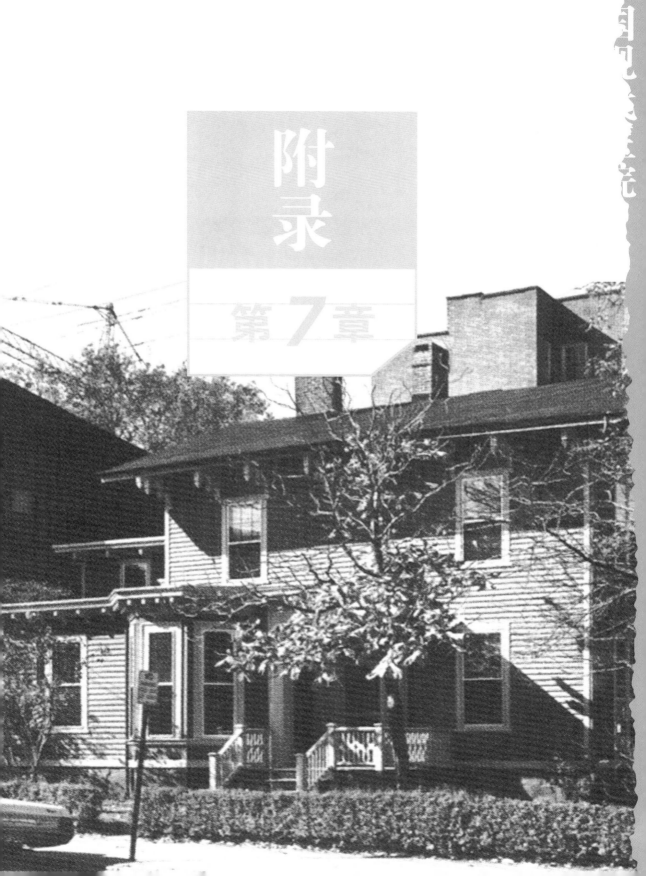

附录

第7章

1. 历任院长

年份	姓名
1906年–1927年	爱德华·胡美（美）
1927年–1937年	王子玕
1938年–1942年	顾仁（美）
1942年–1948年	萧元定
1939年–1945年	刘泽民（沅陵湘雅医院）
1948年–1958年	邓一韪
1958年–1963年	罗年丰
1963年–1968年	尹生功（革委会主任）
1968年–1969年	张达庭（革委会主任）
1969年–1977年	张安庆（革委会主任）
1977年–1980年	李唯志（兼革委会主任）
1980年–1984年	张国棠
1984年–1988年	温耀繁
1988年–1990年	周凯书
1990年–1992年	吕引祝
1992年–1995年	刘运生
1995年–2001年	田勇泉
2001年–2005年	陈主初
2005年–2010年	陈方平
2010年–2018年	孙虹
2018年至今	雷光华

2. 历任书记

年份	姓名
1951年-1955年	蔡孝明
1955年-1958年	刘少荣
1958年-1959年	刘金波
1959年-1960年	罗年丰（代书记）
1960年-1962年	薄廉城、张文华
1962年-1964年	蒲润
1965年-1966年	王久兴
1969年-1973年	张安庆
1973年-1980年	李唯志
1980年-1982年	谷岫（医学院党委副书记兼任）
1982年-1984年	李俊儒
1984年-1989年	周凯书
1989年-1992年	阎华
1993年-1995年	胡铁辉
1995年-2010年	唐友云
2010年-2018年	肖平
2018年至今	张欣

3. 大事记

1900年：耶鲁大学毕业校友劳伦斯·德士敦（Lawrence Thurston），阿瑟·威廉姆斯（Arthur Williams），沃伦·席比义（Warren Seabury）和盖保耐（Brownell Gage）等人斟酌建立一个纯粹耶鲁的延伸组织——雅礼协会（Yale-China Association）。

1901年：2月10日，在美国康涅狄克州纽海芬Elen街73号的安森·斯托克斯（Anson Phelps Stokes）家中，耶鲁大学退休校长蒂莫西·德怀特（Timothy Dwight）主持会议，成立面向中国的雅礼协会（Yale-in-China），受康涅狄克州纽海芬雅礼对外协会的领导。

1902年：雅礼协会派劳伦斯·德士敦（Lawrence Thurston）首次到中国山西、湖南考察办医办学的可能性，任务未完便病故，随后又派沃伦·席比义（Warren Seabury）等来华。

1903年：雅礼协会考虑到湖南省2200万人口基数、长沙交通要道作用、地处华中腹地辐射中国等因素，决定在长沙兴医办学，并邀正在印度孟买行医的美国医师爱德华·胡美（Edward Hume）来华。

1905年：胡美带着创办医科大学的理想接受了雅礼协会的邀请，携妻儿来到湖南长沙。

1906年：9月，雅礼协会借本地人名义在长沙小西门西牌楼购得土地和房屋，创办雅礼医院和雅礼大学堂。

9月19日，雅礼医院开业，胡美任院长。

1908年：雅礼医院增加了第一位中国医生候公孝，病床14张。

1909年：盖仪贞（Nina Diadamia Gage）来到长沙，改变雅礼医院无护士的局面。

1910年：2月，耶鲁大学毕业的首位华人医学博士颜福庆受雅礼协会聘请任雅礼医院外科医师。

1911年：夏，颜福庆应湖北省防疫公所紧急请求，前往湖北指挥鼠疫防疫工作，取得圆满成功。

9月15日，雅礼协会创办雅礼男女护病学校，通过招考首次录取学生12名，其中男生7名，盖仪贞任校长。

1912年：颜福庆应邀治愈湖南都督谭延闿的大叶性肺炎，使其萌生在湖南创办现代医学教育的兴趣。

1913年：7月，湖南省政府与雅礼协会订立《在医科学校和医院工作方面的合作协议草案》，商定组建湘雅医学会董事部，由雅礼协会和湖南省各推定5位董事；湖南省政府拨款购地三千方，雅礼协会购地一千四百方，为建筑医校、院之用；以"湘雅"冠名，湘代表湖南省；雅是代表雅礼协会。

1914年：1月22日，按《协议草案》租浏阳门正街民房开办的湘雅医学预科班，推胡美医师任校长，梁鸿训、汤飞凡等学生入学就读。

办理备案时，北洋政府国务院以地方政府与外国私人团体订约无先例，电令湘督取消。

7月21日，湖南育群学会代湖南省政府与雅礼协会正式签订了合作创办湘雅医学专门学校的10年协定。

1915年：2月，湘雅医学会接收西牌楼雅礼医院和雅礼男女护校，迁入潮宗街校舍东部，更名为湘雅医院和湘雅男女护病学校。

8月，医院病栋大楼于长沙北门外麻园岭开工。

10月18日，谭延闿为奠基石书赠"湘雅医院"，美国霍普金斯大学威廉·韦其（William H. Welch）为湘雅医院病栋大楼奠基。

1917年：冬，湘雅医院病栋大楼竣工，共有300余间，可容180张床，是当时中国最漂亮、中南地区建筑物中最好的医院之一。

1918年： 春，湘雅医院和湘雅男女护病学校由潮宗街迁入长沙北门外麻园岭新院址。

1919年： 夏，湖南省府拨款建设新校舍。

1920年： 湘雅财产总值50万美金，医疗总人次较上年增长127.83%（1919年13 061人次，1920年29 757人次）；年总开支费用较上年降低7.48%（1919年为40 080元，1920年为37 084元）。共有医生和实习医生13名，61名护士，17名非医务人员，工人51名。

1921年： 胡美从美国返湘，募得捐款25 000美金，湖南省府也相应地提供价值超过25 000美金的地契一张。

夏，湘雅首届10名学生毕业，雅礼协会受美国康涅狄格州政府委托授予毕业生医学博士学位。

11月，美国教育视察团来湘，通过考察认定：湘雅为全国医学校、院程度最高之一，应居北京·洛氏善捐部所办协和医校、院之次。中外合办，尤为难能可贵。

1922年： 11月27日，医院变更组织，设院务主任、医务主任各一人，院务理事二人。戴维德医师任院务，白良知医师任医务，雷文思、赵鸿钧两先生任理事。

冬，湘雅医院设立社会服务部。

1923年： 夏，胡美再次赴美募集基金，被聘任耶鲁大学内科教授。

1924年： 10月3日，雅礼协会董事会任胡美为长沙雅礼大学校长，湘雅医科大学内科教授。

1925年： 6月，上海发生"五卅惨案"的消息传入湖南，学生工人罢课罢工，湘雅学生积极响应声援。

9月，根据湘雅续约改组董事会，选举曹典球先生为校董会董事长，龙绂瑞先生为湘雅医院院董会董事长。

1926年： 6月，国民政府北伐军到湖南，湘雅设临时伤兵医院。

夏末，年届50的胡美在报纸上刊发辞职声明，在湘雅师生的欢送下离开长沙。

11月，医院发生工潮，医学院、护校继以学潮，积极反对帝国主义。

1927年：10月2日，湘雅组织医院维持会，举王子玕医师代理湘雅医院院长，开放学校校舍及工人宿舍，收诊民国革命军第四集团军唐生智总司令部自汉口运来的伤兵500余名。

1929年：医院住院人数达1968人，门诊人数达52 285人，均突破历史记录。

1934年：胡美应邀来华，见证湘雅的发展进步感慨万千，返回美国后写下他在中国兴医办学的自传性著作《道一风同》。

1935年：春，医院协助湖南卫生实验处，办理长沙县卫生院、湖南产院及传染病院。

8月，在长沙市北郊设立卫生事务所。

9月，组成战时服务团。

1936年：春，协助湖南高中学生集中军事训练总队医务及卫生事宜。

1937年：7月4日，校董、院董联席会议议决，因王子玕院长受命为国立江西中正医学院院长，举教务长张孝骞代理湘雅医学院院长。

8月，萧元定率高年级学生组成医疗救护队支援抗日战争。

8月16日，奉教育部令，湘雅师生333人组成"全国医教救护团第一队"，担任抗战救护工作，张孝骞亲任队长。

11月，奉政府令在湘潭易俗河兼办第八十临时医院，由萧元定兼任院长。3月后令改组为第八十兵站医院，由军医署派员接收。

12月，医院师生邀请八路军驻湘办事处的徐特立作演讲。

1938年：1月5日，13班学生何武坦（后改名向进）、李振勋，偕护校学生杨家红等，在八路军驻湘办事处徐特立的介绍下，投奔延安北上抗日。

7月，校董、院董联席会议议决迁校，组织迁校委员会，并推定顾仁（Ruth Altman Greene）代理医院院长。

8月上旬，迁校委员会议决迁校于贵阳，医院外科人员及五、六级学生留湘。

8月18-19日，各部仪器、标本、图书及办公要件共约400箱、重约40吨，陆续迁运贵阳。

9月，湘雅教职员及一、二、三、四年级学生陆续赴贵阳。

11月13日，长沙文夕大火发生，医院为难民提供救助。

12月，在沅陵增设分院，湘雅护校迁此续办，刘泽民教授担任分院院长、护校副校长。

1939年：5月，沅陵分院附设传染病医院一所，由吕静轩主持。

7月，在耒阳增设分院，由李明俊、周云翼主持。

7月2日，举行贵阳临时校舍落成仪式。

8月16日，校董会公选代理院长张孝骞继任医学院院长。

9月，在沅陵分院继续开办湘雅护士学校。

12月9日，张孝骞院长赴重庆向教育部提交湘雅医学院国立案申请。教育部部长陈立夫原则上同意接受国立案请求。

1940年：6月11日，民国政府行政院第469次会议通过湘雅医学院国立案。

8月13日，民国政府教育部颁发训令（高字第26404号，29年8月13日）私立湘雅医学院改称国立湘雅医学院。张孝骞院长择定院训为："公勇勤慎、诚爱谦廉"。

1941年：9月26日，日军第4师团渡过捞刀河，医院大部分医务人员向长沙以南的方向撤离。

9月28日，难民涌进湘雅院区，裴文坦等长沙国际救济委员会人员将涌进难民全部带到北大马路路北的临时难民营——雅礼中学。

12月29日，第三次长沙会战打响后，医院人员与设备乘15条船陆续沿湘江向南撤离。萧元定、裴文坦等医务人员同期撤离。

1942年：1月3日，日军完全侵占湘雅、雅礼院区，并以此为起点向中国军队阵地进攻。

1月4日，大批日军从湘雅院区撤退时放火焚烧。

1月6日，在萧元定和医务人员返回长沙后，计划借天主堂医院开设病房，获湖南省卫生处处长张维批准。

2月2日，医院重新开院接诊。

3月，《国立湘雅医学院院刊》第1卷第5期刊载本院第12届毕业校友、常德广德医院院长谭学华的来信——《湖南常德发现鼠疫经过》，对外揭露日军于1941年11月4日在常德空投细菌弹致鼠疫暴发的罪行。

1944年：4月，第四次长沙会战前夕，日军自汨罗南下紧逼长沙，留守长沙湘雅医院的120多名医护人员在外科医师凌惠扬的带领下被迫撤出，最后到达安化东坪镇，建立湘雅医院东坪镇诊所。

12月8日，贵阳的湘雅医学院仓促迁往重庆，借住在重庆南岸黄角垭一救济所。

1945年：9月4日，由萧元定主持，黄友歧、刘秉阳等参加的首次复员长沙的迁徙会议在渝举行。

10月11日，医院恢复中断半年的诊务。

10月中旬，《国立湘雅医学院请求将临床医生提前迁湘缘由的报告》获准。

11月初，沅陵分院和护校师生全部返回长沙。

11月16日，裴文坦驾机在途经贵州省黄平县境时，不幸撞山遇难，时年33岁。

12月20日，在重庆杨公桥的全体湘雅师生举行大会，沉痛悼念裴文坦。

1946年：1月9日，长沙湘雅师生员工于医院西一楼召开大会沉痛悼念裴文坦先生，后将其遗体葬在湘雅院区。

6月底，湘雅全体师生员工复员长沙。

11月1日，湘雅医学院正式复课。

1948年：12月8日，举行复员后的首次院庆大会。

1949年：2月15日，油印版《湘雅通讯》创刊号出版。

9月7日，中国人民解放军长沙市军事管制委员会文化接管部部长袁任远、副部长刘涛淇、江峰联合签发了文教字二号命令：定于9月11日开始接管国立湘雅医学院，鉴于湘雅医院、湘雅护校为私立，政府暂缓接管。

1950年：4月，开放新门诊处。

开设精神病室，成立保健科。

在谢陶瀛教授主持下，最早在国内将大外科作新支学科分工，先后分支出泌尿外科、骨科、胸腔外科、神经外科、烧伤整形科和麻醉科等，开展了建院以来首例食道手术和肺叶切除术。

1951年：3月4日，成立中共湘雅支部，孟献国为党支部书记。

6月，接收200名抗美援朝志愿军伤员来院治疗修养，同时组成由刘泽民任队长、柳培津、沈泽霜任副队长的抗美援朝志愿专科队，分为内、外两个队，有五官科、检验、护理人员及工人共18名。

9月4日，中共湘雅支部扩大为党总支，孟献国为总支书记；下设学院党支部和医院党支部，蔡孝明任湘雅医院党支部书记。

开设省内第一个小儿科病室。医务处、统计室、病理室相继成立。

12月8日，湘雅医学院正式接管湘雅医院及护校，确立了湘雅医院附属于湘雅医学院、湘雅医学院附设湘雅护士学校的领导管理体制。

1952年：2-3月，林光亨奉命赴朝鲜参加火线救护工作，并在上甘岭战役中持续工作了20余天，是全国赴朝进行战地救护工作的第一位教授，荣获志愿军后勤卫生部"二等功臣"荣誉奖。

1953年：10月1日，湘雅医院更名为湖南医学院附属医院，拥有460张床位，年门诊量逾22万人次，年出院人数超过6000人次。

1954年：7月，医院派出两支医疗队赴水涝灾区防病治病。

1955年：2月，湘雅医院党支部扩大为党总支，宋少荣任总支书记。

谭礼智用针刺活检法确诊支气管癌在国内首获成功。

1956年：10月，经卫生部和湖南省政府批准，由卫生部拨款360万元，医学院筹建第二附属医院，医院各科室抽调将近一半的业务技术骨干支持附二院建设。

医院扩充床位200张，增设急诊观察室、理疗室和门诊透视室等。全年完成门诊任务229 780人次，出院病人7701人次。

建立总值班制度。

1958年：1月1日，湖南医学院及其附属医院归属湖南省政府领导。

8月，医院整理89项中医中药项目，技术领先项目包括：中药治疗肾炎、肝硬化、急性阑尾炎、血栓闭塞性脉管炎、产后及手术后尿潴留等；针灸治疗小儿消化不良、夏季热、脊髓灰白质炎后遗症等。

各科室门诊实行挂号、看病、化验、治疗、缴费、取药都在诊室的"六合一"制度，病室取消记录室，实行二十四小时门诊并开设简易门诊与96张简易病床。

1959年：6月下旬，医院针对少数人工作责任心不强而造成的医疗差错、服务态度生硬和道德品质恶劣等问题开展提高医疗质量运动，强调树立"我为人人，人人为我"的工作作风。

10月，经统计，系统外科、神经外科和外科学总论教研室、麻醉科等科室应用低温麻醉连续实施53例颅内手术，效果良好。

耳鼻喉科在我国最早报道鼻硬结病，并自制手术器械在国内最早开展耳显微外科手术如镫骨手术，在国内引起很大的反响。

1962年：成立医院第一届党委会，蒲润任书记；下设6个党支部。

各教研组恢复和建立了各级医生查房制、大会诊、疑难病例讨论会、手术前麻醉前讨论和出院、死亡病例讨论会等重要制度。增设心肾内科门诊、妇科癌瘤门诊和产科避孕指导门诊等专科门诊。

1963年：肿瘤科创建了全国第一栋正规的镭疗病房。

1965年：响应党中央关于"把医疗卫生工作的重点放到农村去"的号召，派出5支医疗队，前往高疟区、丝虫病流行的郴县；与医学院基础部组建血防医疗队，前往湘阴县屈原农场，开展农村卫生工作。

1971年：4月26日，医院召开第二次党员大会，选举第二届党委会，张安庆任书记；下设7个党支部。

组建派出2批血防医疗队和铁路建设医疗队，到生产第一线为工农服务。

1972年：着力整顿医院工作秩序和医疗作风，恢复和健全各项规章制度，并编印下发了《制度与职责》；恢复了护理部，加强了护士基本操作训练，推行"三级护理"制度，减少陪人；恢复取消的诊断检查项目，开展学习模范医生李月华等活动。

4月，受国务院和湖南省革命委员会委托，李亭植、王鹏程主持了长沙马王堆一号汉墓出土古尸的研究。

1973年：先后派出多批医务人员参加援外医疗队，包括赴非洲塞拉利昂等国；派出医疗队赴西藏地区，在当地政府领导下开展群防群治，培训基层卫生人员。

1978年：费慧娟教授牵头项目"争光霉素的临床应用"获全国科学大会奖。

1980年：谭礼智副教授研究死卡防治感冒、气管炎获卫生部二等奖。

1981年：医院共有临床科室19个，开设42个专科门诊，实行分级挂号，提高了对疑难病的诊断率；规定各科主任、教授每周定期参加2次门诊，提高门诊医疗质量。

建立急诊科、监控科、老年病科、营养科、放疗科、血液科、颅脑外科、肾透析室。

1982年：4月9-10日，医院召开第三次党员代表大会，选举第三届党委会，李俊儒任书记；下设党支部与第二届相同。传染病学教研组认真总结工作中的经验教训，编写《临床误诊一百例》。

1983年：引进CT扫描仪、彩色B超等设备。全年开展新技术项目71项。

1984年：开设普通家庭病床、旅社病床、老干家庭病床60多张。

1985年：按照中共中央关于经济体制改革的精神，医院推行了经济承包责任制。

先后进行了肝、肾、甲状腺、脾、胸腺、血管等脏器的移植，均获成功。

曹美鸿教授主持的关于"严重脑外伤患者不同颅内压水平脑水肿液廓清"被卫生部评审为"国家进步乙等奖"。

在省市卫生厅的支持下，与市立第一医院签订医疗协作议定书，由我院负责技术支持和人才培训，在市立第一医院建立神经外科，开设病床20张。这是湖南省第一个市立医院神经外科专业。

1986年：10月18-20日，医院召开第四次党员代表大会，选举第四届党委会，周凯书任书记；下设15个党支部。

医院将改善服务态度、提高医疗质量作为改革工作的主要目标。外科大楼建成投用。

1987年：医院召开了医疗工作为会议，进一步健全了质量考察办法，制定《医疗质量考察细则》，成立医技科室考察小组，负责医疗、医技的监控与检查。

普外科成功开展异体带十二指肠乳突开放胰腺导管的全胰腺移植手术，属全国首创。

烧伤研究室开展的人体表皮细胞培养和技术成功应用于临床，达到国内先进水平。

新建放射治疗室，开设30张病床。

1988年：按照党的十三大精神实行院长负责制，成立由正、副院长参加的改革领导小组，科室设置经济核算员，形成经济改革网络。成立医疗质量监控科、质量管理委员会。成立院内感染管理委员会。

6月5日，成功实施人工授精技术，诞生湖南省首例、全国第二例试管婴儿章皿星。

陈涤瑕教授（排名第二）的项目"人类体外受精、胚胎、供胚及配子输卵管内移植"获国家科技进步奖二等奖。

1989年：11月27-28日，医院召开第五次党员代表大会，选举第五届党委会，闫华任书记；下设17个党支部。

成立了医院第一个科研所——中西医结合研究所。

1990年：7月，医院开展"创三甲"活动。

烧伤外科马恩庆教授等采用"烧伤湿润暴露疗法"治愈率达到99.8%，达到国际先进水平，获国家烧伤创疡科技中心颁发的"科技进步一等奖"。

医院隆重举行建院84周年庆暨外科楼、老干楼开业庆典。

1991年：荣获"全国卫生系统先进集体"称号。

虞佩兰教授等人牵头项目"脑水肿实验与临床研究"获国家科技进步二等奖。

普外科刘浔阳副教授和俞建医师首创内窥镜下食道曲张血管结扎术。

1992年： 5月，被评为湖南省首批三级甲等医院。

8月，据统计全院创造国内领先技术53项，先进项目104项。

年底，经学校批准，医院由"湖南医科大学附一院"恢复"湖南医科大学湘雅医院"名称。

1993年： 4月，卫生部将湘雅医院定为全国职业道德建设试点医院。

传染科欧阳颗被评为全国优秀教师。

医院成立神经病学研究所、自身免疫性皮肤病研究室、骨科研究室。

1994年： 1月，成功实施亚洲第一例同种异体异位部分肝移植。

3月，成功实施湖南省第一例心脏移植。

4月，通过卫生部职业道德建设试点工作评估验收。

满分通过联合国组织的"爱婴医院"验收评比。

增设肿瘤病房和肿瘤门诊。

医院第一个部委级科研平台——卫生部肝胆肠外科研究中心挂牌成立。

龚连生教授（排名第二）的"老年收缩期高血压临床试验"项目获国家科技进步奖二等奖。

1995年： 9月1—3日，医院召开第六次党员代表大会，选举第六届党委会，唐友云任书记；下设16个党支部。

在全国院内感染表彰大会上，医院被授予"卫生部医院感染管理先进单位"称号

医院新增器官移植研究所、传染病学研究所、麻醉学研究室、普通外科学研究室。

1996年： 湘雅医院综合楼及新的医院大门落成投用。

门诊量501 876人次，急诊量为37 760人次，出院病人16 514人次，全年完成手术台次11 058台，均创历史新高。

作为第一支省级抗洪抢险防疫治病医疗队，最先到达全省重灾区沅江市参加抢

救工作26天，捐赠灾区药品价值七万余元，共诊治病人8000人次，手术10余台，抢救危重病人30余人次，圆满完成了省委、省政府、省卫生厅下达的"大灾无大疫，不因病死人"的任务。

陈主初教授（排名第三）的"上胚鼻咽上皮细胞的培养、化学转化及鼻咽癌恶性转化基因的克隆"项目获国家科技进步奖二等奖。

1997年： 9月，进行我国首例体外循环下同种异体单肺移植。

率先在国内成立"皮肤激光与美容中心"。

1998年： 先后共派出13支近百人的队伍参加抗洪救灾、防病治病工作，并组建25支医疗队待命。

成功地采用"一次性血浆交换"治疗自身免疫性血溶性贫血等患者上百例，实现我国免疫血液学新突破。

介入放射与心血管内科联合开展介入栓塞术治疗多发性（七处）动-静脉瘘，创国内首例。

耳鼻喉科国际上率先克隆了遗传性耳聋致病基因GJB3，实现我国克隆遗传性疾病基因零的突破，并在遗传性耳聋的家系收集、基因定位、克隆、基因功能及基因诊断等方面取得系列研究成果。

金益强教授等牵头完成的科研成果"中医肝的三类症候病理生理学基础研究"获国家科技进步三等奖。

胸外科开展心脏直视手术226台，其中16台复杂性先天性心脏病诊治接近世界先进水平。

1999年： 烧伤科在国际上首创保留变性真皮与大张自体皮移植修复手部深度烧伤，使患者手部的功能及外形得到最大限度的修复。

10月，徐秀华教授当选为中华医院感染管理学会副主任委员。

2000年： 4月29日，经国务院批准，由湖南医科大学、长沙铁道学院与中南工业大学合并组建中南大学。

唐北沙教授（排名第二）的"神经性高频性耳聋等遗传性疾病基因的克隆和遗

传性疾病家系的收集"项目获国家自然科学奖二等奖。

2001年: 1月2日,医院更名为中南大学湘雅医院。

10月正式成立风湿病科,在38病室设病床18张。

开设麻醉后复苏室,建设PACU工作制度

神经病学被评为国家重点学科。

2003年: 医院设置了"非典"防治办公室、咨询热线工作室、医疗救护抢救队和"非典"排查诊断专家小组。我院于五月中旬连续举办了五期"非典"强化培训班,对省内各地"非典"防治骨干进行了系统的强化培训。另外,湖南省卫生厅抽调了我院12名专家组成湖南省"非典"排查专家组,如海镇环教授、罗学宏教授、谢玉桃教授、胡成平教授、鲁猛厚教授、肖奇明教授、肖桂林副教授等一大批专家先后奔赴全省各地"非典"防治一线排查"非典"28次。

医院将病解楼改建"发热门诊"及"发热病人医学观察室"。

由肝胆肠外科与美国联合攻关研制成功的纳米骨材料,已成功地植入美国、西班牙、希腊等国家的50多名患者体内。

以我院牵头组织申报的中南大学临床医学和中西医结合两个一级学科博士点申报成功。

据中国科技论文统计结果显示,我院2002年发表的科技论文数量在全国综合性医疗机构中的排位跃居第8名。

2004年: 12月1日医院根据上级指示恢复了发热呼吸道门诊。

医院新增和组建了器官移植中心、血管外科、肿瘤化疗、脊柱外科、胃肠外科等专科。

诊断学被教育部评为国家级精品课程。

科研课题中标经费首次突破1000万元大关,科研论文产出稳步增加,全国同级医院排名进入前八。

2005年: 心血管外科国内首次完成复杂高风险的Cantrell五联征畸形矫治手术。

在卫生部和湖南省卫生厅的领导下,医院开展了以"强化医院管理,诚信服务百姓，构建和谐医院"为主题的医院管理年活动。

护理部作为湖南省医院唯一代表被全国妇联、国家卫生部授予"全国巾帼文明岗"牌匾。

医院创办内部刊物《湘雅教学》季刊。

2006年：4月27-29日，医院合并入中南大学后召开第一次党员代表大会，选举中南大学湘雅医院第一届党委会，唐友云任书记；下设13个党支部。

10月18日，隆重举办建院100周年庆典仪式。

2007年：耳鼻咽喉学科新增为国家级重点学科，普通外科学新增为国家级重点（培育）学科。

临床麻醉学荣膺国家精品课程称号。

我院成功完成全国首例"同胞姊妹间活体肝移植"。

2008年：5月12日14时28分，四川省汶川地区发生里氏8.0级特大地震。接到国家卫生部组建抗震救灾医疗队赶赴灾区紧急救援受伤群众的指示后。医务部在最短的时间内组织了一支汇集骨科、普通外科、心胸外科、神经外科和麻醉科等多个外科专家和护士组成的抗震救灾医疗队迅速集结，14日下午紧急赶赴灾区。同时将一批价值100余万元的医疗器材和物资空运到抗震一线。

5月15日医务部紧急派遣的救护车行程1600多公里，将满载的医药和物资送到灾区。在整个抗震救灾过程中，我院共派出九批医疗队共37人，其中院领导2人，医师17人（教授6人，副教授8人，主治医师3人），护士17人，其他工作人员3人，派出救护车到救灾现场1台，并随队捐赠药品、医疗器械、生活用品、现金等，价值100余万元。我院医疗队在前线共巡查灾民10 000人左右，现场查看灾民600余人，转诊32人，手术93台，麻醉76台，并承担了管理4个病区180个病员的医疗任务，成功抢救危重病人60余人次，其中李康华教授获得全国抗震救灾英雄模范称号。此外，医院接收了50名四川灾区伤员入院治疗。

认真开展受三聚氰胺污染奶粉相关婴幼儿泌尿系统结石患儿的筛查、救治、数据统计及上报工作。

肖波教授（排名第二）的《癫痫发病机制及防治的系列研究》获国家科技进步奖二等奖。

传染病学和神经病学获评国家精品课程。

医院相继荣获抗震救灾医药卫生先进集体称号、抗震救灾重建家园"工人先锋号"。

2009年： 10月1日，电子病历系统全面投入使用。

11月，停止有偿预约挂号，启动免费预约挂号服务。

收治并成功救治湖南省首例成人禽流感患者，为今后人禽流感的救治积累了宝贵的经验。

耳鼻咽喉头颈外科学被确立为国家精品课程，至此，我院国家精品课程已达五门。

田勇泉教授主持的教改课题《医学教育国际标准的本土化研究与实践》获得国家级教学成果二等奖。

医院隆重举办了湘雅医院庆祝建国六十周年歌咏晚会。

2010年： 4月29日，新医疗大楼全面投入使用。

5月，单独设立儿科门急诊。

11月5~6日，中南大学湘雅医院召开第二次党员代表大会，选举第二届党委会，肖平任书记；下设党支部13个。

中西医结合科、耳鼻咽喉头颈外科和神经外科以全优成绩通过了省"十一五"重点学科验收。骨科（含脊柱外科）、重症医学科、病理学、专科护理等4个专科被正式列入卫生部第一批国家临床重点专科建设项目，为省内医院一次性获评临床重点专科数量之冠。

医院护理系统跻身卫生部首批专科护理重点专科行列，并被评为全国"优质护理服务先进单位"。

作为卫生部2010年"西部卫生人才培养项目"首批六家培训基地之一，举办了第一届"全国西部卫生人才培训班"。

医院职工幼儿园关闭。

2011年：4月30日起全院全面开放双休日和节假日门急诊，实行"无假日医院"。

9月1日正式实行医师实名制挂号。

11月19日，复旦大学医院管理研究所发布的《2010年度中国医院最佳专科声誉排行榜》中，医院神经内科排名全国第四，神经外科排名全国第五，耳鼻咽喉科排名全国第八。

范学工教授获得第六届全国高等学校教学名师称号。

技能训练中心在完成本科教学任务的基础上全面开放，广泛开展继续教育和社会培训。

耳鼻咽喉科、神经外科、血液内科、心血管内科、口腔颌面外科、中西医结合脑病科获评国家临床重点专科建设项目。

2012年：5月9日，由湘雅医院托管的湘雅博爱康复医院正式通过省卫生厅三级康复专科医院评审验收，成为卫生部颁发康复医院国家新标准以来，全国第一家达标的三级康复医院。

5月13日，在卫生部、教育部联合主办的第三届全国高等医学院校大学生临床技能竞赛总决赛中，由湘雅医院牵头训练的中南大学湘雅学子勇夺桂冠，获得特等奖。

皮肤病学研究领域的陈翔教授荣获了2012年度的国家杰出青年科学基金，实现了我院国家杰出青年科学基金项目（A类）零的突破，填补了全国皮肤病学研究领域国家杰出青年科学基金的空白。

烧伤科、神经内科、呼吸科、皮肤科、泌尿外科、普通外科、肾病科成功申报国家临床重点专科建设项目，自此我院国家临床重点专科建设项目数量达到18个。

2013年：5月18日，成功举办第四届全国高等医学院校大学生临床技能竞赛总决赛，湘雅学子组成的代表队再次获得特等奖。

8月16日，医院肾内科副主任肖湘成教授作为全国援外医疗工作先进个人在人民大会堂受到了习近平总书记的亲切接见。

12月16日，手显微外科亚专科主任唐举玉教授率领的团队通过分期手术，将一名25岁患者断离的右手寄养于右小腿上，培植成熟后再回植于右前臂获得成功。此消息引起了美联社、英国广播公司、路透社、美国有线电视新闻网、美国全国广播公司等国际权威媒体的关注和报道。

12月27日，医院正式挂牌成立了湖南省公立医院首家"国际医疗部"。

医院连续3年获卫生部医管司和健康报社联合颁发的"医院改革创新奖"；连续2年被网友评选为"全国最受欢迎三甲医院"与2013年度网民最信赖"全国百佳医院"称号；2013年度中国公立综合性医院社会贡献度排名第四。

获得"2012年长沙市节能示范先进单位"。

冯永教授（排名第二）的"重度感音神经性耳聋致病机制及出生缺陷干预研究与应用"获国家科学技术进步奖二等奖。

医院国家临床重点专科建设项目达25个，总数居湖南省各医院之首，居全国医院前列。

2014年：1月2日，神经外科成功完成全球首例3D打印辅助颅底肿瘤切除术。

6月5日，医院成立了我省首家综合性日间手术中心，开设床位50余张，是目前国内规模最大的中心之一。

6月17日，医院在3D打印技术的指导下为一名八旬老人成功开展了腹主动脉瘤带膜支架腔内隔绝术，这是3D打印技术在我国血管外科临床的首次尝试。

7月25日，医院与国际一流的3D打印技术团队华曙高科合作湖南首家3D打印临床应用研究所——增材制造湖南省工程研究中心湘雅临床应用研究所。

8月12日，医院接到国家卫计委组织医疗队赴塞拉利昂参加抗击埃博拉疫情的通知后，45分钟内迅速组成11人的医疗专家组。4天后，由重症医学科徐道妙教授、感染病科沙新平副教授和省疾控中心一名专家组成的首批3人专家组赴塞拉利昂中塞友好医院。

8月21日，在海外校友的协助下，与国际一流医疗机构匹兹堡大学医学中心

（UPMC）正式签约，携手共建湘雅医院国际医疗部。首批由病区主任、护士长和管理干部组成的12人团队圆满完成在UPMC的医院管理和病区管理培训，开始国际医疗部医疗管理体系的建设工作。

10月14日，张灼华副校长受中南大学党委、行政委托，在中南大学湘雅医院中层干部会上正式宣布：中南大学临床药理研究所整体划入湘雅医院管理。

11月22日，刘延东副总理视察湘雅博爱康复医院，对医院积极探索与社会资本合作办医的"湘雅模式"予以充分的肯定。

11月27-28日，中南大学湘雅医院召开第三次党员代表大会，选举第三届党委会，肖平任书记；下设14个党支部。

12月26日，医院托管的湘雅博爱康复医院获得国家临床重点专科建设项目，成为全国首家民营康复医院国家临床重点专科。

4月15日，肝脏外科团队采用"二步切除法"手术（ALPPS）在我国首次对原发性肝癌合并肝炎、肝硬化患者实施手术，获得成功。

2015年：4月12日，我院训练的学生代表队荣获第六届全国高等医学院校大学生临床技能竞赛特等奖，为中南大学赢得特等奖四连冠殊荣。

5月9日，受国家卫计委指派，牵头组建第五批中国（湖南）援塞抗疫医疗队（40人）赴塞拉利昂。

7月21日，医院和美国匹兹堡大学医学中心（UPMC）合力打造的湖南省大型公立医院首家国际医疗部隆重开业。

11月25日，我院在全国埃博拉疫情防控工作总结表彰大会上被评为全国"埃博拉疫情防控工作先进集体"，队长邱元正等4位同志被评为先进个人。

2016年：5月30日，医院成为国家卫生计生委首批干细胞临床研究备案机构。

7月27日，医院首个国家临床医学研究中心——老年疾病国家临床医学研究中心获批建设。10月18日，成功举办纪念建院110周年系列学术活动，并编撰出版《湘雅医魂》和《湘雅文化传承丛书（中英版本）》。

12月15日，医院国际医疗部以优异成绩通过JCI认证。

Springer Nature出版集团推出的"自然指数"排名，我院论文数（AC）在多个统计时段位居中国医院第三位。

获批国家卫生应急移动处置中心建设项目（全国共7家）。

2017年：2月28日，医院党委设立党总支，将党支部建立在学科上。共设置14个党总支，84个党支部。

10月20日，医院获得全国"敬老文明号"荣誉称号。

11月18日，医院托管建设的湘雅常德医院正式开业。

视频 23　关爱在心底　微笑暖生命　　视频 24　长空振翅——湘雅超声影像科剪影　　视频 25　自我改进　自我突破——中南大学湘雅医院评价办　　视频 26　斩棘兴医——中南大学湘雅医院肿瘤科风采

4. 主要参考文献

[1] 李振翩等.湘雅（第一期）.湘雅医学校学生出版部，1923

[2] 李振翩等.湘雅（第二期）.湘雅医学校学生出版部，1925

[3] 刘笑春，段沛奇.湘雅医院.长沙：湖南出版社，1996

[4] 陈先枢，梁小进.长沙百年.长沙：湖南文艺出版社，1999

[5] 陈先枢，梁小进.长沙万象.长沙：湖南文艺出版社，2000

[6] 湖南省政协文史学习委员会，湖南省档案馆.湖南百年图库.长沙：湖南人民出版社，2001

[7] 湘雅春秋编委会.湘雅春秋（1994-2004）.长沙：中南大学出版社，2004

[8] 陈方平，唐友云.湘雅百年（1906-2006）.长沙：湖南美术出版社，2006

[9] 钱益民，颜志渊.颜福庆传.上海：复旦大学出版社，2007

[10] 北京协和医院.张孝骞.北京：中国协和医科大学出版社，2007

[11] 肖平，龙大为.重走湘雅路.长沙：中南大学出版社，2009

[12] 黄珊琦.老湘雅故事.长沙：中南大学出版社，2012

[13] 爱德华·胡美（美）.道一风同：湘雅医院创始人胡美先生自传.长沙：岳麓书社，2014

[14] 黄珊琦.心胸外科专家谢陶瀛教授传.北京：科学技术文献出版社，2014

[15] 黄珊琦，邓向雷.湘雅人的抗战.长沙：湖南地图出版社，2015

[16] 黄珊琦.凌敏猷传.长沙：湖南地图出版社，2016

[17] 肖平，孙虹.湘雅医魂.武汉：武汉大学出版社，2016

[18] 爱德华·胡美（美）.勇者无畏：裴文坦传记.武汉：武汉大学出版社，2016

[19] 爱德华·胡美（美）.中医之道.武汉：武汉大学出版社，2016

[20] 鲁思·奥特曼·顾仁（美）.湘雅记事.武汉：武汉大学出版社，2016

[21] 洛塔·卡斯韦·胡美（美），夏洛特·胡美·弗里曼.医道人生.武汉：武汉大学出版社，2016

[22] Nancy E.Chapman Jessica C.Plumb.THE YALE-CHINA ASSOCIATION A Centennial History. Chinese University Press

5. 湘雅医学院校名演变

1914年7月-1925年4月	湘雅医学专门学校
1925年4月-1931年11月	私立湘雅医科大学
1931年12月-1940年8月	私立湘雅医学院
1940年8月-1951年9月	国立湘雅医学院
1951年9月-1953年10月	湘雅医学院
1953年10月-1987年12月	湖南医学院
1987年12月-2000年4月	湖南医科大学
2000年11月至今	中南大学湘雅医学院

后 记

变革之道：传承与创新

追溯一段奔腾的历史，要从它沉静的发源地开始。

110年前，湘雅医院迎来第一位患者，自此，一个时代悄然开启。110年后，湘雅仍跻身于中国顶级医院之列，成为中华医学史上的一座丰碑。

110年来，技术进步、理念刷新、规模拓展，湘雅一直在与时俱进。然而，世间虽有沧海桑田之变，但道不变。总有一股力量，穿越时光的隧道，支撑着变化中的湘雅，那就是"湘雅精神"！她使一代又一代湘雅人坚守不变的信念，纵使百年起伏，劫波历尽，湘雅始终旗在、人在！

毋庸讳言，当今中国，正经历三千年未有之巨变，民富国强，瞬息万变，新世界扑面而来。地球永远在旋转，社会永远在进步。在保守者面前，有变革的时代都是坏时代；而在开拓者眼中，每一个时代都是好时代。

生当新时代，面对现代医学科技的突飞猛进，面对每一秒都在不断变化的世界，湘雅当然要变，不仅要在变化中狠抓学科建设和人才培养，更要在变革中创立新的技术标准和服务规范，引领行业发展，担当社会责任。110年了，湘雅人早已习惯担当：担起守护人民健康的义务，担起帮扶基层能力建设的重担，也担起突发事件中的救死扶伤！当一家医院所担当的责任大于利益，它的目光所及，必定跨越一院、一地的局限，而关乎国计民生。细数当今湘雅医院的改革成果，不论是专科化建设、后勤专业化改革，还是人事制度改革和多元化办医的大胆探索，每一步大刀阔斧的蜕变背后，都有百年湘雅的价值追求。改革的成功使湘雅医院在医疗、教学、科研和管理各方面取得了全面的进步，职工的幸福感显著增强，社会声誉不断提高；改革的成功使湘雅人更加坚信一个道理：继承和创新缺一不可，是百年老院永葆青春活力的不二法门。

达尔文曾经说过：在生存竞争中存活下来的物种，并不是因为它有多么强大，或多么聪明，而是因为它最能适应环境的变化。这是一个残酷的法则，我坚信它，但更警惕它。我们不但要学会适应当代变化万千的环境，更要主动变革，引领潮头。于是，就有了今日之湘雅：这家110年前由前辈开创的国内知名医院，在一代代湘雅人的不懈努力下，正在全方位地与国际接轨；湘雅百年品牌，将会在国际医学的主流平台上，继续焕发出中国光彩。

2017年10月18日